Gabriele Tergeist

Führen und Leiten in psychiatrischen Einrichtungen

Wie man Butter macht

Wer sagt mir, wie man Butter macht?
Man muss den Milchrahm schlagen.
Nun hört, was sich in letzter Nacht
Bei Hubers zugetragen.

Zwei Frösche fielen bumsjuchhe!
In einen tiefen Zuber
Und staken fest, ojemine!
Im Rahmtopf der Frau Huber.

Da schrie der erste Frosch: »Oh weh!
ersaufen muss ich in dem Schnee.«
Und während er vom Milchrahm troff,
Krakeelte er nur und ersoff.

Der zweite Frosch hingegen sprach:
»Quark, Quark! So leicht geb ich nicht nach.
Ist erst einmal die Nacht vorbei,
Entrinn ich schon dem heißen Brei.«

Er schlug um sich, anstatt zu greinen,
Mit Vorder- und mit Hinterbeinen.
Und weil er hungrig war, so fraß er
Vom leckeren Milchrahmfutter.

Und sieh, am andern Morgen saß er
– Vergnügt und fett
– Und höchst adrett
... Auf einem Berg von Butter!

Mascha Kaleko
in: Heute ist morgen schon gestern, dtv, 1988

Gabriele Tergeist

Führen und Leiten in psychiatrischen Einrichtungen

Visionen – Wege – Wirklichkeiten

mit Beiträgen von

Günter Ernst-Basten

Manfred Busch

Klaus Dörner

Nadja Hirschenberger

Margit Hullmeine

Jürgen Lempert

Armin Maier

Elisabeth Nicolai

Ewald Rahn

Renate Schernus

Jochen Schweitzer

Bernward Vieten

Gunthard Weber

Hildegard Weigand

Günther Wienberg

Psychiatrie-Verlag

Die Deutsche Bibliothek – CIP-Einheitsaufnahme

Gabriele Tergeist: Führen und Leiten in psychiatrischen Einrichtungen :

Visionen – Wege – Wirklichkeiten / Gabriele Tergeist. –

Bonn: Psychiatrie-Verl., 2001

ISBN 3-88414-260-7

Umschlaggestaltung: Dorothea Posdiena, bild werk, Dortmund

Typografie und Illustrationen: Iga Bielejec, Nierstein

Druck und Bindung: WB – Druck, Rieden / Allgäu

Psychiatrie-Verlag im Internet: http://www.psychiatrie.de/verlag

9 **Vorwort**
11 **Gebrauchshinweise**

■ **Baustein Führungsverständnis**

14 *Gabriele Tergeist*
Auf der Suche nach Rezepten, Arzneien, Tinkturen –
Verschreibungen für die psychiatrische Führungskraft

27 *Gabriele Tergeist*
Führen und Leiten in der Psychiatrie bedeutet
für mich … Erhebung zum Führungsverständnis

31 *Gabriele Tergeist*
Leitungs-Fäden
– ein Interview mit Klaus Dörner

46 *Renate Schernus und Gabriele Tergeist*
Leiten? Warum nicht, wenn's der Sache dient
Aufgaben- und Rollenvielfalt einer Leitungstätigkeit
am Beispiel der Fachbereichsleitung Psychiatrie
der Teilanstalt Bethel

58 **Was andere über sozialpsychiatrische**
Führungspersönlichkeiten schreiben
Zwei Beispiele

60 *Gabriele Tergeist*
Unterschiede im Leitungsverhalten zwischen
Frauen und Männern – Realität oder Mythos?
Geschlechterdifferenzen in der Führung

Manual

Gabriele Tergeist
73 Macht und Einfluss
75 Selbst-Reflexion zur Wahrnehmung von Macht und Einfluss
77 Führungskompetenzen (Grafik)
78 Bewertung von Führungskräften durch Feed-back von MitarbeiterInnen

Renate Schernus
83 Rahmenstellenbeschreibung Fachbereichsleiter / in
87 Grundlagen der Kooperation mit Angehörigen

Gabriele Tergeist
90 Tabelle über Geschlechterverteilung nach Funktionen und Tätigkeiten
91 Leitlinien zur Gleichstellung auf Führungsebenen (ein Beispiel)

Baustein Organisationsentwicklung

94 *Gabriele Tergeist*
Organisationsentwicklung in sozialpsychiatrischen Einrichtungen – von zündenden Ideen bis zur Vernetzung

108 *Günter Ernst-Basten*
Organisationsentwicklung als Leitungsaufgabe
am Beispiel der Organisations-Strukturreform der Arbeitsgemeinschaft Brücke Schleswig-Holstein gGmbH

130 *Ewald Rahn*
Organisationsentwicklung in der Klinik

165 *Elisabeth Nicolai, Nadja Hirschenberger, Jochen Schweitzer, Gunthard Weber*
Organisationsentwicklung unter systemischer Blickrichtung
Ergebnisse eines Praxisforschungsprojektes und Empfehlungen für die psychiatrische Führungskraft

Manual

Gabriele Tergeist
185 Organisationsentwicklungsprozesse und die Dynamik des Eisbergs
186 Reflexion zur Organisationsentwicklung
189 Leitbildmosaik

Günter Ernst-Basten
191 Leitvorstellungen der Arbeitsgemeinschaft Brücke Schleswig-Holstein

Baustein Personalentwicklung und MitarbeiterInnenführung

196 *Günther Wienberg, Jürgen Lempert, Margit Hullmeine*
Personalentwicklung in der Psychiatrie als Führungsaufgabe

Manual

Günther Wienberg, Jürgen Lempert, Margit Hullmeine
236 Leiterin oder Führungskraft?
237 Grundsätze für Zusammenarbeit und Führung
239 Was ist Personalentwicklung?
240 Verständnisse und Missverständnisse von Personalentwicklung
241 Der Personalentwicklungsprozess in der Teilanstalt Bethel (Grafik)
242 Ablauf Auswahlverfahren (Grafik)

Baustein Qualitätsmanagement und Recht

244 *Bernward Vieten und Hildegard Weigand*
Qualitätsmanagement in der psychiatrischen Klinik als Leitungsaufgabe

265 *Armin Maier*
Qualitätsmanagement in der Werkstatt für Menschen mit psychischer Erkrankung / Behinderung
Aspekte der Einführung und Durchführung als Anforderung an die Leitung

282 *Manfred Busch*
Rechtsfragen für leitende Fachkräfte in der Psychiatrie

Manual

Bernward Vieten, Hildegard Weigand

313 KBL-Beschluss zur Einführung eines Qualitätsmanagement-Systems

317 Ablauf- und Aufbauorganigramm des QM-Systems WZPP Paderborn

318 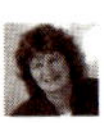 **Autorinnen und Autoren**

Vorwort

In diesem Fachbuch geht es um Kernbereiche zum Thema Führung und Leitung, mit denen Führungskräfte in psychiatrischen Einrichtungen zunehmend befasst und herausgefordert sind. Das betrifft

- das eigene Selbstverständnis, wie und auf welchen Ebenen sie Führung wahrnehmen und Psychiatrie in verschiedene(n) Wege(n) leiten,
- die Dynamik des Wachstums psychiatrischer Organisationen und den Stellenwert von Qualität in diesem Entwicklungs- und Veränderungsprozess,
- den Bereich der Personalentwicklung im Dialog mit den MitarbeiterInnen.

Zu diesen führungsrelevanten Themen sind Erfahrungen, Wissen und Visionen aus verschiedenen Blickwinkeln zusammengetragen worden: GeschäftsführerInnen, KlinikleiterInnen, ProjektleiterInnen, Qualitätsbeauftragte, WissenschaftlerInnen und BeraterInnen geben den LeserInnen Einblick in das, was für sie in der Führung wesentlich und überdenkenswert ist.

Zentrales Anliegen dieses Buches ist, Führungs- und Leitungshandeln in der Bedeutung für die Entwicklung der Psychiatrie zu beleuchten. Dieses Thema hatte in den letzten drei Jahrzehnten des konstruktiven Aufbaus der gemeindepsychiatrisch orientierten Versorgung psychisch kranker Menschen keinen entsprechenden Platz. Für die Zielsetzung dieses Buches waren für mich einerseits die Erfahrungen und Erkenntnisse richtungsweisend, die ich bei meinen Tätigkeiten in unterschiedlichen hierarchischen Settings und Funktionen in psychiatrischen Einrichtungen gemacht habe. Hinzu kamen wichtige Themenkomplexe, die im Rahmen meiner freiberuflichen Fortbildungs- und Beratungstätigkeit mit Führungskräften der Psychiatrie wiederkehrend im Mittelpunkt stehen. Das Buch soll

- dazu beitragen, das eigene Führungs- und Leitungshandeln und den Umgang mit Macht und Einfluss zu reflektieren und weiterzuentwickeln;
- zur persönlichen Standortbestimmung beitragen und verdeutlichen, dass Führen und Leiten auf verschieden Ebenen stattfindet;
- es soll nachdenklich machen und stimulieren, nach Werten, Haltungen und Zielen von Führungskräften im Gesamtgefüge der psychiatrischen Einrichtung zu suchen;
- informieren darüber, auf welchen Hintergründen sich das Führen und Leiten in der Psychiatrie abspielt;

- konfrontieren mit grundlegenden Anforderungen, die an Führungs- und Leitungskräfte in der psychiatrischen Organisation gestellt werden;
- Anregungen geben zur Auseinandersetzung mit am System Beteiligten und zum konkreten Handeln;
- Mut machen, Visionen zu entwickeln;
- Hilfestellung geben bei der Entwicklung von Zielen und Strategien für die Zukunft der Führung in der psychiatrischen Einrichtung.

Mit diesem Buch wende ich mich an Führungs- und Leitungskräfte der verschiedenen Hierarchiestufen in psychiatrischen Einrichtungen, zu deren Aufgaben und Funktionsfeldern die fachpsychiatrische Arbeit *und* die Führungsarbeit gehören. Es soll für all die nützlich sein, die mit einem oder mehreren Themen psychiatrischer Unternehmensführung befasst sind. Es soll auch für LeserInnen hilfreich sein, die eine Führungsposition anstreben und sich im Vorfeld mit Führungsfragen auseinandersetzen wollen.

In diesem Buch geht es um Führen *und* Leiten in der Psychiatrie. Diese beiden Begriffe werden nicht trennscharf benutzt, sondern von den meisten AutorInnen synonym verwendet. Es sei daher an dieser Stelle nur der Vollständigkeit halber angemerkt, dass in der allgemeinen Managementliteratur in der Regel unter »Leiten« die Bewältigung des komplexen Alltagsgeschäfts verstanden wird, und unter »Führen« das prozessorientierte und dynamische Handhaben und Gestalten von Entwicklungen und Veränderungen in Richtung Zukunft. Dieses Buch soll ein Beitrag zu beidem sein: Zur Komplexität und zur Dynamik, zu Ergebnissen und zu Prozessen.

GABRIELE TERGEIST, Hamburg, im Herbst 2000

Danksagungen

Ich danke allen Autorinnen und Autoren, die sich an der Entstehung dieses Buches aktiv mit ihren Beiträgen beteiligt haben. Mein Dank gilt auch den Menschen in den psychiatrischen Organisationen, in denen ich gearbeitet habe, und in denen ich lernen, zur Fortbildung beitragen und beraten konnte. Mein Dank gilt weiterhin denen, die mich in meiner Arbeit tatkräftig beruflich und privat unterstützt haben und die grundlagenbildend für die Entstehung dieses Buchs waren, insbesondere Martina Paulini als langjähriger Kollegin und Freundin, Doris Schneider und Beate Möllhof.

Gebrauchshinweise

Das Buch besteht aus zwei Teilen: aus dem in vier Bausteine gegliederten Thementeil und dem jeweils dazu gehörenden Manualteil.

Thementeil:

Im Baustein I geht es um die Entwicklung eines bewussten **Führungsverständnisses** in der Psychiatrie. Welche Überlegungen zur Führung gehören, wie Führung in der Praxis wahrgenommen wird, welche Bedeutung und Konsequenzen diese für die Personen »an der Spitze« und an der Basis haben, für Frauen und Männer, beschreiben Gabriele Tergeist, Klaus Dörner und Renate Schernus. »Führen und Leiten in der Psychiatrie bedeutet für mich und erfordert …« ist Tenor dieses Kapitels, er verdeutlicht Werte und Wichtigkeiten »rund um Führung«.

Baustein II befasst sich mit dem Feld der **Organisationsentwicklung** als Leitungsaufgabe. Hier werden Entwicklungen sozialpsychiatrischer Organisationen und der psychiatrischen Klinik von Gabriele Tergeist, Günter Ernst-Basten, Ewald Rahn mit konkreten Beispielen aufgerollt. Die unterschiedlichen Anforderungen und Entwicklungsbereiche der Zukunft in diesen psychiatrischen Einrichtungszweigen werden schrittweise beschrieben. Das AutorInnenteam Elisabeth Nicolai et al stellt die Ergebnisse des Forschungsprojekts »Organisationsentwicklung in der Psychiatrie unter Systemischem Blickwinkel« dar mit Empfehlungen an die psychiatrische Führungskraft für zukünftiges Handeln.

Baustein III bezieht sich auf die **Personalentwicklung** in der Psychiatrie als Führungsaufgabe. Es werden Hintergründe, Sinn und Zweck von bewusster Personalführung, Personalentwicklungsplanung und der Durchführung beschrieben. Günther Wienberg, Jürgen Lempert und Margit Hullmeine stellen gezielte Personalentwicklungsmaßnahmen einschließlich dazugehöriger Instrumente und Methoden mit Beispielen aus der Praxis der von Bodelschwinghschen Anstalten Bethel dar.

Im Baustein IV finden Leitgedanken für die Einführung und Durchführung des **Qualitätsmanagements** sowie **Rechtsfragen** ihren Platz. Bernward Vieten schreibt als Klinikleiter und Hildegard Weigand als Qualitätsbeauftragte, welche gemeinsamen und unterschiedlichen Erfahrungen sie im Prozess der Einführung eines Qualitätsmanagementsystems im psychiatrischen Krankenhaus gemacht haben. Armin Maier hält anschließend in seinem Beitrag ein Plädoyer für die Einführung eines Qualitätsmanagementsystems für den psychiatrischen Werkstattbereich. In dem letzten Beitrag dieses Kapitels behandelt Manfred Busch relevante Rechtsfragen der für leitende Fachkräfte in psychiatrischen Organisationen zur Zeit geltenden Rechtsgebiete.

Der jeweilige Manualteil enthält exemplarische themenspezifische Anlagen, die als weiterführende Arbeitsgrundlagen genutzt werden können. Hierbei handelt es sich z.B. um Definitionen von Begrifflichkeiten, um Fragebögen, um Praxisbeispiele, um Grafiken, um Reflexionshilfen.*

* Die Basis für einige dieser Anlagen ist im Rahmen der Zusammenarbeit zwischen Gabriele Tergeist und Martina Paulini u.a. für den Managementzyklus: »Führen und Leiten in Sozialeinrichtungen« der Paritätischen Akademie Frankfurt geschaffen worden.

Baustein Führungsverständnis

Wenn Sie eine psychiatrische Einrichtung führen und leiten:
Schauen Sie sich öfter mal um, ob man Ihnen folgt ...!

in freier Anlehnung an ***Henry Gilmer***

Auf der Suche nach Rezepten, Arzneien, Tinkturen – Verschreibungen für die psychiatrische Führungskraft

Gabriele Tergeist

Einführung

In jedem sozialen System sind Fragen von Führung, Macht und Einfluss von Bedeutung, auch und besonders in der Psychiatrie in ihrem (geschichtlichen) Spannungsbogen zwischen Ausgrenzung und Integration psychisch leidender Menschen.

Die Zeiten, in denen psychiatrische Anstalten von patriarchalischen Psychiatern wie ein Regiment geführt wurden, die mit formaler Autorität harte Bandagen anlegten und im Besitz der Wahrheit zu sein meinten, sind längst vorbei, genauso wie die Bettensäle und die psychiatrische Versorgung unter menschenunwürdigen Bedingungen. Die Umsetzung der Psychiatrieenquete, der Ausbau der psychiatrischen Versorgungsangebote und die gesellschaftlich-politischen Entwicklungen haben ihre Früchte getragen. Die grundsätzlich autoritäre Ausübung von Macht ist heute in psychiatrischen Einrichtungen weder angemessen noch tragfähig. Und trotzdem fällt mir und sicher auch Ihnen jemand ein, dessen Verhalten an diesen Führungsstil von vorgestern erinnert. Das sind jedoch Ausnahmen. Viel häufiger begegne ich Männern und Frauen, die Führungspositionen mit fachlicher und persönlicher Autorität in unterschiedlichen psychiatrischen Feldern innehaben. Menschen, die ich als FörderInnen, fachkundige BeraterInnen und UnterstützerInnen in der psychiatrischen Arbeit positiv erlebe und die ihre Macht konstruktiv und angemessen wahrnehmen. Ich denke auch an mutige Visionäre und Visionärinnen, die es geschafft haben (und schaffen), für Ideen zu begeistern und damit weitreichende Entwicklungen auslösten. Aber mir fallen auch Personen ein, die ihre Macht nicht nutzen wollen oder können, die ihrer Führungsrolle und den damit verbundenen Erwartungen nicht nachkommen, obwohl es die Situation und die anstehenden Aufgaben in der betreffenden Organisation fordern.

Führung hat mit Macht zu tun

Eine Führungskraft ist allein aufgrund ihrer hierarchischen Position und Funktion im Einrichtungssystem mit Macht und deren Gestaltungsmöglichkeiten ausgestattet. Macht an sich ist zunächst weder gut noch schlecht. Die Führungsperson entscheidet, wie sie sie handhabt und welchen Einfluss sie auf die Einrichtung nimmt. Entscheidet sie sich, Macht z. B. dahingehend auszuüben, wie Hannah Arendt es als Fähigkeit beschreibt, sich mit anderen Personen zusammenzuschließen und im Einvernehmen mit ihnen zu handeln (AHRENDT 1970)? Oder hält sie es mit Max Weber und setzt den eigenen Willen innerhalb der sozialen Beziehung (überwiegend) auch gegen den Widerstand von anderen Systembeteiligten durch (WEBER 1996)?

siehe Manual ■: Macht und Einfluss – Machtarten, Seite 73

Führung hat mit Verantwortung zu tun

Es erfordert Verantwortung, Macht so auszuüben, dass sie zur »Ermächtigung«, zur Orientierung, zum Empowerment der beteiligten Menschen führt. Das bedeutet, dass die Wahrnehmung von Führung etwas Prozessuales, Interaktives beinhaltet und gleichzeitig ein erhebliches Konfliktpotential in sich birgt. Führen mit Verantwortung heißt, etwas bewusst zu tun oder bewusst nicht zu tun. Dabei sind andere Beteiligte des Einrichtungssystems dahingehend einzubeziehen, dass eine sinnvolle Verteilung der Machtverhältnisse erreicht wird. Es erfordert Übersicht und Wissen, um entscheiden zu können, was nützlich und machbar für die Organisation mit ihren Menschen ist, und was andere fördert, fordert oder überfordert. Das gilt in der Psychiatrie sowohl für die PatientInnen und ihre Angehörigen als auch für die an der professionellen Betreuung und Versorgung beteiligten Personen und Dienstleistungsträger.

Führung hat mit »Feuer« und Visionen zu tun

»Feuer« in sich zu haben, zu »brennen« für Visionen, »Feuer zu legen« bzw. zu »schüren«, ist ein Potenzial für Zukunft und Entwicklungen. Das Feuer und die Leidenschaft für die Vision waren und sind notwendig, um z. B. die Enthospitalisierung von psychisch kranken Menschen zu erreichen, um z. B. ein Netzwerk psychiatrischer Einrichtungen aufzubauen, um z. B. die Hälfte aller Klinikbetten abzubauen, – was die Psychiatrie-Reform in den letzten 30 Jahren alles erreicht hat. Aber es gilt in der Führung auch, dieses Feuer dahingehend zu zügeln, dass für die Verwirklichung der Visionen Strategien und erreichbare und vertretbare Ziele erarbeitet werden. Für die Verwirklichung von Visionen sind Macht und Einfluss erforderlich, aber gleichzeitig sind diese auch besonders verantwortungsbewusst einzusetzen.

Siehe Interview mit Klaus Dörner, Seite 31

Führung hat mit Haltungen und mit Kenntnissen und Kompetenzen zu tun

Wie die Führungskraft Macht anwendet, hat auf der Ebene ihrer Person mit ihren Haltungen und ihrem Menschenbild zu tun. Führung wird geprägt durch Rollendefinitionen, Verhaltensrepertoire, Fähigkeiten und Wissen. Führungsstile von Leitungskräften in psychiatrischen Einrichtungen sind vielfältig und so verschieden wie die Funktionsfelder, die es gibt, und wie die Personen mit ihren individuellen Biografien, die diese Führung wahrnehmen.

Es geht darum, den multiplen Anforderungen der Leitung einer psychiatrischen Einrichtung, eines Einrichtungsverbundes, einer Klinik umfassend gerecht zu werden und dabei um die Handlungsspielräume und deren Grenzen zu wissen.

Die psychiatrisch-fachliche Komponente ist die primäre Anforderung, die an Führungskräfte in der Psychiatrie gestellt wird. Dazu kommen weitere wesentliche Anforderungen und Aufgabenfelder: z. B. das Personal, Verhandlungs- und KooperationspartnerInnen betreffend, administrativ-organisatorische Bereiche, betriebswirtschaftliche und rechtliche Aspekte, u. a. m. Neben dem »Was ist alles zu tun?«, und den damit zusammenhängenden Kompetenzen geht es um den »Stil«, um die Art und Weise des Tuns und um das Ausfüllen und die Gestaltung der Führungsrolle. Hier ist die Ebene des Führungsverständnisses und der Kompetenzen angesprochen, auf die ich noch näher eingehen werde.

Es gibt zum Gebiet »Führung und Leitung« zahlreiche Veröffentlichungen, vorwiegend für den wirtschaftlichen Bereich, zunehmend für den Sozialbereich – insbesondere zum Krankenhaus- und Pflegemanagement –, einzelnes, weniges für die Psychiatrie. Dennoch bleibt die meiste Literatur, sobald es um die sogenannten Führungskompetenzen geht, auffallend allgemein. Als Spiegel der tatsächlichen eklektischen, individuellen Führungshandhabung? Oder – wie Bardmann es ausdrückt, »... verschwimmen nicht nur die Differenzen zwischen

Managementwissen und Organisationsmodellen einerseits und sozialwissenschaftlichem Wissen und alternativen Sozialmodellen andererseits. Auch drängen wir mit unseren Fragen auf eine Angleichung an eine Haltung, die sich im Management selbst in Unschärfen präsentiert. Die kulturelle Modernisierung des modernen Managements lesen wir als Antwort auf die Problematik der eigenständigen, diskursiven Begründung von Normen in der ›postmodernen Moderne‹, die sich, (vorläufig jedenfalls noch) in einer Vorliebe zum Paradoxen, in einem Hang zum Widersprüchlichen, in einer Sowohl-als-auch-Haltung, in Lavier- und Justiermanövern ausdrückt. Wer Paradoxien, Widersprüchlichkeiten, Vorläufigkeiten und eine Sowohl-als-auch-Haltung nicht mag, wird auch nicht verstehen, was mit straff-lockerer Führung gemeint sein kann, warum ›Fehler‹ und ›Störungen‹ nur noch in Anführungszeichen geschrieben werden, wie sich die Stärke des Organisationsmanagements im Eingeständnis der eigenen Schwächen begründen kann, wie Sicherheit in die Einsicht in die eigenen Unsicherheiten zu gewinnen ist, warum man ›Exzellenz‹ im Sinne einer ›kybernetischen‹ Balance zwischen stringenter Organisation und elastischem, individuell geprägten Handeln, zwischen organisatorischer Regulierung und … Variierung, also über eine Kombination von Gegensätzen anstrebt« (BARDMANN, S. 364, 1994).

Eines ist schon an dieser Stelle sicher: es gibt sie nicht, die eine Führungs-Theorie, das eine Rezept, die eine Führungs-Wahrheit! Stattdessen gibt es eine Menge Begrifflichkeiten und Managementtheorien, die aus verschiedenen Perspektiven unterschiedliche Wertigkeiten und Wichtigkeiten postulieren. Für jede Führungskraft ist es notwendig, eigene Werte und Wichtigkeiten zu finden bzw. zu erarbeiten und diese entsprechend vorzuleben.

Gerade in der (Sozial-) Psychiatrie wird eher nicht (mehr) in schwarz-weiß-Kategorien gedacht. Das Handwerk der psychiatrischen Profession zeichnet sich unter anderem darin aus, Widersprüchlichkeiten auszuhalten, Zwischentöne zu hören, subjektive Wahrheiten gelten zu lassen, so genannten Allheilmitteln kritisch gegenüberzustehen und auf Nebenwirkungen zu achten. In der psychiatrischen Arbeit ist es u. a. wesentlich, den erkrankten Menschen in seiner vermeintlichen Unzulänglichkeit wertzuschätzen, verschiedene Blickwinkel einzunehmen, Lebenswelten wahrzunehmen, Hilfebedarfe und Ressourcen zu erkennen, die Personen zu fördern und sie in den Phasen ihrer Krankheit durch ein breit gefächertes Hilfesystem zu begleiten.

Man könnte den Schluss ziehen, dass diese professionelle Sensibilität der Wahrnehmungs- und Handlungsfähigkeit gute Grundlagen bietet für eine Leitungstätigkeit. Die Frage ist also: Kann die Führungskraft in der Psychiatrie qua ihrer beruflichen Sozialisation per se besser leiten als z. B. die Leiterin eines Altenpflegeheims oder einer Kindertagesstätte? Psychiatrisches »Handwerkszeug«, das in Ausbildungen, Studiengängen, Zusatzausbildungen u.ä. vermittelt wird, beinhaltet unterschiedlich kategorisierte Ebenen von medizinischem, therapeutischem, pflegerischem, sozialpädagogischem Fachwissen, es vermittelt aber i. d. R. nicht die Kompetenzen und Methoden, die zur personenbezogenen und organisationalen Führung einer psychiatrischen Einrichtung benötigt werden.[1] Trotzdem bieten meines Erachtens sowohl die Ausbildung als auch die Tätigkeit in der Psychiatrie besondere Chancen für die Entwicklung von Führungskompetenzen, da bei beiden Bereichen ethische Fragen, Menschenbild, Werte und Grundhaltungen im Mittelpunkt stehen.

Was bedeutet Führung und was gehört dazu?

Führung wird u.a. beschrieben als eine gezielte Einflussnahme von Personen auf andere Personen, in der Regel von Führungskräften auf die an einer Aufgabenstellung Beteiligten (Hillengass 1994, Rosenstiehl 1999). Ein zentraler Aspekt von Führung ist, das Verhalten und die Leistung von MitarbeiterInnen im Sinne des Zwecks und der Interessen der Einrichtung zu beeinflussen. Nach dieser Definition gehören alle Maßnahmen der Lenkung, Gestaltung und Entwicklung der Einrichtung dazu.

siehe Führen und Leiten in der Psychiatrie bedeutet für mich ..., Seite 27

Der Stil, bzw. die Art und Weise dieser Einflussnahme hat zunächst nicht unbedingt mit Fachkompetenz zu tun (wohl aber die Inhalte), sondern ist von vielen Variablen abhängig, die die allgemeine Führungsforschung untersucht hat. In der Wandlung der Forschungsansätze können wir heute eine systematische Erweiterung der Perspektiven erkennen.

1 Studiengänge zum Gesundheitsmanagement seien an dieser Stelle als positives Beispiel erwähnt, z. B. die der Universität Hannover, die sich u. a. mit der Vermittlung ärztlicher Managementkompetenz befassen. Die AbsolventInnen haben ihre Erfahrungen zusammengefasst in: Hellmann, Wolfgang, Hg.: Der Arzt mit Managementkompetenz. Kohlhammer, Stuttgart, Berlin, Köln, 1999.

1 Ausgangspunkt war zu Beginn des 20. Jahrhunderts der **Eigenschaftsansatz**, der ausschließlich die **Persönlichkeitsmerkmale** einer Führungskraft wie z. B. Intelligenz, Initiative, Verantwortlichkeit, Wissen usw. für den »Erfolg« oder »Misserfolg« der Führung verantwortlich machte.

2 Dieser wurde in den 30er Jahren erweitert um den **Verhaltensansatz**, der den **Stil** der Führungskraft **in seiner Beziehung** zu den MitarbeiterInnen und den Aufgabenfeldern untersuchte. In diesem Ansatz ging es um die Darstellung von Führungsstilen als einem Kontinuum unterschiedlicher Stile. Beschrieben wurde eine Bandbreite von autoritärem bis partizipativem Verhalten (Tannenbaum in: STEIGER 1999), die den Führungserfolg sichern sollte. Die Beteiligung der MitarbeiterInnen bei Entscheidungen war z. B. entweder nicht vorhanden, stattdessen wurde angeordnet (bei autoritärem Stil). Oder es wurde ihnen in unterschiedlicher Ausprägung ermöglicht, ihre Ressourcen bei und für Entscheidungen mit einzubringen (bei kooperativem Stil) bis hin zur Delegation. BLAKE und MOUTON (in: STEIGER 1999) gingen davon aus, dass die Führungskraft sowohl aufgabenorientiertes als auch mitarbeiterInnenorientiertes Verhalten an den Tag legt und dass diese beiden Verhaltensweisen sich ergänzen.

3 In den 60er Jahren wurde der **Situationsansatz** entwickelt, der die **Führungssituation** in das interaktionelle Geschehen einbezog. Als bestimmend für das Führungshandeln wurden nun zusätzliche Rahmenbedingungen mit erfasst, wie z. B. die Verfügbarkeit von Informationen, die Art, Anforderung und Klarheit der anstehenden Aufgabe, die Leistungsbereitschaft und Qualifikation der beteiligten Personen.

4 Heute gehen wir in Fortbildungen und in der Praxis im Wesentlichen von dem **Systemansatz** aus, der Führung im gesamten organisationalen Zusammenhang betrachtet und **Führungshandeln als einen ganzheitlichen Prozess in komplexen vernetzten Systemen** beschreibt (STEIGER 1999; BORSI/SCHRÖCK 1995). Im Vordergrund steht für die Führung nach diesem ganzheitlichen Systemansatz die Gestaltung optimaler Rahmenbedingungen, innerhalb derer die MitarbeiterInnen in ihren Abteilungen und Bereichen ihre Aufgaben selbstverantwortlich und selbstorganisierend wahrnehmen können.

Führungskompetenzen

Für die Gestaltung dieser Rahmenbedingungen ist es u. a. erforderlich, dass Funktionen vereinbart und beschrieben sind. Es muss klar sein, welche Aufgabenfelder auf welchen (Führungs-)Ebenen angesiedelt sind, welche Verantwortungsbereiche die Personen haben und welche Entscheidungskompetenzen sie besitzen. Oft ist der idealtypische Sachverhalt gegeben, dass die Aufgaben der (Leitungs-)Personen mit ihren Verantwortungsrahmen und ihren Kompetenzen innerhalb des bestehenden Systems übereinstimmen bzw. zusammenpassen, dass die »Mengen« gleich groß sind. Häufig ist es jedoch so, dass das Aufgabenvolumen größer (oder kleiner) ist als die Verantwortung, dass die Verantwortung größer (oder kleiner) ist als die Kompetenz, usw. Dann ist es wahrscheinlich, dass Schwierigkeiten im organisationalen Geschehen entstehen. Diese können sich z. B. in einem »Führungsvakuum« äußern, in Informations- und Kooperationsdefiziten, in chaotischen Strukturen, oft einhergehend mit Überforderungen von Personen oder ganzen Einrichtungen. Hier ist die Überprüfung der Mengen von Aufgaben, Verantwortung und Kompetenzen notwendig.

Psychiatrische Fachkompetenz allein ist für ganzheitliches Führungshandeln nicht ausreichend. Für die komplexen Führungsprozesse sind weitere **Schlüsselqualifikationen** erforderlich, wie z. B. die **Methodenkompetenz** und die **Sozialkompetenz**. Alle drei Kompetenzbereiche sind verknüpft mit der Bereitschaft und der Anforderung an die **Lernkompetenz** der Führungsperson. (Olfert / Pischulti 1999)[2]

Einige Beispiele:

- Sind Pioniere der Sozialpsychiatrie mit ihren zündenden, innovativen Ideen und Taten auch gleichzeitig »gute« Führungskräfte, geeignet und in der Lage, eine psychiatrische Einrichtung in der gesamten Komplexität zu leiten?
- Ist der Krankenpfleger, der sich bei der Begleitung von psychiatrischen PatientInnen so hervorragend bewährt hat, auch der kompetente Vorgesetzte der MitarbeiterInnen der Außenwohngruppe, wenn es um Vereinbarungen zur Dienstplangestaltung geht?
- Ist die Ergotherapeutin, die bei den konzeptionellen Zukunftsfragen für die

2 siehe zu Kompetenzbereichen in der Psychiatrie – unabhängig von Führungsfunktionen – auch Kitzig in: Bock / Weigand. Handwerksbuch Psychiatrie 1998

Qualitätssicherung fachliche Brillanz zeigt, die adäquate Leiterin für die etwas langsameren, neuen MitarbeiterInnen der Ergotherapieabteilung?

- Schafft der diagnostisch hervorragende Psychologe es, die Stationsbesprechung in der zur Verfügung stehenden Zeit strukturiert zu leiten? Bei seinem Vertreter klappt es ohne weiteres – wer kennt diese Situation nicht?

Bei einigen dieser Beispiele wird deutlich, was mit Methoden- und Sozialkompetenz als Schlüsselqualifikationen für Führungskräfte gemeint ist.

Unter **Methodenkompetenz** versteht man »die Fähigkeit eines Menschen, sich eigeninitiativ mit neuen Verfahren, Denkweisen, Kenntnissen und Fertigkeiten vertraut zu machen und (...) eigenständige Lösungswege zu erarbeiten« (OLFERT / PISCHULTI, S. 18, 1999) Hierunter fällt zum Beispiel die Fähigkeit zur Koordination von Handlungen und Handlungsabläufen, wie etwa bei der Dienstplangestaltung oder bei der strukturierten Moderation von Stationsbesprechungen. Chancen und Risiken bei der Verteilung von Aufgaben und Zuständigkeiten im Gesamtzusammenhang zu erkennen, z. B. bei der Delegation von Aufgabenbereichen oder bei der Gremienarbeit, gehört zur Methodenkompetenz: Was soll und kann wem, wozu delegiert werden? Welche Vorgaben werden dabei von der Führungskraft oder anderen gemacht, welchen Zweck verfolgt das, welche Ressourcen werden zur Verfügung gestellt, welcher Zeitraum veranschlagt? Methodische Kompetenz bezieht sich auf systematisches, stukturiertes Handeln. Methodenkompetenz beinhaltet auch, die konzeptionelle Gesamtentwicklung der Einrichtung vorausschauend im Zusammenhang mit dem Machbaren auszurichten und zwischen Wünschen, Visionen und Zielen unterscheiden zu können. Probleme und Lösungen aus den verschiedensten Blickwinkeln zu betrachten, bewusst Perspektivwechsel zu initiieren, ist eine methodische Kompetenz. Auch der Umgang mit Zeit im Verhältnis zur Aufgabe, zum Thema, zur Person spielt als methodische Kompetenz eine Rolle.

Sozialkompetenz als weitere Schlüsselqualifikation der Führungskraft bezieht sich auf das Feld der kooperativen und partnerschaftlichen Interaktion und Kommunikation mit den Menschen innerhalb und außerhalb des psychiatrischen Settings. Hiermit sind zum Beispiel Initiativfähigkeit und Fähigkeiten zur Gestaltung von Atmosphäre gemeint. Kommunikationsfähigkeiten und Fähigkeiten zur Verhandlungsführung gehören ebenfalls dazu: Lässt die Führungskraft andere ausreden, hört sie dem anderen zu, nimmt sie ihn und seine Interessen wahr? Diese elementaren Kompetenzen gehören zum psychiatrischen Basis-Handwerk und sind gleichzeitig Schlüsselqualifikation jeder psychiatrischen Führungskraft – ebenso wie Selbstkritik und Selbstreflexion, Konflikt- und Kritikfähigkeit, Umgang mit Widerständen, Integrationsfähigkeit. Und selbstverständlich gehören auch die Kommunikation von Lob, Stolz und Freude über gelungene Arbeit dazu.

Viele dieser Kompetenzen haben mit Einstellungen, Werten und Haltungen zu tun und gehen über bloße Techniken im Sinne der »Abarbeitung« einer Liste von 1–10 für effektives Führungshandeln hinaus. Wesentliche Möglichkeiten zum Erwerb bzw. zur bewussten Nutzung dieser Kompetenzen bieten persönlichkeitsentwickelnde Lernprozesse. In diesem Zusammenhang bekommt u. a. der Bereich der **Lernkompetenzen** Bedeutung. Lernen ist die Voraussetzung für die (Weiter-) Entwicklung. Dazu gehört beispielsweise, Reflexionssettings zu schaffen, in denen eigene Führungserfahrungen Platz haben und ausgewertet werden. Sich »in die Karten schauen lassen« ist eine Grundbedingung dafür. Durch interne und externe Feed-back- und Kontrollsysteme, durch leitungskollegiale Intervision und Supervision schafft sich die Führungsperson einen Unterstützungsrahmen für die Erweiterung ihres Führungsrepertoires. Führungskräfte haben die Verantwortung, den eigenen Kompetenzzuwachs durch diese Praxisreflexion, durch Fortbildungen und Führungskräftetrainings zu initiieren.

siehe Manual ■: Grafik zu Führungskompetenzen, Seite 77

Von den Haltungen zum Führungshandeln

Für die Führungskraft ist es wichtig, bewusst Haltungen zum eigenen Führungsverständnis und zu den Anforderungen der Rolle und der Funktion zu entwickeln. Es geht darum, eine Führungsethik zu verinnerlichen und vorzuleben, die sich in der Selbstverpflichtung der Führungskraft begründet, der psychiatrischen Einrichtung mit ihren PatientInnen und MitarbeiterInnen, zur Leistung des konzeptionellen Auftrages leitend zu dienen. Das Führungshandeln, das *Wie* die Person handelt, nach welchen Leitsätzen bzw. mit welchen Grundhaltungen, ist Ausdruck dieser inneren Ethik. Die Art und Weise des Handelns bewirkt ein bestimmtes Klima, eine Organisationskultur, die wiederum Einfluss auf die Motivation, das Verhalten und die Leistung der MitarbeiterInnen für die Verwirklichung des Zweckes der psychiatrischen Einrichtung hat.

siehe auch Beiträge von Klaus Dörner, Seite 31 und von Renate Schernus, Seite 46

- Ist mein Leitsatz als Führungskraft: »Betroffene zu Beteiligten machen«, so werde ich für und mit meinen MitarbeiterInnen Bedingungen schaffen, die sie an allen Stellen der psychiatrischen Einrichtung beteiligen: z. B. an Konzeptentwicklungen, an Strategien für die Gewährleistung von Qualität, an dem Ausbau von Strukturen, an der Auswahl von Personal, an der Öffentlichkeitsarbeit, an der Gestaltung von Organisationskultur. Gleichzeitig schaffe ich Voraussetzungen, die selbstorganisierte Entwicklung ermöglichen, wie zum Beispiel durch Teams und Projektgruppen, durch Arbeitsschwerpunktgruppen zu bestimmten Themen, durch interne Expertenteams, durch kollegiale Beratungsgruppen. Dieser Prozess fordert mich in der Führung kontinuierlich, Handlungsspielräume und hierarchieübergreifende Kommunikationswege auszuloten, anzustoßen und in der Einrichtung auf allen Ebenen zu fördern. Gleichzeitig bin ich zur Überprüfung der Funktionsfähigkeit dieses Systems aufgefordert und muss ggf. auch eingreifen, wenn z.B. Leistungspotentiale über Gebühr verlorengehen.

siehe auch Beiträge von Günter Ernst-Basten, Seite 108, von Elisabeth Nicolai u. a., Seite 165, von Ewald Rahn, Seite 130 und von Gabriele Tergeist, Seite 94

- Vertrete ich die Grundhaltung einer »subjektorientierten Psychiatrie«, so muss sich das ebenfalls niederschlagen bei der Führung meiner MitarbeiterInnen und bei der Personalentwicklung: hier neben den kollektiven besonders individuelle Strategien und Fördermöglichkeiten für meine MitarbeiterInnen zu schaffen und organisationales Lernen mit individuellem Lernen zu verknüpfen. Wichtig ist, herauszufinden, was der oder die Einzelne braucht, um in dem Aufgabenfeld der psychiatrischen Einrichtung so arbeiten zu können, wie es für diese Person angemessen und motivierend ist. Dazu gehört auch, konkrete Anforderungen an die Person in ihrem Funktionsfeld zu formulieren sowie klare Vorstellungen bezüglich der beruflichen Möglichkeiten zu entwickeln und diese zu kommunizieren (z. B. eine Leitungsposition oder einen bestimmten Zuständigkeitsbereich zu übernehmen).

siehe auch Beitrag von Günther Wienberg u. a., Seite 196

- Geht es mir als Führungskraft besonders um die nutzerorientierte und bedarfsgerechte Qualität unserer Leistungsangebote und um deren kontinuierliche Weiterentwicklung und Verbesserung, werde ich bei Erfolgs-und Schwachstellenanalysen alle Beteiligten konstruktiv miteinbeziehen. Hier werde ich mit Hilfe überlegter, vereinbarter Verfahren nach Meinung, Bedarfen und Wünschen für die Zukunft fragen. Die Ergebnisse werde ich abgleichen mit den Dienstleistungen, die die bisherigen psychiatrischen Hilfeformen in unserer Einrichtung und der Region bieten und realisierbare Perspektiven für die Zukunft entwickeln.

Natürlich stehe auch ich als Leitungskraft auf dem Prüfstand. Die Qualität meiner Leitungstätigkeit – welche Verlässlichkeiten, Orientierungspunkte, Grundpfeiler ich biete, wie ich Ziele, Werte und Visionen transportiere und wie diese aufgegriffen und erlebt werden –, bekomme ich nur durch die bewusst strukturierte Interaktion und durch das Feed-back meiner MitarbeiterInnen heraus. Meine Haltung ist, Führung als Instrument zu begreifen, das kontinuierlicher Pflege, Planung, Kontrolle zur Weiterentwicklung bedarf, sowie meine MitarbeiterInnen und LeitungskollegInnen als Autoritäten zu achten und ihnen zuzugestehen, meine Arbeit kritisch zu bewerten.

siehe auch Beiträge von Bernward Vieten / Hildegard Weigand, Seite 244 und Armin Maier, Seite 265

siehe Manual ■: Feed-back-Fragebogen zur Führungseinschätzung, Seite 78 / 79

Neben der Entwicklung von und der Klarheit über Werte und Haltungen »nach innen« geht es bei der Führung ebenso um die praktische und fachkundige Umsetzung derselben »nach außen«. Spezifische Kenntnisse und Handwerkszeug zur Führung spielen hierbei wesentliche Rollen, wie in den vorhergehenden Ausführungen zu den Kompetenzbereichen deutlich gemacht wurde. Führungskräfte haben heute die Erkenntnisse der Managementlehren und Wissenschaften – insbesondere der Arbeits- und Organisationspsychologie, der Soziologie und der Betriebswirtschaftslehre –, dahingehend zu nutzen, dass die Umsetzung Bestand hat und im Rahmen der Überlebens- und Anpassungsfähigkeit der Organisation Sinn macht.

Wir müssen uns bewusst sein, dass es nicht gelingen kann, allgemeingültige und dauerhaft geltende Regeln für die Handhabung von Führung zu entwickeln. Führungstheorien und Modelle zum Umgang mit Macht und Einfluss sind genauso wie die ihnen zugrundeliegenden Menschenbilder, wie Versorgungsformen und Organisationsmodelle vom Zeitgeist und gesellschaftlichem Wandel beeinflusst. Sie beinhalten Chancen und Gefahren. Sie sind in Bezug auf die Besonderheiten und den Entwicklungen der Hilfeleistungen der Psychiatrie kontinuierlich zu überprüfen und ggf. zu ändern, wie folgendes Beispiel verdeutlicht:

»Eine Gefahr für die Weiterentwicklung hatten wir (im Rahmen der Psychiatriereform) aber selbst eingeführt, die überdimensionierte ›Macht von unten‹. Dem 68er

Zeitgeist entsprechend hatten wir ein extrem weitgehendes Mitbestimmungsmodell vorgeschlagen, das sich zunächst als sehr entwicklungsfördernd erwies, Engagement und Kreativität, auch Solidarität und Patientenorientierung stärkte, aber eben auch die Macht der Mitarbeiter, die ihre eigenen Interessen, z. B. hinsichtlich des Standorts, konsequent verfolgten, sodass z. B. der notwendige Aufbau einer Tagesklinik ... über lange Zeit scheiterte.« (KRUCKENBERG 2000)

Es ist eine der zentralsten Aufgaben von Führung, zu gewährleisten, dass die psychiatrische Einrichtung nicht nur in der eigenen »Binnenwirklichkeit« lebt, sondern den Charakter eines offenen Systems erhält und dadurch Stabilität gewährleistet ist. Hier komme ich zurück auf den Punkt, Führung als ganzheitlichen Prozess in vernetzten Systemen zu begreifen. Die Führungskraft hat aufgrund ihrer Position einen Informationsvorsprung. Sie erfährt auch auf politischer Ebene Dinge, die für die Aufträge und den Ausbau des psychiatrischen Versorgungsnetzes von Bedeutung sind. Behördliche Entscheidungen z. B. können weitreichende Konsequenzen haben. Sie stellen Werte und Versorgungsformen in Frage und verunsichern alle am System Beteiligten. Führung bedeutet dann, den Prozess der damit einhergehenden Veränderungen so zu organisieren, dass sich die internen Werte der Einrichtung mit denen der Außenwelt kombinieren und miteinander austarieren lassen. Führungskräfte haben Zugang zu Ressourcen, mit denen sie Ziele entwickeln, erarbeiten, verfolgen und verwirklichen können. Sie müssen entscheiden, von welchen Ressourcen und Möglichkeiten sie Gebrauch machen und wie sie ihren Einfluss und ihre Macht verantwortlich nutzen. Das bedeutet wiederkehrende, teilweise mühevolle Aushandlungsprozesse, doch nur ein gelungener Ausgleich zwischen den verschiedenen Erwartungen und Interessen sind für Entscheidungen tragend.

Im Rahmen der Gestaltung und Begleitung von Entwicklungs- und Veränderungsprozessen werden – vorwiegend in größeren psychiatrischen Einrichtungen – fachliche Themenkomplexe und Bereiche zunehmend stärker an interne (und externe) SpezialistInnen delegiert. Dieser Prozess ist mit kontinuierlichen Vereinbarungen und Rückkoppelungen zwischen den Systembeteiligten verbunden. Die Rolle und Funktion der Führungskraft verändert sich dadurch immer mehr in Richtung BeraterIn, Coach, MentorIn.[3]

3 Gleichzeitig sind umgekehrt MitarbeiterInnen, Angehörige, NutzerInnen, KooperationspartnerInnen BeraterInnen für Führungskräfte

Macht auszuüben kostet Mühe, sagte schon Nietzsche, und diese Mühe kann Ihnen als Führungskraft nicht abgenommen werden. Aber sie lohnt sich! Sie als Führungskraft stehen im besonderen Konfliktfeld zwischen psychischem Leid und einrichtungsbezogenen Bedürfnissen und Erfordernissen, zwischen individuellen und gesellschaftlichen Anforderungen. Führung im psychiatrischen System ist sowohl nach innen als auch nach außen ein Balanceakt, der von Ihnen kompetent und verantwortlich zu gestalten ist. Ihre eigenen erarbeiteten und transportierten Werte und Grundhaltungen sind dabei handlungsleitend und wichtig für alle Beteiligten in den vernetzten Bezügen des psychiatrischen Systems.

siehe Manual ■: Reflexion zur Wahrnehmung von Macht und Einfluss, Seite 75

Literatur

AHRENDT, Hannah (1970): Macht und Gewalt. München.

BARDMANN, Theodor (1994): Wenn aus Arbeit Abfall wird. Aufbau und Abbau organisatorischer Realitäten. Suhrkamp, Frankfurt a. M.

BOCK, Thomas; WEIGAND, Hildegard (1998): Handwerksbuch Psychiatrie, Psychiatrie-Verlag Bonn.

BORSI, Gabriele; SCHRÖCK, Ruth (1995): Pflegemanagement im Wandel. Perspektiven und Kontroversen. Springer, Berlin, Heidelberg.

HILLENGASS, Horst (1994): Ressource Mitarbeiter. Klett, Stuttgart.

KRUCKENBERG, Peter (2000): Neue Wege in schwierigem Gelände. Laudatio zum Abschied von Niels Pörksen. In: Krankenhauspsychiatrie 11, 64–69.

OLFERT, Klaus; PISCHULTI, Helmut (1999):Unternehmensführung. Kiehl, Ludwigshafen.

ROSENSTIEHL, Lutz von (1999): in: HOYOS, Carl; FREY, Dieter: Arbeits- und Organisationspsychologie. Lehrbuch. Beltz, Psychologie Verlags Union, Weinheim.

STEIGER, Thomas; LIPPMANN, Eric (Hg.) (1999): Handbuch angewandte Psychologie für Führungskräfte. Führungskompetenz und Führungswissen. Band I; Springer, Berlin, Heidelberg.

WEBER, Max (1996): Soziologische Grundbegriffe. Tübingen.

Führen und Leiten in der Psychiatrie bedeutet für mich …

Erhebung zum Führungsverständnis

Gabriele Tergeist

Im Vorlauf dieses Fachbuchs habe ich anhand eines Fragebogens psychiatrische Führungskräfte u. a. gefragt, was für sie »Führen und Leiten« bedeutet. Ziel dieser Befragung war, herauszufinden, welche (Führungs-)Themen für sie in ihrer Praxis und ihren Funktionen relevant sind. Es wurden 50 Personen unterschiedlicher Berufsgruppen verschiedener Leitungsebenen aus unterschiedlichen psychiatrischen Organisationen befragt. Davon konnten 30 Fragebögen ausgewertet werden. Diese 30 ausgewerteten Fragebögen beziehen sich auf männliche und weibliche Führungskräfte aus folgenden Bereichen:

4 Leiter von Wohnheimen / Übergangswohnheimen
2 LeiterInnen von Einrichtungen des Betreuten Wohnens
1 Leiter eines Psychosozialen Zentrums
1 Leiter eines Sozialpsychiatrischen Dienstes
1 Leiterin einer Institutsambulanz
1 Leiterin eines ambulanten Pflegedienstes
4 Leiter gemeindepsychiatrischer Verbünde
4 LeiterInnen sozialpsychiatrischer Großeinrichtungen
4 LeiterInnen / Stellvertr. Leiter von psychiatrischen Krankenhäusern
5 LeiterInnen von Krankenhausstationen bzw. psychiatrischen Abteilungen
1 Leiterin einer Tagesklinik
2 LeiterInnen anderer korrespondierender psychiatrischer Bereiche

Die Aussagen sind nach Geschlechtszugehörigkeit – nicht nach Inhalten – geordnet, um sich ein Bild darüber machen zu können, ob sich die Aussagen geschlechtsspezifisch unterscheiden.

siehe auch Beitrag Unterschiede im Leitungsverhalten zwischen Frauen und Männern, Seite 60

Führen und Leiten in der Psychiatrie bedeutet für mich …

10 Frauenstimmen:

… einen Weg zu gehen, der Wünsche und Erforderlichkeiten des Klientels berücksichtigt, der Sensibilisierung, Klarheit und Grenzsetzung seitens der MitarbeiterInnen fördert, der Platz lässt für Hilflosigkeit und der die Grenzen des vorgegebenen finanziellen Rahmens berücksichtigt.

… ein ständiges Ausbalancieren zwischen Übernahme von Verantwortung und abgeben von Verantwortung.

… Zivilcourage zeigen und offensiver werden, und MitarbeiterInnen Mut machen, sich nicht der Hierarchie zu unterwerfen.

… immer wieder das Ganze sehen, nicht das Detail zu groß werden lassen.

… den MitarbeiterInnen das Handwerkszeug und die Rahmenbedingungen für professionelle Leistungserbringung zu bieten.

… feministisches Denken zu praktizieren und Frauen einen Entwicklungsraum zu geben.

… übersetzen und vermitteln zwischen dem, was als »Normalität« gilt und der »Andersartigkeit« eines Lebens mit der Psychiatrie für alle Beteiligten.

… einen partizipativen Führungsstil und Entwicklungsmöglichkeiten

… harte Arbeit

… mit KollegInnen Kommunikation und Sachmittel so zu steuern, dass sich Lebensverhältnisse psychiatrieerfahrener Menschen und ihrer Angehöriger verbessern

20 Männerstimmen:

… durch immer bessere Wahrnehmung meiner selbst und der Menschen, mit denen ich arbeite, den gemeinsamen Fähigkeitsraum erfüllen zu lernen und damit unserer Aufgabe gerecht zu werden.

… Aufmerksamkeit, Mut und Akzeptanz des Grundsatzes »das Beständige ist der Wandel« in Kommunikation mit »dem Anderen«.

… nach langen Teamdiskussionen und oft schwierigen Verhandlungen mit Psychiatrie-Erfahrenen die letzte Verantwortung – auch als Bürde – zu tragen.

… Balance zu halten im Spannungsfeld zwischen der Notwendigkeit zu führen und alle Beteiligten »im Boot« zu behalten.

… eine Chance, viel über mich selbst zu lernen. Auch und gerade Leitungsfunktionen sind mehr »Möglichkeiten« als »Verdienst«.
… vorhandene Ressourcen erkennen und zielgerichtet, kooperativ steuern.
… Verantwortung für Menschen und Prozesse zu übernehmen.
… die KlientInnen im Fokus der Arbeit der MitarbeiterInnen zu halten.
… Verantwortung für eine kontinuierliche Weiterentwicklung zu haben
… zu erkennen, dass die Angst vor Veränderung bei den Mitarbeitern zuweilen größer als bei den Klienten ist.
… ökonomische Notwendigkeiten und fachliche Innovation und Qualitätsentwicklung kreativ miteinander zu verbinden.
… Reformen vorantreiben; Sensibilität für die Bedürfnisse von Patienten, Angehörigen, Mitarbeitern zeigen, Vorbild sein (Stil, Humanität usw.)
… andere dabei zu unterstützen, ihre Aufgaben und Rollen optimal auszufüllen
… so mit meinen Mitarbeitern umzugehen, wie ich erwarte, dass sie es mit ihren Klienten tun
… Fürsorgeverpflichtungen gegenüber MitarbeiterInnen wie PatientInnen
… mit MitarbeiterInnen und mit PatientInnen auf Entdeckungsreisen zu gehen
… trotz verrückter Stürme und unverrückbar scheinender Hindernisse mit breitem Rücken zu tragen
… sich den Anforderungen des Zeitgeistes zu stellen und dabei wichtige psychiatrische Grundhaltungen nicht außer Acht zu lassen
… Bedingungen für Nutzer- und Mitarbeiterorientierung und Beteiligung zu schaffen
… die psychiatrische Versorgungslandschaft zu verbessern

Die Personen wurden des Weiteren um die Beantwortung der Frage gebeten, ob sie sich *bewusst* für die Übernahme einer Leitungsfunktion entschieden haben oder eher zufällig in eine Leitungsrolle geraten sind. Die Auswertung ergab, dass sich 80 Prozent für die Übernahme einer Leitungsrolle *bewusst* entschieden haben. Unterschiede zwischen Männern und Frauen wurden bei den Ergebnissen nicht deutlich.
Die Aussagekraft dieser Ergebnisse kann nur begrenzt als repräsentativ angesehen werden – bezogen auf die Anzahl der beteiligten Personen und die Inhalte: In einem oder zwei Sätzen kann kein umfassendes Führungsverständnis beschrieben werden. Felder, die für Führung psychiatrischer Einrichtungen wich-

tig sind, werden jedoch deutlich. Mit der Zusammenstellung dieser Aussagen möchte ich die LeserInnen anregen, eine eigene Position zu ihrem Führungsverständnis zu entwickeln. Weiterführende Gedanken zu diesem Thema finden Sie in diesem Buch insbesondere in den Ausführungen von Klaus Dörner und Renate Schernus.

siehe Beitrag Leitungs-Fäden, Seite 31 und Beitrag Leiten? Warum nicht, wenn's der Sache dient, Seite 46

Leitungs-Fäden
– ein Interview mit Klaus Dörner

Gabriele Tergeist

Klaus Dörner war von 1980 bis 1996 leitender Arzt der Westfälischen Landesklinik in Gütersloh. Der nachfolgende Beitrag ist die Zusammenfassung eines Gespräches zwischen Klaus Dörner und Gabriele Tergeist zum Thema »Führungsverständnis«. Es fand im Sommer 2000 in Hamburg statt.

GABRIELE TERGEIST: Herr Dörner, was braucht man für Fähigkeiten und Eigenschaften, um als Leitungskraft in psychiatrischen Feldern zu arbeiten?

KLAUS DÖRNER: Als ich mich damals in Gütersloh beworben und die Leitung der Klinik angetreten habe, wusste ich nicht, was man braucht, um dort zu leiten. Ich habe es auch gar nicht wissen wollen, weil ich meinte, ich springe da rein und dann wird es schon deutlich, was gebraucht wird. Die meisten richtigen Wege werden erst einmal über die Fehler gefunden, die gemacht werden. Ich habe mir nie einen abstrakten, abfragbaren Kanon von Eigenschaften oder Leitungsfähigkeiten zurechtgelegt. Ich bin auch nicht sicher, ob man auf so eine Weise zu besonders guten Ergebnissen käme.

GT: Gehört also zu Ihrem Führungsverständnis, dass man Leiten ausprobieren und auf Anforderungen in der Praxis entsprechend flexibel reagieren muss?

KD: Ja, das habe ich schon von meiner Tätigkeit in der Eppendorfer Tagesklinik mitgebracht. Dort hatte ich eine Oberarztstelle und – formal gesehen – das Tagesklinikteam zu leiten. Wir waren aber darauf gekommen, dass es neben der offiziellen Leitungsstruktur jemanden geben müsste, der während der Teamsitzungen dafür da ist, die Berichte von den therapeutischen Tätigkeiten aufzunehmen und damit umzugehen. Später wurde so etwas Supervision genannt. Wir haben in der Tagesklinik eine Form entwickelt, bei der diese Supervisor-Funktion reihum im Team wechselte. Ursula Plog fing damit an, weil sie das am besten konnte. Aber es war gleich, ob sie das machte oder der Sozialarbeiter oder die Krankenschwester oder der Arzt. Das Wichtige daran war, dass bei jedem Teammitglied, das in diese Rolle einstieg, gleichzeitig die anderen die Aufgabe hatten, diesem dabei zu helfen, diese Funktion auch wahrnehmen zu können.

GT: … also denjenigen zu unterstützen?

KD: Nein, mehr komplementär! Führen und geführt werden ist etwas Komplementäres. Diese Erfahrung habe ich gut behalten und mitgenommen nach Gütersloh. Es war mir natürlich klar, dass ich das nicht so einfach auf eine Klinik übertragen konnte mit zu der Zeit ca. 700–800 Mitarbeitern und ähnlich vielen Patienten. Ich habe damals sowohl an meinem Beispiel als Klinikleiter als auch an anderen Leitungsfeldern in der Gesamtklinik dafür den Begriff der »Fürsorgepflicht für den Vorgesetzten« eingeführt. Das hat ziemlich viel Irritationen ausgelöst, war aber sehr hilfreich.

GT: Führen als »komplementäre« Angelegenheit wird auch bezeichnet als Führen von »Oben« und Führen von »Unten«. Das ist einerseits eine Möglichkeit, sich gegenseitig zu bereichern, Führung und Basis einander anzunähern; auf der anderen Seite ruft diese Handhabung von Führung nicht selten Unmut bei Mitarbeitern hervor, die sagen: »Wofür haben wir eigentlich einen Leiter? Wir wollen von dem Orientierung, wir wollen hören, was der sich vorstellt. Wir sind Mitarbeiter und werden dementsprechend anders bezahlt als der Leiter.« Ist Ihnen diese Haltung auch begegnet? Und wie sind Sie damit umgegangen?

KD: Die umgekehrte Haltung ist mir begegnet. Ich übernahm ja meine Tätigkeit in einer Zeit, in der Leiten und Führen als etwas Negatives galt, gegen das man sich wehren musste. Leitung wurde als überflüssig empfunden und als etwas, das es abzuschaffen gälte – ein historisch überholtes Prinzip … Das war auch ein Resultat der 68er Zeit. Diese Haltung war in Gütersloh ziemlich stark ausgeprägt. Am stärksten im Suchtbereich – und dort kombiniert mit dem Drängen danach, dass man überhaupt keine Leitung, keine Abteilungsleitung, keinen Funktionsbereich bräuchte. Stattdessen forderte man dringend Supervision. Die gab es damals noch nicht, die musste erkämpft werden. Alle formale Leitung sollte abgeschafft, aber sofort etwas anderes an diese Stelle gesetzt werden – um Himmels Willen nur nicht wirklich paritätisch miteinander arbeiten und auf der gleichen Ebene miteinander umgehen! Das fand ich als Phänomen ganz wichtig. Richard Sennett gibt in seinem letzten Buch »Der flexible Mensch« eine gute Erklärung hierfür: Es gäbe keine Branche in der Weltwirtschaft, die mehr boomt, als die des Beratungs- Counsellings- und Supervisionswesens. Der Pferdefuß dabei ist, dass der, der in diesem Bereich tätig ist, Macht hat, ohne Verantwortung zu übernehmen. Er kann nicht haftbar gemacht werden. Umgekehrt, wenn ich als Leitungsperson eine Aufgabe an eine Beratungsfirma, einen

Counsellor o. ä. übertrage, hole ich mir eine Leistung herein, und kann immer, wenn es nicht klappt, den Externen die Schuld geben. Das Beratungs- und Supervisionswesen ist ein Riesenunternehmen und macht das Geschäft der Verantwortung schwerer. Ich habe mich immer mit Händen und Füßen und Klauen und Zehen dagegen gewehrt, was kaum jemand verstanden hat in Gütersloh. Ich wusste, dass das nicht durchzuhalten war. Es wurde ja später gesetzlicher Standard, dem man in irgendeiner Form Rechnung tragen musste.

Ich habe den formellen Leitungsfunktionen, den Abteilungsleitungen usw., im Umgang mit den Mitarbeitern den Rücken gestärkt und immer versucht darauf zu achten, dass zwischenmenschliche Beziehungen formale Aspekte beinhalten, die ihren Sinn für sich selbst haben, völlig unabhängig davon, wie man zwischenmenschlich miteinander umgeht. Das ist eine ganz wichtige Erfahrung, die ich erst in diesem Geschäft gemacht habe.

GT: Sie haben einmal gesagt, völlige Hierarchiefreiheit sei eine Illusion, die gäbe es nicht – egal, ob es sich um formell eingesetzte Leitungen handele oder um informelle. Glauben Sie, dass in der Psychiatrie ein besonderes – oder sogar ein gebrochenes – Verhältnis zur Macht besteht?

KD: Glaube ich nicht. Das ist etwas, was auch mit meinem Leitungsverständnis zu tun hat: Ich habe bekämpft – oder versucht zu relativieren –, wenn von den Mitarbeitern kam: »Unser Bereich ist etwas Besonderes.« Meistens wurde das in der Form vorgebracht: »Wir haben es besonders schwer.« Mit diesem Argument wurde dann oft nach Supervision und Beratung gerufen. Ich hatte immer den Verdacht, dass das aus einer Nabelschau heraus geschieht. Meine Haltung dazu war: Ich bin für Supervision und werde dafür sorgen, dass jedes Team in der Klinik soviel Supervision kriegt, wie es braucht. Aber erst müsse der Supervisionsbedarf bei denjenigen Menschen abgedeckt sein, die am einsamsten arbeiten, nämlich bei der Polizei und in den Sozialämtern. Wenn das dort gewährleistet sei, sei ich auch bereit, in der Psychiatrie für Supervision zu sorgen. Meine Begründung war, dass die Menschen in der Psychiatrie es von der Ausbildung und vom Setting her besser haben, sie müssen nicht einsam vor sich hinprokeln.

Es gibt aber einen Spannungsbogen, der in der Psychiatrie ein bißchen größer ist als anderswo. Der liegt in der Aufforderung und dem Wunsch, möglichst herrschaftsfrei zu arbeiten in Situationen, die sehr stark von Macht und Ohnmacht, von Fremdbestimmung innerer und äußerer Art geprägt werden. Meine Aufgabe als psychiatrisch tätige Person ist es, mit Menschen umzugehen, die beeinflusst sind von z. B. den Stimmen, die sie hören, und von Menschen, die im Umgang mit ihnen Macht eingesetzt haben. Oder umgekehrt in den Situationen, in denen ich die Aufgabe habe, jemanden zwangseinzuweisen, und ihm meine absolute Macht dadurch überstülpe. Bei der Polizei ist es ja ähnlich oder sogar noch schlimmer.

GT: *Die psychiatrische Klinik ist eine obrigkeitliche Instanz und das bedeutet unter dem Aspekt »Machtausübung« auch eine Reflexionsarbeit, die wir zu leisten haben. Da sagen Sie, die psychiatrischen Teams haben es besser als z. B. die Polizei oder die Mitarbeiter in den Sozialämtern ... Aber zurück zur Leitung: das psychiatrische Team ist in der Regel auch nicht hierarchiefrei, es gibt den Leiter, die Leiterin – Arzt oder Psychologin –, der / die letztendlich in der Verantwortung ist. Ist das nicht ein Widerspruch zum Teamgedanken?*

KD: Es gibt keinen Bereich in der Gesellschaft, der von diesem Widerspruch frei ist. Aber egal, ob es in einer Fabrik oder anderswo ist, man hat das Bestreben, funktionell, d.h. einander zu und als Team zu arbeiten. Niemand kann sich leisten, ohne dieses Element auszukommen. Kein Betrieb kann es sich leisten, ohne hierarchische Vorgaben zu arbeiten. Dieser Widerspruch ist unvermeidbar. Das Teamprinzip und das Führungsprinzip sind formal widersprüchlich. Auf der inhaltlichen Ebene muss dann ein Kompromiss gefunden werden. Genau an dieser Stelle ist der strategische Ort, an dem ich meine Rede von der Fürsorgepflicht für den Vorgesetzten eingeführt habe. Es handelt sich hier um eine vermittelnde Variable zwischen Teamprinzip und Führungsprinzip, das macht es verständlicher. Das ist der Versuch, diesen Widerspruch handlungsfähig zu machen.

GT: *Das ist ja zunächst eine Umdrehung des Prinzips der Fürsorgepflicht, der Führungsverantwortung des Vorgesetzten für seine Mitarbeiter ...*

KD: ... gemeint damit ist, das alle Herrschaftsbeziehungen, Machtbeziehungen, Gewaltbeziehungen zwischen Menschen wechselseitig sind.

GT: *Was macht denn einen »guten Leiter« Ihres Erachtens in der Gestaltung dieses wechselseitigen Prozesses aus? Gibt es Kriterien, an denen Sie das festmachen würden?*

KD: Also, da muss ich sagen – und das ist vielleicht fahrlässig –, ich habe nie drüber nachgedacht und auch nie versucht, das zu verallgemeinern. Ich denke, dass das grundsätzlich möglich ist, habe aber nie Interesse daran verspürt, das zu tun. Mir ist auch nicht klar, warum ich mich da so verweigert habe. Ich habe natürlich wahrgenommen, der macht das gut mit seinen Mitarbeitern, der macht das nicht gut, aber ich habe nie das Bedürfnis gehabt, das von der Person wegzunehmen.

Manchmal habe ich festgestellt, dass eine Leitungskraft die Dinge schluren lässt und die Leute ihm auf der Nase herumtanzen und sie machen können, was sie wollen. Dass der das vielleicht auch noch genießt oder es ihn nicht juckt. Das ist jetzt eine Bewertung und das mag bei zwei Abteilungsleitern so gewesen sein. Bloß für die Beantwortung der Frage, wie ich damit umgehe, nutzt mir das überhaupt nichts. Das sind konkrete Menschen, das hat bei dem Einen vermutlich eine andere Bedeutung als bei dem Zweiten, bei dem es formal der gleiche Fehler war. Es nutzt mir nichts, die Gleichheit der Fehler festzustellen, sondern ich muss nach den Möglichkeiten gucken, die der Eine bzw. der Andere im Repertoire hat, dieses Verhalten bzw. diese Fehler zu kompensieren.

Die Richtung, in die ein Teil Ihrer Fragen zielt, wird ja noch deutlicher, wenn eine Leitungsstelle zu besetzen ist. Es gibt z. B. fünf Bewerber, und da muss man sich ja nach bestimmten, verschiedenen Kriterien entscheiden.

GT: *Ja, da gibt es so etwas wie Anforderungsprofile, und man fragt nach fachlichen...*

KD: Das ist ja noch einfach.

GT: *... und nach den Sozial- und Methodenkompetenzen, die ich von einer Leitungsperson in einer psychiatrischen Klinik oder Einrichtung erwarte.*

KD: Das ist mir nie gelungen, auch nicht, mich darauf vorzubereiten. Ich habe mich bewusst dem unmittelbaren Eindruck ausgesetzt. Beim Versuch, diesen unmittelbaren Eindruck dann positiv oder negativ zu begründen, habe ich das »Wissbare« wiederum zur Hilfe genommen, aber mehr nicht.

GT: *Haben Sie gute Erfahrungen damit gemacht – und würden Sie empfehlen –, nach der »Chemie«, dem persönlichen Eindruck, den Sie von dem Menschen in dem Gespräch hatten, zu entscheiden?*

KD: Ich weiß es nicht genau, weil ich mich nicht so gut dabei fühle. Ich habe damit zweimal schlechte Erfahrungen gemacht. In Gütersloh haben sich viele beworben, weil sie mit mir arbeiten wollten. Die habe ich alle abgelehnt. Es sollte um sachliche Motive gehen in einem Landeskrankenhaus zu arbeiten, und nicht, weil der Leiter der und der ist. Zweimal bin ich davon abgewichen und das ist schief gegangen.

GT: *Wie sah ein Bewerbungsverfahren aus in Gütersloh? Gab es einen bestimmten Ablaufmodus?*

KD: Bei den Bewerbungsgesprächen für Leitungspositionen waren wir eine große Runde, paritätisch mit Personen aus jedem Bereich besetzt, das konnten acht bis zwölf Leute sein. Wir haben das damit begründet, dass der Bewerber ja auch in der Lage sein muss, große Gruppen auf der Station oder in seiner Abteilung zu managen. Durch das Gespräch hatten wir gleich einen Eindruck, wie das so abläuft mit diesem Menschen in einer größeren Menge. Das machte dem Bewerber sicher erst einmal Angst, aber uns machte es deutlich, wie er mit dieser Angst in dieser Situation umgeht. Das war ein hilfreiches Prinzip, obwohl das schlechte Gewissen dabei immer mitschwang. Und es hat sich sehr bewährt, zwischen fachlich-sachlichen und personenbezogenen Motiven für die Bewerbung zu differenzieren. Spielt eine Rolle, dass er im Sinne der Reform engagiert arbeiten will oder weil er ein Fan von Dörner-Büchern ist? Ich brauchte dabei übrigens am wenigsten aufpassen, das hatten die Mitarbeiter sozusagen in den Fingerspitzen.

Die Moderation dieser Sitzungen habe ich mir nicht nehmen lassen. Ich habe darauf geachtet, dass jeder Bereich zu Wort kam mit dem, was ihm wichtig war, ansonsten hatten wir kein Schema. Es gab genügend Zeit, und es dauerte lange, manchmal quälend lange. So kam es aber fast nie zu Kampfabstimmungen, sondern wir hatten eine hohe Übereinstimmung. Ganz selten habe ich mich über das Votum der anderen hinweggesetzt, bin damit aber überwiegend auf die Nase gefallen. Ich konnte überstimmt werden, hatte mir zwar noch ein Vetorecht vorbehalten, machte davon aber ganz, ganz selten Gebrauch.

Als es den »ärztlichen Vorstand« in den Westfälischen Krankenhäusern noch gab – diesen gab es per Krankenhausgesetz, als basisdemokratisches Sprengsel kurz nach den 68ern installiert –, der zur Hälfte aus Abteilungsleitern und zur Hälfte aus gewählten Vertretern bestand, waren Hierarchie und Basis paritätisch vertreten. Dieses war ein gutes Instrument, weil sich Hierarchie und Basis für alle wichtigen Entscheidungen abstimmen und gemeinsam Entscheidungen treffen mussten. Die anderen Krankenhäuser hatten das im Laufe der Zeit abgeschafft, nur in Gütersloh gab es dieses Organ noch, weiterentwickelt für unsere psychiatrischen Zwecke. Als auch alle in Gütersloh das abschaffen wollten, sowohl die Leitung als auch die Untergebenen, fand ich das völlig bescheuert. Keine drei Monate, nachdem ich dort aufgehört hatte zu arbeiten, hat mein Nachfolger – den ich mir ja selber gewünscht habe –, das abgeschafft. Die Argumentation war, das ist eine Quasselbude bei der nichts herauskommt.

GT: *Das Prinzip, was in diesem Konstrukt steckte, war das der breiteren Beteiligung bei Entscheidungen …*

KD: Ja. Jeder, der die Aufgabe hat, Menschen zu führen, und bestimmte Ziele zu erreichen, sollte idealerweise bestrebt sein, diese Partizipation möglichst zum Tragen kommen zu lassen. Das Gegenteil davon ist der Typ des Tyrannen, der sagt: »Nur ich weiß Bescheid, deswegen werde ich jede Partizipation im Keim ersticken und den Leuten sagen, was sie tun sollen. Sie wollen ja nur Sicherheit und geführt werden.« Diese Haltung hat meines Erachtens wenig Chancen.

GT: *Sie sagten mal: Die Aufgabe der Leitung ist es im Wesentlichen, die Verantwortung dafür zu übernehmen, dass die Mitarbeiter ihre Aufgaben auftragsgemäß erledigen. Das bedeutet, dass die Leitungsperson darauf achten muss, dass tatsächlich passiert, worauf man sich geeinigt hat. Wie meinen Sie, soll die Leitung ihre Kontrollfunktion ausüben, wie soll sie überprüfen?*

KD: »Jede Jeck is anders«, jeder hat etwas anderes mitbekommen von der Natur. Ich glaube, dass die Leitungskraft am glaubwürdigsten damit ist, wie und was sie selber vorlebt. Also, Leitung muss Vorbild sein. Es geht darum, die Beziehung mit den Menschen, die man leitet, so zu gestalten, dass allein schon durch die Art der Beziehungen vieles von dem, was an Führungsentscheidungen erforderlich ist, abgedeckt ist. Das bedeutet, dass nur noch in einem kleinen Bereich im eigentlichen Sinne formell Führungsentscheidungen getroffen werden müssen. Der Begriff der Entscheidungen ist ja eine zwiespältige Angelegenheit, weil eine Entscheidung in der Tat immer etwas Gewaltsames ist – für die, über deren Kopf entschieden wird. Es ist vielleicht die wichtigste Führungsaufgabe, die Beziehung in der Art und Weise zu pflegen und zu gestalten, dass dadurch möglichst viel von dem ursprünglichen Entscheidungsbedarf überflüssig gemacht wird. Es sollen nur ganz wenige Dinge übrig bleiben, bei denen ich sage: »So, jetzt entscheide ich, wie es gemacht wird.«

GT: *Zu dem, was Sie sagen, habe ich einige Assoziationen, die mit Einfluss und Macht zusammenhängen, z. B. der Aspekt der ›Charismatischen Macht‹. Darunter verstehe ich, dass diese Person ihre ›Entscheidungsmacht‹ gar nicht so dominant einsetzen muss, weil sie mit ihrer besonderen Persönlichkeit Entscheidungen durch ihre Art der Kontaktgestaltung – durch Ausstrahlung, durch Überzeugungskraft, Visionsfähigkeit und Kreativität – erreicht.*

KD: Mich hat oft das Gegenmodell zum Charisma beschäftigt. Es gibt Leute, die im Max Weberschen Sinne das Charisma haben, das oft schon durch ihre

Körperlichkeit repräsentiert ist. Sie sind ziemlich groß und wirken bedeutend und dann schließt man messerscharf, vielleicht sind sie es auch vom Geiste her, so genannte geborene Führungspersönlichkeiten. Da ist was dran, man muss das nicht lächerlich machen. Aber spannender ist das Gegenteil davon. Ich meine die Menschen, die mit einer Schlichtheit, Gehemmtheit, Schüchternheit, die aufreizende Dimensionen hat, geradezu widerwillig Machtpositionen besetzen. So widerwillig, dass die Leute schon freiwillig tun, was diese Menschen für richtig halten. ›Stärke durch Schwäche‹ – das ist ein Phänomen, das mich anhaltend interessiert. Das gibt es sowohl in der Frage des Leitens und Führens als auch in der therapeutischen Beziehung zwischen zwei Menschen. Es ist eine Kernfrage für mich, wie sich Menschen begegnen sollen. Ich glaube, dass es für jede Form zwischenmenschlicher Beziehungen besser ist, wenn sich die Menschen auf der Ebene der gemeinsamen Schwäche begegnen, und von dort ihre Beziehungsstrukturen ausbilden. Es können sicherlich auch Situationen von Stärke, von wechselseitiger Stärke oder der Konkurrenz zwischen Stärke und Schwäche geregelt werden.

Ich habe in den letzten Jahren einen Philosophen gefunden, der viel von dem abbildet, was mir vorschwebt, nämlich Emmanuel Levinas. In der Frage der therapeutischen Stilbildungen in der Klinik habe ich mich mit den Mitarbeitern am meisten gestritten, die sagten: »Die Patienten sind in erster Linie unsicher und erst einmal in einem chaotischen, anarchischen Zustand. Man muss ihnen als erstes Sicherheit geben, dass sie ›von oben runter‹ kommen.« Das ist zwar ein Faktor, der immer auch richtig ist. Mein Standpunkt ist, dass für die Entstehung einer tragfähigen Beziehung, egal, ob zwischen zwei oder mehreren Menschen, wichtig ist, dass sie sich zunächst einigen auf der Ebene geteilter Ohnmacht. Ob zwischen Patient und Therapeut oder Mitarbeiter und Leiter, das ist dabei gleich.

Natürlich gibt es Menschen, die überzeugen durch ihre Körperfülle. Manche füllen den Raum und mit ihrer Art oder ihrem Stil kann es auch sehr gut laufen. Es ist etwas fürchterlich Ungerechtes darin, dass es dem einen Menschen so gegeben ist und dem anderen, der etwas kleiner und mickriger geraten ist, nicht. Da steckt ja auch mein eigenes körperliches Selbsterleben drin. Mir ist es auch nicht gegeben, so einfach den Raum zu füllen. Ich brauche also andere Mittel, um dasselbe Ziel zu erreichen. Es ist erforderlich, sich als Leitung zumindest dieser Paradoxie auszusetzen: Ausstrahlungsfähigkeit, überzeugend sein, stark sein, möglichst nicht zu trennen vom Schwachsein. Da kommt ein Element zum Tragen – ein antiquiertes, wenn Sie so wollen – dass man nur durch dienen auch herrscht. Das ist das uralte Bild von dem Minister als Diener oder von Friedrich dem Großen, der erster Diener seines Volkes war. Das kann der extremste Zynismus sein und steht jederzeit in der Gefahr, zu entarten. Trotzdem ist es ein wichtiges zu beachtendes Prinzip. Wenn man es für überholt, konservativ, reaktionär oder so hält, fällt man fürchterlich auf die Schnauze.

GT: *Ich greife die Bilder, die Sie anbieten, auf: Ich sehe in einem Team einen Leiter, einen Kleinen, der zu seinen Schwächen steht, und der hat in seinem Team jemand Großen, der sehr präsent ist. Der versucht nun, dem Leiter seine Leitung streitig zu machen. Er kennt dieses Prinzip ›Stark sein durch Schwäche‹ nicht, sondern sein Prinzip ist ›Stark sein durch Stärke‹. Was soll denn nun dieser Leiter machen, um diesen Menschen zu integrieren, um diese Kräfte, die der andere hat, so zu kanalisieren, dass die Zusammenarbeit konstruktiv wird und nicht nur ein Gegeneinander?*

KD: Das ist eine völlig realistische Frage, aber nicht einfach zu beantworten. So etwas passiert ja und ist besonders spannend für die Mitarbeiter, die das mitverfolgen. Mir fallen drei, vier verschiedene Konstellationen ein, bei denen das so war. Ich meine, es kommt auch hier darauf an, wie der Leiter die Beziehungsgestaltung vorlebt. Je mehr die Beziehung glaubwürdig gestaltet werden kann, desto weniger müssen Machtinstrumente zum Zwecke der Entscheidung inszeniert werden. Ich glaube, es ist einer der häufigsten Fehler, dass Leiter denken: ›Die Mitarbeiter erwarten von mir, dass ich ganz toll bin und herrsche‹. Zu Ihrem Beispiel: man lässt diesen Menschen gewähren, bis zu dem Punkt, wo man – höchst selten – als Leiter ein Veto einsetzt.

GT: *Das bedeutet, mit dem Wind des Anderen segeln?*

KD: Das ist das Ideal. Man ist klein, schwach und auch ohnmächtig, und deshalb kümmern sich die anderen darum, mit dem richtigen Wind zu segeln und ich brauche nichts zu tun. Das ist das Ideal des Herrschens von der eigenen Schwäche her.

GT: *... und ich höre die Mitarbeiter sagen: »... der macht nichts. Wir wollen von dem aktives Profil, wir wollen, dass der mit der Faust auf den Tisch haut, dass der ihm zeigt, wo es lang geht. Immer müssen wir versuchen, den Kollegen einzugrenzen.«*

KD: Das gibt es kaum noch, dieses Klischee, glaube ich.

GT: *Mitarbeiter kritisieren doch auch Leitung ...*

KD: Ja, aber anders. Sie kritisieren die Leitung, weil sie denken, sie müssten beweisen, dass Leitung gar nicht geht und abgeschafft gehört. Dabei geht es um die Demotivierung, die Dekonstruktion von dem, was Leitung ist. Am schlimmsten ist das im Pflegebereich. Der Pflegebereich ist von der Tradition her besonders hierarchisch geleitet. Es ist äußerst selten, dass Pflegekräfte auch nur ein gutes Haar an ihrer Leitung lassen. Sie übertreffen sich gegenseitig dabei, nachzuweisen, dass das die letzten Holzköpfe sind und korrumpiert, unfähig und inkompetent. Sie entwerten sie ständig. Das ist der Punkt, wo ich dann mit der Fürsorgepflicht für den Vorgesetzten komme, die ›Wolken‹ aufreiße und sage ›man kann auch ganz anders denken‹. Das ist mir eine kostbare regulative Idee. Der Mitarbeiter meint, er hätte die Aufgabe, das, was bei ihm Leitung ist, zu entwerten, weil das Selbstbestimmungsideal in unserer Gesellschaft das Allerhöchste ist. Alles, was Fremdbestimmung ist, ist in dem Sinne des Mitarbeiters eigentlich unmoralisch und muss durch Selbstbestimmung ersetzt werden. Supervision und Counselling geben die Illusion, dass man sich ja nur selbstbestimmt vom Supervisor / Counsellor was sagen lässt.

GT: Bei sozialpsychiatrischen Projekten, die basisdemokratisch angefangen haben, fand in den letzten zehn, fünfzehn Jahren eine Umwälzung statt. Leitungsebenen wurden eingerichtet, hierarische Strukturen installiert usw. ... Zahlreiche Einrichtungen haben verschiedene Organisationsentwicklungsprozesse dieser Art durchlaufen.

KD: Wir haben bisher von relativ großen, existierenden Betrieben gesprochen. Das, was Sie jetzt ansprechen, gehört zu den zauberhaften Dingen der letzten Jahrzehnte, dass es überall auf Vereinsebene Initiativen gegeben hat, wo sich sieben Leute zusammengetan haben, um sozialpsychiatrische Projekte in die Welt zu setzen. Das läuft eine Zeit lang gut, bis sie Opfer ihres Erfolges werden: Das Projekt wird größer und hat nun eine Größenordnung, bei der alle merken, »wenn wir jetzt nicht eine Geschäftsführung einsetzen, sind wir damit überfordert«. Und in dem Moment, in dem die Geschäftsführung eingesetzt wird, ist dieses Stückchen normaler Fremdbestimmung eines Gebildes gegeben, die wir vorher bei den Krankenhäusern und Betrieben schon hatten. Es ist ein schmerzhafter, aber unvermeidlicher Prozess, zu erkennen, dass der hierarchiefreie Traum ausgeträumt ist und in die Initiative jetzt Struktur herein muss. Denn mit Struktur ist Herrschaft und damit auch Fremdbestimmung gegeben. Das ist und bleibt ein wesentliches Stück gesellschaftlichen Lebens, das muss man leider einsehen.

GT: *Viele Kollegen sind ja auch froh, sich nicht um alles kümmern zu müssen – Stichwort ›neue Mitarbeitergeneration‹ –, sondern mit abgezirkelten Aufgaben unter Einhaltung der geregelten Arbeitszeit arbeiten möchten.*

KD: Ja, ab einer gewissen Größenordnung bedarf es einer Mediatisierung. Es muss jemanden geben, der dafür bezahlt wird, dass er die Beziehungen in Ordnung bringt. Und dazu kommen diese Phänomene, die Sie genannt haben, von dem Wunsch nach Arbeitsteilung bis zu dem Wechsel der Generationen. Die Nachfolger der Pioniergeneration sind arm dran, weil die nicht mehr mit leuchtenden Augen erzählen können: »Weißt Du noch, wie wir da zu zweit gesessen haben?«, sondern die müssen nur funktionieren. Die Lorbeeren haben die Älteren, die blöden Hunde. Das ist das Schreckliche für die zweite und dritte Generation. Es entsteht dann von selbst der Wunsch – und das ist ganz normal –, wenigstens ordentliche Arbeitsbedingungen und feste Arbeitszeiten zu haben und Sicherheitsstrukturen einzuziehen. Man ist zwar engagiert, aber man achtet auch auf seine eigenen Rechte. Das verweist auf das schwierigste Prinzip aller Leitungsaufgaben, auf das der ›Neuen Ufer‹. Ich erinnere mich an einen ganz schlichten Satz einer führenden Pflegekraft: »Wenn ich einen Bereich von Menschen zu verantworten habe, dann ist das Entscheidende, dass ich dafür sorge, dass alle Menschen den Eindruck haben, dass sie jederzeit zu neuen Ufern unterwegs sind.«

Welches die neuen Ufer in der jeweiligen Situation, in der jeweiligen Generation sein können, das kann niemand von oben ›herunterbrechen‹, sondern die muss man gemeinsam finden.

GT: *Manche haben mehrere Ideen, was diese neuen Ufer sein könnten, andere weniger. ›Herr Dörner hat eine Idee‹ – dieser Satz ist ja bekannt –, und Herr Dörner hatte nicht nur eine, sondern viele Ideen. Wie haben Sie es denn geschafft, die Leute für Ihre Ideen zu begeistern?*

KD: Im Nachhinein betrachtet, war wahrscheinlich der wichtigste Faktor, mich auf solche Ideen zu beschränken, deren Realisierbarkeit gerade in der Luft lag. Allerdings war es mir auch wichtig, keine auszulassen. Also, hart am Wind der realisierbaren Ideen zu segeln, das hat mit dem Unterwegssein zu neuen Ufern direkt zu tun. Es ist wichtig zu wissen, welche der Ideen, die man puscht, hinreichende gesellschaftliche Akzeptanz finden können. Sich mit illusionären Ideen zu beschäftigen, ist rausgeschmissene Zeit. Nicht in die Risikozone hinein zu gehen, also sich nur mit ›Ladenhütern‹ zu beschäftigen, ist genauso rausgeschmissene Zeit. Das ist noch schlimmer, weil alle Mitarbeiter anfangen zu gähnen und ihnen der Betrieb egal wird.

GT: *Beispiel Deinstitutionalisierung: Sie haben damals in Gütersloh mit 700 Patienten angefangen und es waren ca. 300, als Sie aufgehört haben. Mehr als die Hälfte der Plätze wurden reduziert. Sie propagierten damit ein Konzept, das auch Konsequenzen für die Mitarbeiter hatte, sowohl für deren Arbeitsinhalte als auch für deren Arbeitsplatz. Wie haben Sie diesen Spagat aufgefangen, was haben Sie angeboten?*

KD: Anbieten konnte ich erst mal nichts. Aber Deinstitutionalisierung als Prozess der Enthospitalisierung muss im Interesse der Patienten, die ja manchmal Jahre brauchen, sich daran zu gewöhnen, so langsam laufen, dass schon deswegen niemand entlassen werden musste. Die natürliche Fluktuation erwirkte ein Übriges. Natürlich hat man hat mich in Grund und Boden verflucht. Jede Personalversammlung war ein ›Festessen‹ besonderer Art, auf dem alle vom Personalrat über mich hergefallen sind. Entscheidend war, dass ich darüber nicht beleidigt war. Ich habe gesagt: »Ihr habt Recht, Ihr müsst versuchen, mir diese Idee auszutreiben, das ist Euer Job als Personalrat. Mein Job ist, zu verhindern, dass Euch das gelingt.«

Ja, es ist meine Aufgabe, meine Ideen durchzusetzen in der Leitungsfunktion. Es wird mit Recht von mir erwartet. Das Wichtigste war, dass ich früh genug gelernt habe, dass ich all diejenigen, die das nicht wollen, nicht bezeichnen darf als diejenigen, die das *nicht* wollen, sondern als die, die etwas *anderes* wollen. Dieser kleine Unterschied entscheidet zwischen Tod und Leben.

Als ich angefangen habe, freiwillig in einer Anstalt zu arbeiten, war das noch etwas Absurdes. Alle Freunde sagten: »Ach, wie geht's Dir denn, das ist ja alles ganz schrecklich.« Und dann kam ein Wort, da bin ich dran hängen geblieben: »Du hast doch sicher laufend mit ganz vielen Widerständen zu tun?« Das hört man gern, man ist ja gern der Märtyrer. Am Anfang habe ich wirklich immer gestöhnt – über die Pfleger und über alles Mögliche –, bis ich gemerkt habe, dass ich mir auf diese Weise mein eigenes Grab schaufele. In dem Augenblick, in dem ich von einem Menschen sage, er leistet Widerstand gegen mich, mache ich etwas, was total verboten ist: Ich entwerte ihn moralisch! Das habe ich besonders am Anfang in Gütersloh in der Auseinandersetzung mit unserem Verwaltungsleiter gelernt. Dessen Interesse war natürlich ein betriebswirtschaftliches, dafür wurde er bezahlt. Wenn ich ihm sagte, er widersetze sich meinen segensreichen Absichten und leiste Widerstand gegen mich, dann sagte ich ihm damit nicht nur, dass er fachlich oder sachlich falsch liegt, sondern dass er moralisch ein schlechter Mensch ist. Leute, die den Eindruck haben, dass ich sie moralisch entwerte, die wehren sich nicht mehr nur sachlich, sondern auch unsachlich und sie haben alles Recht dazu. Ich habe daraus ein Spiel der Kräfte entwickelt: »Ich bin in dem epochalen Risikobereich, der Zeitgeist ist auf meiner Seite. Ihr könnt und sollt es gerne anders sehen. Wir werden sehn, wer die Runde gewinnt.«

Ich habe sehr viel in der Sportlersprache geredet, dass es ein fairer Kampf sei, bei dem es Regeln gibt und bei dem alle Seiten Runden gewinnen können. Ich habe viele Runden verloren, obwohl ich unterm Strich Sieger nach Punkten war. Bis zum Schluss, wo ich an einem Punkt gescheitert bin, der auch der Grund war, mit 63 Jahren aufzuhören, in der Klinik zu arbeiten. Das betraf meine Vorstellung, gemischtdiagnostische Stationen zu betreiben. Also möglichst wilde Mischungen von Psychose und Sucht und Geronto und jung und alt und kunterbunt herbeizuführen. Noch vor meiner Zeit hatte der Träger die Aufteilung / Spezialisierung in Allgemeinpsychiatrie, Geronto, Sucht und Geistig-Behinderte vorgenommen. Gut, da hatte ich zwar meine Bedenken, aber ich fand, das war gegenüber dem Einheitsbrei der Anstalt eine notwendige Rationalisierung der Unterscheidbarkeit von Menschen, das war sicher nötig in den siebziger Jahren. Sektorisierung und Spezialisierung waren ja ständige Debatten und als unsere Klinik kleiner wurde, war klar, jetzt müssen wir auf Grund des Verkleinerungsprozesses weiter überlegen. Einige Leute sagten, dass es ein therapeutisch gutes Prinzip ist, gemischtdiagnostische Stationen zu betreiben. In Merzig und in mehreren Abteilungen an Allgemeinkrankenhäusern gab es bereits erste Erfahrungen damit: Man braucht weniger Gewaltmittel, die Leute können ihre Unterschiedlichkeiten nutzen und haben wechselseitig größere Hilfspotentiale. Es gibt damit auch mehr und andere therapeutische Möglichkeiten und daher weniger Psychopharmaka, weniger Zwangsfixierungen, weniger geschlossene Türen und und und … Wegen dieser vielen Vorteile habe ich versucht, das in der Klinik einzuführen. Es gab nur Widerstände. Ich habe dann vorgeschlagen, es wenigstens auf einer Station mal auszuprobieren. Ich bin von allen Seiten niedergebügelt worden und dann habe ich gemerkt: »Du hast Deinen Job getan und bist ausgereizt.«

Als Leitung zu erkennen, dass man am Ende ist – auch das ist wichtig,. Es geht nicht um Schuld oder nicht Schuld, es ist dann so, und es ist dann auch gut, abzutreten.

G T: Haben Sie bei diesen Auseinandersetzungen um die gemischtdiagnostischen Stationen irgendwann mal überlegt, Ihr Vetorecht auszuüben und anzuordnen, es für eine Station auszuprobieren?

K D: Nein, auf diese Idee bin ich gar nicht gekommen. Die Frage habe ich mir bei einer solchen Konzeptentscheidung nicht gestellt. Das hätte ja bedeutet, dass dieser Beschluss nicht auf Grund meiner basisdemokratischen Stärke, Kraft und Souveränität gefallen wäre, sondern nur auf Grund meines Vetorechts. Die Kraft hatte ich auch nicht mehr, in so einem höchst seltenen und wichtigen Fall das Vetorecht in Anspruch zu nehmen.

G T: Bevor Sie in Gütersloh aufhörten, haben Sie sich als Ihren Nachfolger einen Wunschkandidaten bewusst ausgewählt. Gab es dieses Mal ein Anforderungsprofil, das Sie sich überlegt hatten?

K D: Ja, es war jemand, der schon längere Zeit in der Klinik gearbeitet hatte und der dann in einer anderen Klinik stellvertretender Leiter gewesen war. In den ganzen Jahren ist die Beziehung gut geblieben. Man kann es ganz schlicht als Lehrer-Schülerverhältnis benennen, er war einer meiner Lieblingsschüler. Mein Eindruck war, dass er das, was ich für richtig hielt für den weiteren Weg der Klinik, sinnvoll fortsetzen würde, in erster Linie bezogen auf Sachfragen, weniger in Richtung abstrakter Leitungsfähigkeiten. Ich habe ihm zugetraut, diese Klinik zu leiten, was nichts daran ändert oder damit zu tun hat, dass es anders gekommen ist oder was vielleicht doch was damit zu tun hat, das weiß ich nicht; man kann wohl auch etwas zu gut machen wollen.

G T: Was ist nach alledem das Wichtigste, was Sie zum Thema »Führen und Leiten in der Psychiatrie« gelernt haben?

K D: Das wichtigste ist, dass ich mit der Grundhaltung leite, dass jeder Mitarbeiter – auch wenn er Dinge anders sieht als ich – dasselbe Recht hat wie ich, und dass ich sein Recht gegen mich selbst verteidige, ohne davon abzulassen, das, was ich für richtig halte, durchzusetzen. Und damit dieses Spiel der Kräfte mit allen Ösen und Tricks und Bandagen konstruktiv gespielt werden kann, muss alles dafür getan werden, eine tragfähige Beziehung zu gestalten. Die Beziehung kann nur in dem Maße tragfähig sein, wie es mir gelingt, mich mit den Anderen nicht auf der Ebene der größten gemeinsamen Stärke, sondern der größten gemeinsamen Schwäche zu treffen. Das bedeutet, dass wir uns auf der Ebene austauschen und uns da unserer selbst vergewissern.

Nur so kommt das Dienende in unsere Arbeit mit hinein. Und da erwähne ich noch mal den Philosophen Levinas, der sagt, dass der Andere, dass der Blick des jeweilig anderen Menschen, gleich ob Mitarbeiter, Patient oder sonst jemand, derjenige ist, der mich bestimmt. Der sprechende Blick des Anderen sagt mir: Du wirst mich nicht töten, du wirst mich nicht verwerten, Du wirst mich nicht allein lassen, Du wirst mich Dir nicht aneignen – wohlwissend, dass ich das kann. Ich habe die Macht, es zu tun, aber ich müsste dann die moralische Macht der Augen des Anderen bewusst aushebeln und in der Regel tue ich das nicht. Und wenn ich das nicht tue, zwingen mich die Augen des Anderen, mich in seinen Dienst zu stellen, ihm zu dienen, mich ihm auszusetzen – in der extremsten Vokabel, dass ich seine Geisel bin und in seiner Schuld, weil ich immer zu spät komme. Ich tue dieses widerwillig, wider meinem eigenen Willen. Diese Widerwilligkeit und dieses Bereitsein, sich in den Dienst des Anderen zu stellen, muss beides in dem Kräftespiel einer Leitungskultur vorkommen.

G T: Danke für das Gespräch, Herr Dörner.

Literatur

Bührig, Leidinger, Wollschläger (Hg.)(1993): Herr Dörner hat eine Idee. Psychiatrie-Verlag, Bonn.

Levinas, Emmanuel (1989): Humanismus des anderen Menschen. Felix Meiner Verlag Hamburg.

Sennett, Richard (1998): Der flexible Mensch. Berlin Verlag.

Leiten? Warum nicht, wenn's der Sache dient

Aufgaben- und Rollenvielfalt einer Leitungstätigkeit am Beispiel der Fachbereichsleitung Psychiatrie der Teilanstalt Bethel

Renate Schernus und Gabriele Tergeist

Renate Schernus war bis Herbst 2000 Fachbereichsleiterin des Fachbereichs Psychiatrie der Teilanstalt Bethel in den v. Bodelschwinghschen Anstalten Bethel (vBA). Der folgende Beitrag ist die bearbeitete Zusammenfassung eines Gesprächs zwischen Renate Schernus und Gabriele Tergeist vom April 2000.

Aufgabendimensionen der Fachbereichsleitung

Zu meinem Zuständigkeitsbereich als Leiterin des Fachbereichs Psychiatrie in Bethel gehören drei Wohnheimverbünde für den längerfristigen Rehabilitationsbereich mit 226 Plätzen, ein ambulanter Betreuungsdienst mit zurzeit 60 KlientInnen, die psychiatrische Familienpflege mit zehn KlientInnen und eine Klinik für mittelfristige rehabilitative Behandlung – die Klinik Pniel mit 42 Plätzen. In diesen psychiatrischen Einrichtungen sind rund 150 Mitarbeiterinnen und Mitarbeiter beschäftigt, für die ich als Fachbereichsleiterin die Personalverantwortung habe.

Meine Aufgabe ist die inhaltliche Gestaltung, Weiterentwicklung – oder wie man heute sagt – die Gesamtsteuerung dieser Bereiche und die entsprechend dazugehörige Gremienarbeit. Ich bin die Dienstvorgesetzte der fünf Einrichtungsleitungen. Zu meinem Leitungsstil gehört es, gemeinsam mit den fünf KollegInnen zu leiten. Sie sind mein Leitungsteam. Am stärksten beschäftigen mich im alltäglichen Leitungsgeschäft die gerade anliegenden aktuellen Themen und als permanentes Thema die Verkleinerung der Heimbereiche, bzw. ihre Umgestaltung sowie die Konsequenzen daraus. Wir bauen seit 1997 in jedem Jahr ca. fünf Prozent der Heimplätze ab. Wir entlassen Menschen, die nicht mehr heimbedürftig sind und sorgen dann natürlich dafür, dass ihnen die nötigen entsprechenden Hilfen zur Verfügung gestellt werden. Aspekte der Steuerung beziehen sich hierbei auf die psychiatriepolitische Ebene der Kommune, die MitarbeiterInnenebene, die KlientInnenebene, die Angehörigenebene sowie auf die fachlich-konzeptionelle und die administrativ-organisatorische Ebene.

In meiner Leitungsfunktion greifen viele Aufgaben und Aufgabenfelder ineinander, sodass eine eindeutige Zuordnung zu abgrenzbaren Bereichen schwer ist. Zu überlegen und zu handeln ist meistens auf mehreren Ebenen. Das wird deutlich bei der Umgestaltung des Heim-Bereiches: Menschen zu entlassen, die nicht mehr heimbedürftig sind, ist fachlich-inhaltlich nach dem augenblicklichen Stand unseres Wissens richtig. Viele dieser Menschen banden jedoch in den Heimen relativ wenig MitarbeiterInnen im Vergleich zu Menschen, die die Betreuungsdichte eines Heims wirklich benötigen. Die Entlassung der weniger betreuungsbedürftigen Menschen hatte zur Folge, dass in den Heimen MitarbeiterInnenstellen verloren gingen, und dies gerade in einer Zeit, in der die Pflegesätze »gedeckelt« wurden.

Die Durchführung der Arbeit in den Heimen wurde daher bei weniger Personal schwieriger. In diesem Prozess war zu bedenken, was aus den Mitarbeiterinnen und Mitarbeitern wird, die bisher in den Heimen gearbeitet haben. Ausreichend viele Mitarbeiterinnen und Mitarbeiter waren und sind jedoch bereit, in dem neuen ambulanten Dienst, den wir parallel aufbauen, zu arbeiten. Es gab bei uns also keine strukturbedingten Kündigungen. Diesen Aspekt hat natürlich auch die MitarbeiterInnenvertretung der vBA Bethel im Blick. Auch ich als Leitung finde ihn wichtig, denn natürlich müssen wir dafür Sorge tragen, wo die MitarbeiterInnen bleiben.

Inzwischen ist es übrigens so, dass auch ehemalige Bewohnerinnen und Bewohner mit einem recht hohen Betreuungsbedarf ambulant betreut werden.

Unter ökonomischen und personalpolitischen Gesichtspunkten wird es einfacher, wenn die Einrichtung erst einmal so weit ist, diese KlientInnen zu entlassen. Man kann die MitarbeiterInnen entsprechend mitgehen lassen, ohne für die Bleibenden die Betreuungsmöglichkeiten überproportional zu verringern.

Zu Beginn war zu überlegen, ob wir überhaupt einen eigenen ambulanten Betreuungsdienst aufbauen sollten. Unter anderem mussten Konkurrenzgesichtspunkte berücksichtigt werden, die zum Glück durch die Einrichtung des Gemeindepsychiatrischen Verbundes weitgehend aufgefangen werden konn-

ten. Das Denken vom Betreuungsbedarf her blieb für alle Träger handlungsleitend.
Als Schwerpunkt meiner Leitungsfunktion sehe ich es, den Anforderungen der Zukunft in der Weise Rechnung zu tragen, dass alle Planungen zeitgemäße und akzeptable Antworten auf die Besonderheiten, das Selbstverständnis und die Lebensumstände der KlientInnen darstellen. Bestimmte Angebotsformen sind dafür besser geeignet als andere. Man muss sich immer wieder die Frage stellen, welche Angebote sind angemessen, welche können neu geschaffen oder im Rahmen geltender Bestimmungen verbessert und verändert werden?
Ein zentraler Aspekt meiner Tätigkeit als Fachbereichsleiterin ist, dass ich für die Aufnahmepolitik verantwortlich bin und beeinflussen kann, wen wir aufnehmen und wen nicht. Die Aufnahmepolitik als Teil meiner Leitungsaufgabe war eine Bedingung meinerseits, bevor ich diese Position und Funktion angenommen habe.
Bei all diesen Themen ist Information von und Austausch mit all den anderen, die in meinem Bereich auch Verantwortung tragen, unabdingbar und gehört meines Erachtens zu meinen wichtigsten Leitungspflichten. Ich versuche diesen Pflichten sowohl in den Dienstbesprechungen als auch in bilateralen Gesprächen mit den Einrichtungsleitungen nachzukommen.

Darum geht es zum Beispiel in Dienstbesprechungen

Mit den Einrichtungsleitungen in Kontakt zu sein, Berichte einzuholen über den Stand der Arbeit in den Bereichen, sie zu informieren, zu unterstützen, sich über grundsätzlich Schwieriges auszutauschen, zu Lösungen und zu Entscheidungen zu kommen, über die aktuellen Themen zu diskutieren, sie gelegentlich auch supervisorisch zu stützen, aber auch mich von ihnen beraten zu lassen – all das und mehr gehört für mich zum Sinn und Zweck der Dienstbesprechungen.
Im Einzelnen kann es um MitarbeiterInnenbesetzungen in den einzelnen Gruppen und um ein gerechtes Verteilen von Stellen gehen, um Berichte über Kontakte zu und Erfahrungen mit den verschiedenen zuarbeitenden Diensten. Spezielle Themen werden je nach Aktualität behandelt. Manchmal wird einfach nur Organisatorisches erledigt oder bestimmte Daten abgefragt, z. B. wie viele Plätze wo gebraucht werden usw.

In diesen Besprechungen ist beides zu bearbeiten: Dinge des psychiatrischen Alltagsgeschäftes und inhaltliche Besonderheiten bzw. Konzeptionelles. Im Moment ist eine Umorganisation im Arbeitsfeld ein Tagesordnungspunkt. Eine der Einrichtungen wird intern eine Seniorentagesstätte vorhalten. Dieses muss heutzutage so organisiert und beschrieben werden, dass das Angebot einen bestimmten »Leistungstyp« abbildet bzw. den Vorgaben des Kostenträgers für diesen Typ entspricht.
Ein anderes Beispiel: Neulich ging es um die Frage, für welche unserer KlientInnen die Zuverdienstfirma ein geeignetes Angebot wäre. Ich vereinbare in solchen Situationen mit den Leitungen, dass sie mit ihren Einschätzungen zu diesem Thema in die nächste Besprechung kommen. Angelegenheiten von grundsätzlicher Bedeutung und besondere Vorkommnisse haben in den Sitzungen Platz, z. B. wenn irgendwo ein Zimmerbrand entstanden ist oder Gewalt ausgeübt wurde, oder wenn Angehörige sich beschwert haben. Dann muss das aufgegriffen werden. Darüber hinaus gibt es häufige telefonische Kontakte, in denen ich um Unterstützung bei spezifischen Problemen gebeten und um Lösungsideen oder Entscheidungshilfen angefragt werde. Probleme mit einzelnen MitarbeiterInnen werden auf direktem Wege zwischen der Einrichtungsleitung und mir besprochen. Ein Beispiel: Ein Mitarbeiter hat sich vor KlientInnen diskriminierend über die Homosexualität eines anderen Mitarbeiters geäußert. Die Einrichtungsleitung beriet mit mir das weitere Vorgehen. Fazit war, dass – nachdem Gespräche nichts nutzten – der zuständige Leiter eine Abmahnung geschrieben hat und die Versetzung dieses Mitarbeiters eingeleitet wurde. Meine Haltung in dieser Situation war klar: Ein Psychiatrie-Mitarbeiter, der nicht ertragen und damit umgehen kann, was ihm an seinem direkten Kollegen fremd ist, der kann auch nicht mit psychisch kranken Menschen umgehen. Mir war und ist wichtig, dass in solchen Situationen meine Haltung deutlich und für alle nachvollziehbar nach außen transportiert wird.

Meine Funktion und mein Verständnis von Leitung in diesen Sitzungen und darüber hinaus

Ich leite die Sitzung, ich mache die Tagesordnung, ich moderiere, ich versuche, den roten Faden zu halten. Ich sorge für die Bearbeitung der Regularien und ich achte darauf, dass das, was wir vereinbart haben, auch tatsächlich passiert. Ich habe den Eindruck, dass ich oft auch ein Stück Supervision mache. Nach meinem Leitungsverständnis stellt Supervision einen Aspekt von Leitungstätigkeit dar.

Den Prozess des Leitens versuche ich so zu gestalten, dass die Einrichtungsleitungen voneinander lernen, Lösungsmodelle entwickeln können und Entscheidungsmöglichkeiten haben. Trotzdem gibt es natürlich Situationen und Sachverhalte, wo ich entscheide bzw. mir die letztendliche Entscheidung vorbehalte, z. B. bei dem Abbau von Plätzen. Vor einiger Zeit ging es darum, Einrichtungen zusammenzufassen. Das ist ein heikler Eingriff in die Autonomie der bestehenden Wohnheimverbünde. Ich führte mit den Einrichtungsleitungen einen Klausurtag zu dem anstehenden Thema durch. Zu diesem Klausurtag brachten sie ihre Modelle und Vorschläge mit. Diese konnten dann miteinander durchgespielt werden. Auf Grund des von ihnen vorgelegten Materials und auf Grund des Diskussionsprozesses habe ich dann eine Entscheidung getroffen.

Das hat auch wieder mit meiner Aufgabe der Gesamtsteuerung zu tun, denn die Zusammenfassung von Einrichtungen geht über die einzelne Einrichtung hinaus. Es mag sein, dass nicht alle mit meiner letztendlichen Entscheidung einverstanden sind, aber das kann ich manchmal nicht vermeiden. Möglichkeiten zum Abbau von Plätzen werden zwar gemeinsam untersucht, die Entscheidung, welches Haus aufgelöst wird, muss ich dann irgendwann persönlich treffen. Grundsätzlich gilt jedoch, dass ich das nicht ohne einen der Entscheidung vorlaufenden Prozess tun würde. Dabei versuche ich, den Prozess so zu organisieren, dass alle die Sicherheit haben, die ganze Sache wird nicht stecken bleiben, sondern am Ende wird wirklich entschieden. Mein Eindruck ist, die Einrichtungsleitungen stehen in der Regel hinter den Entscheidungen, selbst wenn sie nicht alle 100 Prozent mit dem Ausgang einverstanden sind, würden sie mir konzilieren, dass sie im Entscheidungsprozess eingebunden waren. Ich finde, es ist schlechte Leitung, wenn Prozesse so lange dauern, dass alle sagen: »Hier wird nur geredet und nicht entschieden.«

Zusammenfassend gesagt halte ich für wesentliche Elemente meines Leitungsstils die Steuerung von Prozessen, das Einbinden der Einrichtungsleitungen in Entscheidungen, das Transportieren von fachlich konzeptionellen Inhalten, das Verdeutlichen meiner Haltungen und dessen, was mir wichtig ist, »das Druck wegnehmen« und das Einräumen von kreativen Möglichkeiten. Ich versuche in einer Art zu leiten, in der Fachliches mit dem so genannten Management verbunden bleibt. So gelingt es, die Dinge zu einem vertretbaren Ziel zu führen. Gleichzeitig versuche ich, die Mitarbeiterinnen und Mitarbeiter zu informieren und zu beteiligen und darauf zu achten, dass auch sie ihre Angelegenheiten zu einem Ziel führen können.

Meine Einstellung zu den Einrichtungsleitungen und ihre zu mir

Die Einrichtungsleitungen haben ihre eigenen Budgets, sie steuern ihr Personal, haben ihre eigenen Verantwortungsbereiche und entscheiden viele Dinge autonom und kompetent. Sie sind erfahren und fähig. Es gibt keine Pannen, höchstens mal fruchtbare Fehler. Es passiert viel Wertvolles durch sie und ich bin der Meinung, ich habe sehr gute Leitungen, auf die ich mich verlassen kann. Es kommt schon mal vor, dass sie von mir ermutigt werden müssen, zu »überziehen«, z. B. wenn deutlich ist, dass sie wirklich zu wenig MitarbeiterInnen haben, dann unterstütze ich sie, diese oder jene Forderung zu stellen.
In MitarbeiterInnengesprächen wird unter anderem auch über Ziele gesprochen. »Welche Ziele hattest du im letzten Jahr, was davon konnte erreicht werden? Um welche Ziele kann es im folgenden Jahr gehen?« Mit MitarbeiterInnen Ziele zu vereinbaren und sie dann beim Erreichen ihrer Ziele zu unterstützen, das gehört für mich auch zum Leiten. In den MitarbeiterInnengesprächen gibt es auch gegenseitiges Feed-back, ohne dieses wüsste ich nicht – jedenfalls nicht so genau –, ob den mir nachgeordneten MitarbeiterInnen die Kooperation mit mir gefällt und sie sich unterstützt, informiert und gut vertreten fühlen. Solche Rückmeldungen bekomme ich und das freut mich natürlich. Unter anderem melden die Einrichtungsleitungen auch zurück, dass ich Dinge – auch kleinere Dinge –, die von ihrer Seite auf meinem Schreibtisch landen, schnell und zuverlässig bearbeite. Zuverlässigkeit in alltäglich unspektakulären Dingen sollten Leitungen meines Erachtens nicht vernachlässigen.
Die Einrichtungsleitungen erwarten, dass ich ihre Alltagsarbeit würdige, dass ich sie der Geschäftsführung gegenüber angemessen vertrete, Strategien mit ihnen abspreche und dass ich sie auf dem Laufenden halte über das, was auf den oberen Ebenen besprochen und diskutiert wird.

Sich als Leitung KlientInnen- und Angehörigenkontakte organisieren

Ich habe immer versucht, mir Kontakt zu KlientInnen zu organisieren, der über die üblichen Einladungen zu Feten und Festen hinaus geht. In Abständen lade ich z. B. die Heimbeiräte ein, damit sie mir berichten und ich ihre Bewertungen kennen lernen und berücksichtigen kann.

Wichtige Kontakte ergeben sich von selbst in den Bielefelder TRIALOG-Gesprächen, an denen seit sieben Jahren alle Seiten lebhaft teilnehmen: Psychiatrieerfahrene, Angehörige und MitarbeiterInnen aus allen psychiatrischen Einrichtungen Bethels und Bielefelds.

Außerdem habe ich als Psychotherapeutin auch eigene KlientInnen. In der Regel ist es mir gelungen, zwei bis drei psychotherapeutische Prozesse neben der übrigen Arbeit weiterzuführen. Mit einem Kollegen habe ich mehrfach eine »Psychoseerfahrungsgruppe« begleitet. Manche KlientInnen kommen auch von selbst zu mir, das ist in Ordnung so. Die Kooperation mit den Angehörigen finde ich erforderlich und fruchtbar. Zum Beispiel kamen vor einiger Zeit Angehörige zu mir, und schlugen vor: »Wir wollen die MitarbeiterInnen fortbilden, wie sie mit uns zusammenarbeiten sollen und wollen daraus gemeinsame Standards für unsere Zusammenarbeit entwickeln.« Daraus entstand ein langwieriger, aber guter Prozess. Es gab eine Vorbereitungsgruppe aus Angehörigen und MitarbeiterInnen, die lange miteinander diskutierte. Schließlich wurden Leitlinien entwickelt. Die Heimbeiräte wurden eingeladen, um auch ihre Meinung zu diesem Thema zu hören. Die Angehörigen und die MitarbeiterInnen hatten zunächst etwas »ausgeklüngelt«, was z. T. an den Rechten der KlientInnen vorbeiging. Mit Hilfe der Heimbeiräte entstanden Korrekturen und Änderungen. Das Ergebnis sind nun diese Leitlinien »Grundlagen der Kooperation mit Angehörigen im Fachbereich Psychiatrie«.

siehe Manual ■: Grundlagen der Kooperation mit Angehörigen …, Seite 87

Ich glaube übrigens, dass meine Art zu leiten eher untypisch und unzeitgemäß ist. Der allgemeine Trend ist, man muss strategisch leiten können, nach Managementgesichtspunkten. Das Fachliche und das sorgfältige Achten auf das Miteinander wird nicht mehr als so wichtig angesehen.

In der Psychiatrie ist vieles anders, auch das Leiten ist daher anders

Eine Leitungsfunktion in der Psychiatrie auszufüllen ist möglicherweise deshalb anders, weil man nicht so viel standardisieren kann wie in anderen Bereichen. Wie wir wissen, handelt es sich bei dem Verhalten psychisch kranker Menschen nicht einfach um Defizite oder um ein »nicht können«, wenn sie z. B. wenig Neigung zeigen, ihre Wohnung aufzuräumen oder sich nicht witterungsentsprechend kleiden. Es hat eher mit ihrem Identitätsgefühl und mit ihrem Psychoseerleben zu tun. Daher ist der Umgang und die Arbeit mit ihnen nicht normierbar und in Standards einzupressen. MitarbeiterInnen haben sich auf lauter individuelle, höchst originelle Lebensentwürfe einzustellen. Die Menschen tun eben nicht zwangsläufig das, was wir denken, dass sie tun sollten, sich z. B. gesund ernähren, sondern es kommt jeweils darauf an, in welcher inneren und äußeren Situation sie sich gerade befinden. Man muss sich in der Arbeit vor allem an der Situation und dem jeweiligen Zustand des Menschen orientieren. Man muss daran anknüpfen, um daraus ganz individuell etwas möglichst Gesundheitsförderndes zu entwickeln. In gewisser Hinsicht erfordert das von Leitungen, toleranter zu leiten. Die Leitungsperson braucht einen weiten Horizont, um beurteilen und berücksichtigen zu können, womit die MitarbeiterInnen bei den KlientInnen gerade befasst sind. In anderen Bereichen können und müssen die MitarbeiterInnen mehr stellvertretend für ihre KlientInnen tun. Das lässt sich dann vielleicht auch eher standardisieren, z. B. den Zustand des Zimmers betreffend, die Hygiene usw. In der Psychiatrie hingegen muss die Leitung unterscheiden: ist das nun das mangelnde Engagement des Mitarbeiters, wenn das Zimmer des Klienten »so« aussieht oder kämpft er gerade an einer anderen, vielleicht viel wichtigeren Front.

Qualität bedeutet für mich in diesem Zusammenhang, mit einem differenzierenden Blick nach den Besonderheiten zu sehen und Standards zu relativieren. Den Zustand von Zimmern zu kontrollieren, das kann auch mal wichtig sein. Standardisieren ließe sich dabei allenfalls die Häufigkeit von Zimmerbesichtigungen. Was dann dabei herauskommt ist jedoch vor allem von den mehr oder weniger erfolgreichen Verhandlungen mit den KlientInnen abhängig.

Gemeindepsychiatrische Versorgung und Bewältigung von Konkurrenz: wider institutionellen Egoismus und Billiganbietern

Obwohl es in Bielefeld den Verein »Lebensräume« gibt, der unter anderem aus dem Engagement vieler Bethel-MitarbeiterInnen entstanden ist, haben wir im Fachbereich Psychiatrie jetzt einen eigenen Dienst für Ambulant Betreutes Wohnen aufgebaut. Dadurch entstand Konkurrenz, auch noch zu einem weiteren Träger in Bielefeld. Unter anderem wegen der durch diese Konkurrenzsituation hervorgerufenen Krise gingen unsere Überlegungen in die Richtung, den Gemeindepsychiatrischen Verbund ins Leben zu rufen. Die Vorstellung war, dass der gemeinsame Versorgungsauftrag die Konkurrenz eindämmen und relativieren würde. Das war allerdings nur ein Grund. Ein weiterer war die Änderung des § 93 BSHG. Durch diese werden die Einrichtungen sozusagen in staatlich gewollte Konkurrenz getrieben, dem wollten wir etwas entgegensetzen. Wir sahen die Gefahr, dass Billiganbieter auf den Markt drängen und dadurch die Versorgung in der Kommune nicht mehr nach versorgungspolitischen Gesichtspunkten gesteuert werden kann. Ich hoffe, dass der Gemeindepsychiatrische Verbund hilft, eine vernünftig abgestimmte psychiatrische Versorgung längerfristig psychisch kranker Menschen zu sichern.
Wichtig für die Entwicklung einer gemeinsamen Aufnahmepolitik in Richtung »ambulant vor stationär« ist auch der gemeinsame Aufnahmeausschuss. Es handelt sich hierbei um ein Gremium, in dem die Vertreter aller Heime für psychisch kranke Menschen und alle Anbieter des Ambulant Betreuten Wohnens zusammensitzen. In einem so zusammengesetzten Gremium gelingt es, die Aufnahmepolitik an den Bedarfen und nicht vorwiegend an den Trägerinteressen zu orientieren und vor allem in jedem Fall die Vorgabe »ambulant vor stationär« abzuprüfen. Die Gründung dieses Ausschusses stellte so etwas wie eine vertrauensbildende Maßnahme zwischen den einzelnen Anbietern dar. Es ist bedeutsam, dass die anderen, die im GPV vertreten sind, sehen können, wen wir in unserem eigenen Ambulanten Dienst und in die Heime aufnehmen und wen nicht.
Die gemeinsame Aufnahmepolitik hat sich bewährt. Es gibt bis auf extrem seltene Ausnahmen – das sind dann KlientInnen, deren Bedarf bisher nur durch ein klinisches Behandlungs-Setting zu decken ist – keine Bielefelder Bürgerinnen und Bürger, die durch die Maschen fallen. Sowohl unser Ambulanter Dienst als

auch die Heime, die sehr dezentral organisiert sind, nehmen nach Bedarf auf und lehnen niemanden aus irgendwelchen institutionellen Gründen ab.
Zurzeit bin ich Vorsitzende des Gemeindepsychiatrischen Verbundes in Bielefeld. Dabei bin ich mir bewusst, dass es wichtig ist aufzupassen, dass solche Verbünde nicht wieder zu verfestigten kommunalen Institutionen werden. Wir haben z. B. festgestellt, dass die Sektorkoordinatoren des Gemeindepsychiatrischen Verbundes zu wenig KlientInnenkontakte haben im Vergleich zu unglaublich vielen Abstimmungsgesprächen in Gremien. Das darf nichts anderes als ein überwindbares Anfangsphänomen sein. Es muss sich unbedingt ändern, mindestens in Richtung 50 zu 50, also 50 Prozent Koordinationsabsprachen und 50 Prozent KlientInnenkontakte, sonst sind die Reibungsverluste zu groß.

Als Leitung hierarchieübergreifende Kontakte ermöglichen und Ideenaustausch initiieren

Obwohl ich selbst leite, finde ich es wichtig, sich kritisch mit einigen Modernismen des so genannten Management auseinander zu setzen. Ich glaube, ich gehöre nicht zu denen, die dem »mainstream« in diesen Fragen so ohne weiteres vertrauen. Ich bin auch misstrauisch gegenüber dem vielen Gerede über Qualität und Qualitätsmanagement. Oft geht es dabei nur um schöne Fassade. Es wird schon lange nicht mehr thematisiert, wie es eigentlich subjektiv und auch von den Rahmenbedingungen her den PatientInnen geht. Es werden vor allem Abläufe thematisiert. Ein Projekt nach dem anderen wird aufgelegt und abgearbeitet. Die PatientInnen kommen eher selten vor. Was wirklich an der Basis passiert, wird nicht wahrgenommen. Man hört dann: »MitarbeiterInnen klagen immer«. Meiner Meinung nach sollten leitende MitarbeiterInnen sensibel sein für Signale von der Basis. Es stimmt, MitarbeiterInnen klagen viel, aber es geht doch darum, sich als Leitungskraft die Rahmenbedingungen anzuschauen, durch die viele Klagen bedingt sind. Parallel zum Boom des Qualitätsmanagements ist durch den tatsächlich stattgefundenen Personalabbau objektiv Qualität reduziert worden. Die Konsequenzen dieser Tatsache für KlientInnen und MitarbeiterInnen werden meines Erachtens nicht häufig genug in den Blick genommen. Um mitzubekommen, was wirklich passiert, finde ich es notwendig, MitarbeiterInnenkontakte durch alle Hierarchieebenen zu halten und neben den ohnehin vorhandenen normalen Kontakten zu organisieren. Auf MitarbeiterInnenvollversammlungen in den Einrichtungen und von den Teamleitungen höre ich, dass sich die MitarbeiterInnen überflutet und in ihrer Kreativität erstickt fühlen von den vielen Vorgaben, Standards, Regeln, Fragebögen, abzuarbeitenden Projekten, Grundsätzen und Leitbildern. Das hat mich auf die Idee gebracht, eine hierarchieübergreifende Ideenbörse zu gründen, in der alle zusammensitzen können, GruppenmitarbeiterInnen, SozialarbeiterInnen, EinrichtungsleiterInnen, hauswirtschaftliche MitarbeiterInnen bis hin zu VerwaltungsmitarbeiterInnen und Fachbereichsleitung. Bei diesen Treffen geht es darum, völlig unstrukturiert zu schauen, welchen Ideen man zur Geburt verhelfen könnte. Man bekommt aus den verschiedensten Ebenen Informationen, und die Beteiligten sind frei von einer »Abarbeitungsmentalität«. Sie können fantasieren, entwickeln, sich austauschen. Eigentümlicherweise hat gerade dieser Stil zu manchen konkreten Ergebnissen geführt. Ein Ergebnis war z. B., dass seitdem jede Einrichtung von der anderen weiß, welche Gruppenangebote es gibt und welche offen sind für KlientInnen aus anderen Bereichen. Sie werden jetzt monatlich in einem schön gestalteten Übersichtsheft veröffentlicht. Dadurch haben sich die Freizeitangebote für die KlientInnen erheblich erweitert. Raum für Kreativität zu ermöglichen, auch das ist für mich eine Leitungsaufgabe.

Leiten bedeutet lernen

Als ich in Bethel anfing, habe ich mit anfallskranken Kindern gearbeitet und in diesem Bereich den Psychologischen Dienst aufgebaut. In meiner Ausbildung als Psychologin habe ich Leiten nie gelernt. Ich bekam damals einen Mitarbeiter und eine Mitarbeiterin nach dem anderen und schließlich war ich die Vorgesetzte von mehreren. Über diesen Weg habe ich leiten gelernt. Als ich später im psychiatrischen Bereich arbeitete und die Leitung der Klinik Pniel übernahm, die ich über zehn Jahre hinweg innehatte, hatte ich bereits etwas Wesentliches gelernt, nämlich: man muss sich als Leitung bei bestimmten Angelegenheiten auch unbeliebt machen können. Zum Beispiel macht man sich mit Sicherheit unbeliebt, wenn man Änderungen von Teamzusammensetzungen vornehmen will, die man aus der Leitungsperspektive für notwendig hält. Damals gab es ein Sanierungskonzept für diese Klinik, und mein Auftrag war, dieses Konzept umzusetzen. Für mich gehörte dazu, die bestehenden Teams neu zusammenzustellen, und zwar in dem Sinne, dass in jedem Team jede Berufsgruppe vertreten war. Es waren also fachliche Gesichtspunkte, die für die Teamzusammensetzungen ausschlaggebend waren und nicht Sympathiekriterien. Natürlich ging es daraufhin »hoch her«, aber mit der Zeit beruhigte sich das Klima und es konnte wieder vernünftig gearbeitet werden. Drei Jahre habe ich ungefähr gebraucht, um ein fachlich vertretbares Arbeitsklima in der Klinik zu schaffen. Natürlich habe ich das nicht allein gemacht, sondern gemeinsam mit einem Leitungsteam, dem auch die Ärzte der Klinik angehörten, die mir dienstrechtlich unterstellt waren. Ich habe übrigens nie verstanden, warum es immer heißt: »Leiten macht einsam«. Es ist meiner Meinung nach viel zweckmäßiger, ein Leitungsgremium zu entwickeln und im Team zu leiten, als sich unbedingt allein profilieren zu wollen. Aus der gegenseitigen Beratung ergibt sich für mich eine große Bereicherung für mein Leitungshandeln. Man kann wegen der menschlichen und fachlichen Unterschiede viel voneinander lernen. Sehr gute Lernchancen ergeben sich auch durch das Einbeziehen der unterschiedlichen Nähe zum Alltagsgeschehen. Stehe ich direkt vor einem Baum, sehe ich ihn genau und kann viele wichtige Einzelheiten erkennen und jemanden darüber belehren, der nur von einem Hügel aus die Landschaft beobachtet. Letzterer kann jedoch von seiner Position aus gute Beiträge zur Landschaftsgestaltung geben, die nur von dieser Distanz her möglich sind. Ich finde es optimal, wenn sich beide Perspektiven ergänzen. Und der auf dem Hügel sollte natürlich auch mal spazieren gehen. Neuen LeiterInnen, die in Bereichen eingesetzt werden, wo bereits qualitativ gute Arbeit gemacht wird, empfehle ich, immer erst zuzuhören und gut hinzusehen, bevor sie sich ans Handeln und Verändern machen.

Es gibt so viele wertvolle Erfahrungen bei den BasismitarbeiterInnenn und bei den EinrichtungsleiterInnen. Ich finde es wichtig, bei solchen Erfahrungen anzusetzen und dann gemeinsam Pläne für die Zukunftsgestaltung zu entwickeln. Das ist mein Weg – nicht umgekehrt.

Was andere über sozialpsychiatrische Führungspersönlichkeiten schreiben

Zwei Beispiele

Dieter Lehmkuhl über Peter Kruckenberg, Leitender Arzt des Zentralkrankenhauses Bremen-Ost, Klinik für Psychiatrie und Psychotherapie.

»Die Psychiatriereform hat viele Väter und Mütter, von denen Peter einer der effektivsten ist. Für mich ist er der ›Macher‹ mit konzeptioneller Breite und Tiefe, der in erster Linie politisch und psychiatrieentwickelnd tätig ist. Dabei ist Peter alles andere als ein Technokrat. Das professionelle Spektrum, das er beherrscht, ist breit und fundiert. Er verfügt über politisches Geschick und hat einen ausgeprägten Sinn für das Machbare. Er ist sowohl in der Lage, kompetent zu verhandeln, als auch mit namhaften Familientherapeuten über das Verhältnis von Sozialpsychiatrie und Familientherapie zu diskutieren und (zumindest früher) gut Basketball zu spielen.
Alle Projekte, die Peter anging, waren innovativ, konzeptionell gut durchdacht und vorbereitet, hatten einen hohen, aber realistischen Anspruch und waren gekennzeichnet durch kluge Einbindung von politischen und anderen Entscheidungsträgern. Es kennzeichnet Peter, dass er beharrlich und freundlich bei einer Sache bleibt, sie zu Ende bringt und sich nicht schont. Dabei ist er dialogfähig, bereit, sich hinterfragen zu lassen und sich auf veränderte Situationen einzulassen. Ich habe Peter immer als einen bescheidenen Menschen erlebt, herzlich, offen und im Kontakt unkompliziert.
in: Soziale Psychiatrie, Heft 2, Juni 1999 (Auszug)

Hilde Schädle-Deininger (H.S.-D.), Ulrike Villinger (U.V.) und Peter Kruckenberg (P.K.) über Maria Rave-Schwank, die 1979 als erste Frau in der Bundesrepublik die Leitung eines Großkrankenhauses übernahm, das Philippshospital in Riedstadt.

P.K.: ... der mutige Sprung, als erste Frau in die Leitungsposition eines knochenharten alten Landeskrankenhauses (zu gehen war wichtig). Dort geduldige Motivations- und Überzeugungsarbeit durch persönliches Beispiel zur Entwicklung des Stationsmilieus und einer Aussenorientierung, zur Angehörigenarbeit, zur Integration psychotherapeutischer Verfahren in den psychiatrischen Alltag ... (zu leisten, war wichtig). Aber auch harte Kämpfe, nicht zuletzt mit dem Träger.
H.S.-D., U.V.: ... Du bist in eine bis dahin ausschließlich Männern vorbehaltene Domäne eingebrochen. Wie hast Du Dich wohl bei den Bundesdirektorenkonferenzen gefühlt? ... Du hast mit Deiner Grundhaltung anderen Mitarbeitern Wege ge-

zeigt, wie sie ihre Arbeit in der Beziehung zu Patienten befriedigender gestalten können. Du machst vor, wie man sich auch bei unscheinbaren, alltäglichen Dingen auf Patienten einlassen kann und dabei die professionelle Rolle behält. Du hast Dich überall, auch beim Entstehen der Psychiatrie-Enquete, für multiprofessionelles Arbeiten eingesetzt und z. B. gefordert, dass genügend Raum für Diskussionen um die Inhalte von psychiatrischer Pflege und die erforderliche Fort- und Weiterbildung bleibt ... Der außerstationäre Bereich ist Dir die ganze Zeit ebenso wichtig wie der stationäre, da nur so chronisch psychisch Kranke die Chance bekommen, ein eigenständiges Leben zu führen. Auf Deine Initiative hin entstand der Sozialpsychiatrische Verein Riedstadt, der inzwischen flankierende Einrichtungen im ganzen Landkreis Groß-Gerau unterhält.

in: Soziale Psychiatrie, Heft 2, Juni 1995 (Auszug)

Unterschiede im Leitungsverhalten zwischen Frauen und Männern – Realität oder Mythos?

Geschlechterdifferenzen in der Führung

Gabriele Tergeist

Allen Frauenfördermaßnahmen zum Trotz ist es nach wie vor so, dass Frauen in Führungspositionen den Männern bei weitem noch nicht gleichgestellt sind: im Sozialbereich kommen auf etwa $^2/_3$ Männer $^1/_3$ Frauen, die auf Leitungsebenen arbeiten. Je höher die hierarchische Ebene – z. B. in einer psychiatrischen Klinik –, umso wahrscheinlicher ist es, dass diese mit einem Mann besetzt ist. Noch am ehesten sind Frauen auf den unteren bzw. mittleren Führungsebenen anzutreffen. Das Motto – auch das der psychiatrischen Praxis – scheint so zu sein, wie Sabine Scheffler es beschreibt: »Gleichberechtigung okay, Quotierung überflüssig, Feminismus undiskutabel.« (SCHEFFLER 2000) Das Geschlecht scheint – wenn auch nicht mehr in dem Umfang wie vor 20 Jahren – immer noch platzanweisende Funktion zu haben.

Zahlen

1 Die Statistik des Bundesamtes sagt aus: zum Stichtag 31. 12. 1998 gab es in Deutschland 3.760 ÄrztInnen, die in psychiatrischen und psychotherapeutischen Fachbereichen angestellt tätig waren, davon 2.176 (= 58 Prozent) Männer und 1.584 (= 42 Prozent) Frauen. In 165 Krankenhäusern mit ausschließlich psychiatrischer oder psychiatrischer und neurologischer Belegung waren hauptamtlich 1591 ÄrztInnen mit psychiatrischem oder psychotherapeutischem Schwerpunkt beschäftigt. Davon waren 928 (= ebenfalls 58 Prozent) Männer und 663 (42 Prozent) Frauen. Bei den Männern und Frauen, die als leitende ÄrztInnen oder als OberärztInnen eingesetzt sind, ändert sich das Verhältnis. Von den 285 leitenden sind 247 Ärzte, das sind 87 Prozent und 38 Ärztinnen, das sind 13 Prozent. Als Oberärzte sind 382 Männer tätig und 213 Frauen (64 : 36). Erst bei den AssistenzärztInnen wandelt sich das Bild wieder dahingehend, dass die Frauen die Mehrheit darstellen. Fast unnötig ist es, zu erwähnen, dass die Anzahl der Teilzeit-ÄrztInnen zu 78 Prozent Frauen sind. (Statistisches Jahrbuch 1999)

2 Eine Erhebung der Deutschen Gesellschaft für Soziale Psychiatrie (DGSP) zum Frühjahr 2000 besagt: das Beitragsaufkommen der DGSP beträgt 453.850 DM bei 2.443 Mitgliedern. Davon waren 103 (4,2 Prozent) Institutionen, 1.243 (50,9 Prozent) Frauen und 1.097 (44,9 Prozent) Männer. Das Beitragsaufkommen der Frauen betrug jedoch nur 195.000 DM (43 Prozent), dass der Männer 216.400 DM (47,7 Prozent), der Institutionen 42.450 DM (9,3 Prozent).[1] Das heißt, so gesehen, kehrt sich das Verhältnis um. Obwohl mehr Frauen in der DGSP sind als Männer, zahlen sie weniger, es lässt sich also schlussfolgern, dass in niedrigeren Beitragsgruppen mehr Frauen sind.[2] Die Zahlen der DGSP bestätigen dieses: Im August 2000 sind 165 Ärztinnen in der DGSP, aber 323 Ärzte, 166 Psychologinnen, aber 151 Psychologen, 459 Sozialarbeiterinnen / pädagoginnen, aber 285 Sozialarbeiter / pädagogen, 202 weibliche Kranken-und Altenpflegekräfte, aber 135 männliche u. a.

3 Zurück zu den Zahlen des statistischen Bundesamtes: das nichtärztliche Personal in Krankenhäusern mit ausschließlich psychiatrischer oder psychiatrischer und neurologischer Belegung ist zu 68 Prozent weiblich gegenüber einem männlichen Anteil von 32 Prozent. (Gesamtzahl des nichtärztlichen Personals 52.721, 35.599 Frauen, 17.122 Männer). Insgesamt wurden 1.655.000 abhängig Erwerbstätige in Gesundheitsdienstberufen zum 31. 12. 1998 erfasst, davon 211.000 Männer (12,7 Prozent) und 1.444.000 Frauen (87,3 Prozent). (a. a. O.)

siehe Manual ■: Tabelle über die Geschlechterverteilung nach Funktionen und Tätigkeiten, Seite 90

Die Differenzen, ihre Ausprägungen und ihre Konsequenzen

Die Bedeutung dieser Zahlendifferenzen ist hinlänglich bekannt. Frauen sind an den Schaltstellen der Psychiatrie weniger vertreten, demgegenüber jedoch häufiger in Arbeitsfeldern der Betreuung, Pflege und Begleitung psychiatrischer

1 Unveröffentliche Zahlenangaben der DGSP, erhalten auf Nachfrage der Autorin

2 Zu ähnlichen Ergebnissen kam Ursula Plog bereits 1990 in ihrem Vortrag anlässlich der DGSP-Veranstaltung: Frauen in der Psychiatrie oder wie männlich ist die Psychiatrie?

Klientel anzutreffen. Unter Einnahme eines geschlechtsspezifischen Blickwinkels wird dieses gern erklärt mit den jeweiligen Stärken (oder Eigenarten) der Frauen und Männer: Frauen leisten eher harmonieorientiert Beziehungsarbeit und fühlen sich kompetent darin, Männer trauen sich eher das managen, fordern und durchsetzen zu. Schwierigkeiten, von denen Führungspersonen über sich oder andere berichten, werden demnach häufig geschlechtstypisch als Schwächen interpretiert: die männliche Führungskraft z. B. arbeite ergebnisorientiert, aber habe beim managen die menschliche Ebene zu wenig beachtet und deshalb Probleme, die weibliche Führungskraft gehe personenorientiert vor und setze deshalb Entscheidungen nicht konsequent genug durch.

Tatsächlich stehen bei der Beratung und Fortbildung von weiblichen Leitungskräften, die ich durchführe, häufig folgende Themen, die von ihnen als problematisch beschrieben werden, im Mittelpunkt: Durchsetzungsfähigkeit, Grenzen ziehen und sich abgrenzen, Ziele entwickeln und sie konsequent verwirklichen, Forderungen stellen, Akzeptanz und Anerkennung finden. Dieses bezieht sich vorwiegend auf Frauen aus der unteren und mittleren Führungsebene, auf der höheren Leitungsebene scheinen solche Themen kaum »dran« zu sein, bzw. werden sie in Beratungssituationen seltener angeboten. Nach Anerkennung suchendes Verhalten dominiert bei den Frauen häufiger, deren Position mit Statusunsicherheiten verknüpft ist (so auch SCHEFFLER, a. a. O.). Gleichzeitig stelle ich bei den Frauen ein hohes Verantwortungsbewusstsein für die Gestaltung eines konstruktiven, positiven Arbeitsklimas fest, eine ausgeprägte Teamorientiertheit und den bewussten Umgang mit Informationen.

Von den männlichen Leitungspersonen werden (durchgängig auf allen Leitungsebenen) wiederholt die Bereiche thematisiert, die mit Organisationspolitik, Strategieentwicklungen zur effektiven Handhabung von Leistungsanforderungen und Gremienarbeit zu tun haben. Das Schritthalten mit neuen Entwicklungen und der Vergleich mit anderen Einrichtungen ist ihnen häufig ein wichtiges Thema, macht aber gleichzeitig Druck.

Der Mann mit dem Fokus der Ergebnisqualität und Außenorientierung und die Frau mit dem Fokus der Prozessqualität und Binnenorientierung? Dann wäre die ideale Struktur, wenn sich beide im gemeinsamen Leitungsteam zusammenfänden und ihre Potenziale und Stärken konstruktiv und synergetisch einsetzen würden. Diese Konstellation ist in der Praxis häufig zu finden: männliche Führungskräfte haben die Ideen, treffen Entscheidungen und schaffen Realitäten; weibliche Führungskräfte denken vernetzt statt linear und sorgen für die Motivation bei den MitarbeiterInnen.

MediatorInnen in schwierigen Prozessen sind häufig Leiterinnen, sie verwenden in der Regel mehr Zeit bei Verhandlungssituationen mit MitarbeiterInnen als Männer. Frauen benutzen häufiger Konjunktive: »Würden Sie mir bitte erklären, wie Sie das meinen?«, Männer kommunizieren direkter: »Wie meinen Sie das?«. Frauen nehmen sich eher zurück, drücken sich vorsichtiger aus, beziehen sich auf andere: »Ich denke, wir sollten bis übermorgen überlegen, den Vorschlag von Herrn X anzunehmen«, »wie Frau Y schon gesagt hat«; Männer drücken sich ich-bezogener aus: »Ich finde den Vorschlag von Herrn X am besten und entscheide mich dafür.«

Männer fordern eher andere und fördern sich selbst, Frauen fördern eher andere und fordern sich selbst. Männer stellen sich häufig selbst dar, Frauen verzichten eher auf diese Selbstdarstellung. Besonders deutlich wird dieses in Besprechungen: In gemischtgeschlechtlichen Leitungsrunden, Kooperationssitzungen oder Arbeitskreisen melden sich Männer häufiger zu Wort als Frauen. Von ihrer Redezeit her nehmen sie mehr Zeit in Anspruch als ihre Leitungskolleginnen. Sie werden öfter »gehört« als Frauen. Sie kämpfen in der Diskussion mehr als Frauen, die in der divergierenden Auseinandersetzung ein Risiko, bzw. eine Arbeitsbeziehungsbelastung sehen. Frauen geben eher auf und erarbeiten Kompromisse.

Ökonomisch und stellungsmäßig ist dieses für Frauen von Nachteil. In einer vergleichenden Studie wurde festgestellt, dass die höchste Bildungsdifferenz zwischen Männern und Frauen bei den Angestellten mit Führungsaufgaben besteht, d. h. in der Regel sind Frauen in Führungspositionen vom Bildungsabschluss her höher qualifiziert als der männliche Kollege, der mit einem geringerwertigen Abschluss eine Führungsfunktion auf der gleichen Ebene innehat.[3] (FRERICHS 2000)

Frauen stellen ihre Kompetenzen und Qualifikationen selbst unter den Scheffel, und andere tun dieses auch. In der Regel werden Frauen auf Macht und im Mittelpunkt zu stehen nicht vorbereitet. »Sei wie das Veilchen im Moose, beschei-

3 Die Mittelwerte der Bildungsabschlüsse nach Geschlecht und berufliche Stellung u. Einkommen stimmen nach dieser Studie in etwa überein im angelernten und qualifizierten ArbeiterInnenbereich und im einfachen und hochqualifizierten Angestellten- und Beamtenbereich.

den, sittsam und rein, und nicht wie die stolze Rose, die immer bewundert will sein.« Solche Botschaften, die selbst heute noch in Poesiealben kleiner Mädchen stehen, sind als Vorbereitung auf die Übernahme von Machtpositionen nicht geeignet. Sie tragen aber auch dazu bei, dass Frauen, wenn sie in eine Machtposition kommen, in der Handhabung ihrer Leitung besonders kritisch beäugt werden.

In Untersuchungen wurde festgestellt, dass sozialbezogenes Verhalten auch bei Frauen (wie bei den Männern) umso mehr abnimmt, je höher die berufliche Position ist, und autonomes Verhalten zunimmt, eine Verhaltensweise, die herkömmlicherweise eher Männern auf allen Leitungsebenen zugeordnet wird. Das kann mit dem Aufgabenbereich und der damit einhergehenden Verantwortung zu tun haben. Es kann aber auch dahingehend interpretiert werden, dass Frauen besondere Anstrengungen erbringen müssen, um sich durchzusetzen und Sicherheit aus sich selbst zu schöpfen, wenn »die Luft oben immer enger« wird.

Männer und Frauen kommen in herkömmlich strukturierten psychiatrischen Einrichtungen als hierarchische FunktionsträgerInnen unterschiedlich zurecht. Pyramidale Organisationsstrukturen sind mit den Prinzipien der Trennungen und Abgegrenztheiten aufgebaut. Dieses kommt männlichen Führungskräften mit ihrer Sozialisation der Identitätsbildung (CHODOROW 1990) durch das Getrenntsein von anderen entgegen, währenddessen es den Frauen in ihrer Identitätsbildung durch das Verbundensein im Kontakt mit anderen das Entwickeln der beruflichen Identität erschwert.

Nun ist ja eine Abkehr vom pyramidalen Organisationsaufbau hin zu vernetzten Strukturen in größeren psychiatrischen Einrichtungen immer deutlicher und müsste weiblichen Führungskräften ungeahnte Möglichkeiten eröffnen, ihre Fähigkeiten entsprechend einzusetzen. Dem ist nicht so, denn auch hier spielen wieder Durchsetzungskraft, Zielklarheit, Eindeutigkeiten im Statusbewusstsein und informelle Leitungsmacht wichtige Rollen. Von der Absteckung von Claims einmal abgesehen. Die Zeit ist hierbei ein wesentlicher Faktor: fundamentale Verhaltensänderungen und Abbau der Geschlechterhierarchisierung brauchen eben Zeit und Bereitschaft auf beiden Seiten.

Vorgehensweisen, die eher als geschlechtstypisch angesehen werden und sich in entsprechendem Verhalten äußern können, spielen nicht nur in großen Organisationen, sondern auch in kleineren Projekten eine Rolle, wie ich mit folgenden Beispielen verdeutlichen möchte:

In einem sozialpsychiatrischen Verein, der Träger von zwei Projekten ist, wird aufgrund des Ausscheidens mehrerer fachlich versierter Vorstandsmitglieder ein neuer vierköpfiger Vorstand gesucht, der sich aus den Reihen der Vereinsmitglieder rekrutieren soll. Der Geschäftsführer spricht gezielt Wochen vor der Mitgliederversammlung einzelne Personen an, denen er seine Vorstellungen über Aufgaben der Vorstandsarbeit und Bedingungen für die Kooperation mit ihm als Geschäftsführer darlegt. Er findet in diesen Vorgesprächen vier Personen, die sich bei diesen gegebenen Informationen für die Übernahme der Vorstandsposten interessieren. Diese vier werden bei der Mitgliederversammlung »gewählt«. Bei der ersten gemeinsamen Sitzung zwischen Vorstand und Geschäftsführer werden die Punkte der Tagesordnung, die der Geschäftsführer vorlegt, ohne nennenswerten Diskussionen abgearbeitet. Erst Monate später diskutieren Vorstandsmitglieder über Ziele und Funktionen der Vorstandsarbeit und über Einflussmöglichkeiten auf die Projektarbeit. Der Vorwurf wird laut, der Geschäftsführer entscheide zu autonom. Der Geschäftsführer reagiert zunächst verärgert, wehrt sich vehement und verweist auf seine Stellenbeschreibung. Er beauftragt dann eine externe Moderation zur gemeinsamen Sitzung zwecks Funktions- und Rollenklärung des Vorstandes in Abgrenzung zur Geschäftsführung.

Eine ähnliche Ausgangslage findet sich bei dem Trägerverein eines sozialpsychiatrischen Übergangswohnheims. Es wird ein neuer Vorstand gesucht. Ein Anforderungsprofil gibt es für Vorstandsfunktionen nicht. Die Geschäftsführerin überlegt, ob sie im Vorfeld Vereinsmitglieder anspricht, mit denen sie gut kann, ob diese die Funktion übernehmen wollen, ist aber ambivalent. Ein paar Tage vor der Mitgliederversammlung spricht sie tatsächlich ein paar Leute telefonisch an. Bei der entsprechenden Sitzung werden zwei dieser Personen gewählt und zwei weitere neue Personen, die sich an dem Sitzungs-Nachmittag interessiert zeigen, bisher jedoch noch nicht sozialpsychiatrisch auf Trägerebene engagiert waren. In den folgenden monatlichen Sitzungen geht es der Geschäftsführerin zunächst darum, alle Vorstandsmitglieder auf den gleichen Informationsstand bezüglich der Projektarbeit zu bringen. Sie ist für alle Fragen und Erklärungen offen. Sie möchte damit Grundlagen für eine konstruktive Zusammenarbeit schaffen. Notwendige Entscheidungen, die für die Erweiterung des Projektes von Bedeutung sind, verzögern sich. Von Kollegen auf diese Situation angesprochen, äußert sie, sie wolle erst »alle in ein Boot bringen«, und dann mit dem Vorstand gemeinschaftlich Entscheidungen treffen. Der mangelnde Sachverstand insbesondere eines Vorstandsmitglieds ist offenkundig, wird aber nicht thematisiert.

Frauen finden es auch heute noch oft »unlauter«, strategisch zu denken und zu taktieren, um ihre Ziele zu erreichen. Sie müssen lernen, zu begehren, sich anzueignen, zu erobern. Sie müssen auch lernen, Anforderungen und Anforderungsprofile für Positionen zu entwickeln und sich ggf. von Personen zu trennen, ohne dabei Schuldgefühle zu haben.

Diskriminierungen und Umfrageergebnisse

Zu polarisieren zwischen den männlichen »hardlinern« und den weiblichen »softlinern« hilft aber nichts, sondern verfestigt lediglich die Zuschreibungen. Die Besonderheiten der Geschlechter werden so immer wieder aufs Neue konstruiert und damit zur Falle. Frauen zeigen in der Praxis, dass sie genauso gut oder schlecht »managen« wie Männer. Trotzdem, es gibt die Unterschiede in der Besetzung der Positionen, die durch die o. a. Zahlen nachweisbar sind, und es gibt sozialisationsbedingte geschlechtsspezifische Unterschiede. Diese gelten nicht für alle, nicht für immer und nicht unbedingt. Es gibt Diskriminierungen, die sich an Zuschreibungen, an für Frauen und Männer unterschiedlichen strukturellen Bedingungen und an Verhaltenserwartungen, die mit zweierlei Maß gemessen werden, festmachen lassen. Einige möchte ich in den folgenden Ausführungen vorstellen:

Diskriminierungen:

Es werden in der Führungsliteratur (HABERKORN 1999) z. B. tatsächlich noch Leistungsunterschiede zwischen Männern und Frauen beschrieben, die sogar biologisch begründet werden. Allerdings wird eingeräumt: »Von periodisch wiederkehrenden Leistungsschwankungen, die an den Menstruationszyklus angelehnt sind, abgesehen, besteht im Allgemeinen kein Leistungsunterschied zum Mann.« (S. 27) Und weiter führt HABERKORN als Empfehlung für Führungskräfte (damit meint er wohl Männer) aus: »Im psychologischen Bereich sollen insbesondere erwähnt werden ihre (die der Frau) stärkere Gefühlsbetontheit, ihre Leistungsschwankungen und ihre Leistungsbreite, ihre geringere Monotonieempfindlichkeit, ihr Widerstand gegen Veränderungen, sowie die auf Frauen viel stärker wirkenden Einflüsse ihrer unmittelbaren Arbeitsumgebung.« (S. 26). Das Manager-Magazin fragt in seiner Mai-Ausgabe 2000: »Sie wollen nach oben, obwohl Sie eine Frau sind?« Und sagt gleichzeitig: »Den Wettstreit mit den Kollegen können die Frauen nur gewinnen, wenn sie fleißiger, kreativer und flinker sind.«

Mobbing:

Frauen und Männer sind in gleichem Umfang vom Mobbing betroffen, Frauen und Männer mobben in gleichem Umfang Frauen und Männer. Allerdings sind diejenigen, die Hilfe und Unterstützung in Mobbingberatungsstellen suchen, zu 80 Prozent Frauen (Haben 2000). Das sagt nur aus, dass Frauen sich eher Hilfe suchen.

Sexuelle Belästigung:

Vorwiegend Frauen werden am Arbeitsplatz sexuell belästigt; die Untersuchungen sprechen von 76–92 Prozent Frauen, die schon einmal oder mehrmals in ihrem Berufsleben sexuell (in der Regel von einem Mann) belästigt worden sind (Haben, am a. a. O.).

Nur sechs Prozent der Frauen in Führungspositionen und ein Prozent der Männer geben an, von sexueller Belästigung betroffen gewesen zu sein. Allerdings sagen die Ergebnisse der groß angelegten Studie von Bischoff (Bischoff 1999), die 1998 je 1000 Frauen und 1000 Männern in Führungspositionen (der Wirtschaft) befragte, aus, dass 32 Prozent der Frauen schon einmal eine geschlechtsbedingte Diskriminierung erfahren haben und 33 Prozent geben an, von Geschlechterkonkurrenz persönlich betroffen gewesen zu sein.

Frauenfördermaßnahmen:

Bischoff fragte in ihrer Studie die Führungskräfte nach der Wirksamkeit von Frauenfördermaßnahmen, z. B. der Existenz einer Frauen- bzw. Gleichstellungsbeauftragten, frauenspezifischen Maßnahmen bei der Personalentwicklung, Wiedereinstiegszusagen nach Familienphasen u. a. Zwei Prozent der Männer, aber acht Prozent der Frauen meinten, dass diese Maßnahmen den Frauenanteil schnell und nachhaltig erhöhen. 44 Prozent der Männer meinten, dass der Frauenanteil nur unwesentlich dadurch erhöht würde, 20 Prozent meinte sogar, sie würden wirkungslos bleiben. 38 Prozent der Frauen meinten, der Frauenanteil würde nur unwesentlich erhöht, 13 Prozent meinten, Frauenfördermaßnahmen würden wirkungslos bleiben. Außerdem wurden von 31 Prozent der Frauen und 21 Prozent der Männer vermutet, dass bei Entscheidungsträgern wegen mangelnder Akzeptanz solcher Maßnahmen eher Abwehrhaltungen erzeugt würden. Die Studie findet auch heraus, dass weniger als die Hälfte der Unternehmen, in denen Frauenfördermaßnahmen diskutiert worden sind, diese auch eingeführt haben.

Wie zufrieden sind Frauen und Männer mit ihrer Position und wie schätzen sie ihre Führungsstile ein?

»Sind Sie zufrieden mit Ihrer Arbeitssituation?« beantworteten 46 Prozent der Frauen und 59 Prozent der Männer in Führungspositionen in Bischoffs Studie mit »Ja« (im Durchschnitt). Allerdings lässt sich anhand der Umfrageergebnisse feststellen, dass der Grad der Zufriedenheit wächst, je höher die hierarchische Ebene ist, die bekleidet wird. Unzufrieden sind Frauen und Männer überwiegend mit der Qualität der vorgesetzten Führungsebene, Frauen häufiger (59 Prozent) als Männer (44 Prozent), trotzdem kann zusammenfassend festgehalten werden, dass die meisten Frauen und Männer die Zusammenarbeit mit einer Frau, ob vorgesetzt, gleichrangig oder untergeordnet, für genauso gut halten wie die Zusammenarbeit mit einem Mann.

Eine Führungsposition »inne zu haben« ist für 44 Prozent Männer gegenüber 23 Prozent Frauen selbstverständlich. Grundsätzlich kooperatives Führungsverhalten schreiben sich gleichermaßen 86 Prozent Männer und Frauen zu, 25 Prozent der Männer halten sich situationsabhängig für autoritär gegenüber 33 Prozent Frauen, die sich so einschätzen.

Soweit die Ergebnisse von vergleichenden Studien und Statistiken. Wie stellt sich dieses nun exemplarisch im praktischen psychiatrischen Alltag dar?

Was schätzen MitarbeiterInnen an ihren männlichen oder weiblichen Führungskräften?

Ein Beispiel aus der Sozialpsychiatrie:

> **Kai P.**, Sozialpädagoge im Wohnheim, berichtet: Was ich an meiner Leiterin schätze, ist, dass sie mir vermittelt, dass ich wichtig bin, nicht nur in der Arbeit mit den Klienten im Wohnheim, sondern auch darüber hinaus. Mich hat beeindruckt, dass sie Anfang des Jahres eine Befragung gemacht hat bei allen Kollegen. Sie hat die Arbeitszufriedenheit abgefragt, nach Veränderungswünschen und Verbesserungsvorschlägen gefragt, und danach, welche Arbeitsschwerpunkte mich in der Zukunft im Betreuten Wohnen, das unser Träger aufbauen will, reizen würden. Ich merkte an, dass wir die Rufbereitschaftsdienstverteilung verbessern könnten und wünschte mir außerdem, mehr in der Öffentlichkeitsarbeit zu machen und in Arbeitskreisen zu arbeiten. Sie hat die Ergebnisse der Gespräche aufbereitet und am Teamtag vorgestellt. Wir haben dann zusammen Schwerpunktthemen daraus gebildet und die in Kleingruppen bearbeitet. Ich bin jetzt mit zwei weiteren Kollegen und der Leiterin für die

Öffentlichkeitsarbeit zuständig und mache die Statistik für die Auslastung der Rufbereitschaft, damit wir uns ein genaueres Bild machen können und dann entscheiden. Dieses Mitreden und Mitentscheiden können, das muss für mich sein, und dass sie Punkte von uns aufgreift und nicht einfach unter den Tisch fallen lässt, das ist wichtig.

Uwe T., Krankenpfleger mit sozialpsychiatrischer Zusatzausbildung, meint: Am besten gefällt mir, wenn unsere Leiterin die Sache klar auf den Punkt bringt. Und dass sie dazwischengeht, wenn wir alle durcheinander reden und keiner hört dem anderen mehr zu. Bei so einem Haufen muss doch jemand mal eingreifen und Stopp rufen, das kann sie gut. Aber sie entscheidet zu wenig. Es soll immer alles Teamentscheidung sein. Das zieht Diskussionen in die Länge und macht mich manchmal müde.

Britta R., Sozialpädagogin: Also, Ute (die Leiterin), ist für mich Vorbild. Sie schafft das, ausgeglichen zu sein, ohne ihre Gefühle außen vor zu lassen. Sie behält einen klaren Kopf und den Überblick, wenn wir chaotisieren. Und dann sagt sie auch schon, wo's lang geht. Was ich schade finde, obwohl sie das ja begründet hat, ist, dass sie nicht mehr bei der Supervision mitmacht, sie hat jetzt ihre eigene Leitungssupervision, mit ihren Leitungskollegen von den anderen Trägerprojekten. Uns hat sie gesagt, sie kommt nur noch, wenn es unbedingt nötig ist und Konflikte gibt, die wir nicht alleine lösen können.

Ute P., die Leiterin: Als ich die Leitung antrat, wollte ich die KollegInnen erst einmal kennen lernen und es hat lange gedauert, bis ich mich getraut habe, Situationen gezielt zu strukturieren, Dinge zu entscheiden und den Kolleginnen auch wichtige Angelegenheiten, die nicht mit Klientenarbeit zusammenhingen, zu delegieren. Dass ich die KollegInnen motivieren kann, das merke ich. Die richtige Person für die richtige Arbeit: also Arbeit, die ihr Spaß macht und die ihren Stärken entspricht – wenn man darauf achtet als Leitung, hat man schon die halbe Miete. Mir war immer der Bezug zum Team und die Basisarbeit wichtig. Trotzdem war es für mich ein Muss, aus der Teamsupervision herauszugehen. Ich habe andere Fragen und Probleme, die ich dort nicht besprechen konnte, und einfach auch eine andere Position. Mich beschäftigen in der letzten Zeit Fragen der zukünftigen Entwicklung unseres Trägervereins, die Arbeit im Leitungsteam mit meinen Leitungskollegen und die Kooperationen hier in der Region.

Bei Befragungen zur Motivation von MitarbeiterInnen wird immer wieder der hohe Grad der Identifikation mit der Einrichtung und die Herausforderungen des Aufgabenfeldes genannt. Auch die Art, wie die Leitungskraft ihre Tätigkeit wahrnimmt – ihre Fähigkeiten, ihr Stil, die Zielsetzungen, die Vorbildfunktion, ihre Visionen – sowie die Organisation der Einrichtung, der Gestaltungsspielraum und die Einbindung in dezentrale Strukturen werden als motivierend genannt (Decker 2000).

Ein anderes Beispiel:

> **Andrea N.**, Mitarbeiterin im Sozialpsychiatrischen Dienst der Stadt: Unsere Leitung hat vor einem halben Jahr gewechselt, jetzt haben wir einen Psychologen als Leiter, Dieter. Ich habe sehr schnell gemerkt, dass ich mich auf ihn verlassen kann und er mir den Rücken freihält, vor allen Dingen bei den Kriseninterventionen. Er hilft mir immer in dem richtigen Maß. Er lässt sich von mir die Situation schildern und fragt mich, was ich brauche und manchmal schlägt er direkt vor, was zu tun ist. Er ist so ein richtiger Macher, genau das, was uns hier gefehlt hat. Ich kann mich gut an ihm orientieren. Bange ist der nicht, ich merke, er stellt bei unserem Obersten ganz schöne Forderungen, endlich einmal einer, der sich traut.
> **Fritz S.**, ebenfalls Mitarbeiter im SpD: Neue Besen kehren gut, ja, aber das Tempo von Dieter irritiert mich manchmal. Ob er das halten kann, da bin ich ein bisschen skeptisch. Man kann sich gut mit ihm streiten, er bleibt sachlich und kann auch andere Meinungen aushalten. Was ich besonders schätze, ist sein Humor, und dass er sich nicht zu schade ist, mit anzupacken bei den schwierigeren Fällen.
> **Dieter K.**, Leiter des SpD: Als ich hier anfing, war alles ziemlich verkrustet und desolat. Die Kollegen wirkten echt deprimiert, so richtig gelernte Hilflosigkeit. Ich habe dann gleich in den ersten Wochen einen Zukunfts-Workshop mit ihnen gemacht: Was sie gut finden an der Arbeit, was schlecht, und worauf wir Einfluss haben. Ich weiß, jetzt bin ich erst einmal stellvertretender Kämpfer für sie, aber wenn sie wieder Energie haben, dann produzieren sie selber Ideen ... Die Atmosphäre in unserer Abteilung ist schon ganz anders geworden.

Schlussfolgerungen

Die fachlichen Anforderungen, die an Frauen und Männer in Führungspositionen in der Psychiatrie gestellt werden, sind häufig vergleichbar und fordern (geschlechtsunabhängig) Führungsverhalten und Know-how, welches den Bestand und die Weiterentwicklung der psychiatrischen Einrichtung sichert. Die besonderen Stärken von Frauen und Männern bilden gleichwertige Potenziale, die es gilt, synergetisch zu nutzen (Mixed Leadership). Eine sinnvolle, ergänzende Verbindung des Wissens und der unterschiedlichen Denk- und Verhaltensweisen von Frauen und Männern erweitern die Möglichkeiten, Führung wahrzunehmen. Wichtig hierbei ist, dass Rollen und Aufgaben nicht geschlechtstypisierend festgezurrt werden (du machst das, weil du das als Mann/Frau besser kannst), sondern dass die Lust, (neue) Fähigkeiten zu entwickeln und zu erproben, von beiden Geschlechtern entdeckt wird, bzw. dass die Möglichkeiten hierzu gefördert und gefordert werden. Insbesondere gilt das für Terrains, die schon immer in weiblicher oder immer in männlicher Hand lagen.

In gemischtgeschlechtlichen Führungs- und Sozialmanagementseminaren lernen Frauen und Männer gemeinsam. In der Seminararbeit werden Flexibilität und prozessorientierte Verhaltensformen zur Erreichung von Ergebnissen favorisiert, mit der Betonung auf kooperativer Beteiligung bei der Erarbeitung von Zielen, Wahrnehmung und Einbindung von verschiedenen Interessen. Bei den meisten dieser Themen geht es um Führungsfähigkeiten, die bisher als weibliche Führungsfähigkeiten beschrieben, aber auch als zu zuschreibend (und empirisch nicht haltbar) in Frage gestellt wurden (siehe z. B. Petra GROMANN-RICHTER, Maren KNOP, beide in SCHNEIDER / TERGEIST 1993, und SCHEFFLER, a. a. O.). Je mehr Frauen in Führungspositionen sind, umso mehr werden ihre Kompetenzen, ihre Vielfalt und ihre Eigenständigkeit bemerkt und geschätzt. Das Organisationsklima wird sich dahingehend verändern, dass auch Männer diese Veränderung begrüßen und ihr eigenes Führungsrepertoire erweitern.
Seit 1949 ist die Gleichberechtigung zwischen Männern und Frauen im Grundgesetz verankert. 1994 gab es die Ergänzung des Artikels 3 des Grundgesetzes: »... der Staat fördert die tatsächliche Durchsetzung der Gleichberechtigung von Frauen und Männern und wirkt auf die Beseitigung bestehender Nachteile hin«. Auch die EntscheidungsträgerInnen in der Psychiatrie sollten ihren Beitrag dazu leisten.
Frauen müssen in der Psychiatrie auf sämtlichen Führungsebenen mehr Raum gewinnen. Dem ist bei Maßnahmen der Personal- und Organisationsentwicklung Rechnung zu tragen. Die Qualität der Personalpolitik einer psychiatrischen Einrichtung muss sich auch an der Verwirklichung der Gleichstellung auf Führungsebene messen lassen. Dabei sind Frauen und Männer in Leitungspositionen mit den gleichen Ressourcen auszustatten. Konkrete Unterstützung für Frauen kann durch kollegiale Tandemsysteme, durch MentorInnen oder Lernpartnerschaften geleistet werden. Aufgeschlossenheit für gezielte Frauenfördermaßnahmen besonders (auch) für Leitungsfunktionen sollte für männliche und weibliche Führungspersonen gleichermaßen selbstverständlich sein. Hier können die Diskussion und die Entwicklung von Leitlinien und deren Umsetzungskriterien einen entscheidenden Beitrag zur Gleichstellung leisten.

siehe Manual ■: Leitlinien zur Gleichstellung auf Führungsebenen, Seite 91

Und mit diesem letzten Satz wende ich mich an die Frauen, die sich überlegen, eine (höhere) Führungsposition zu übernehmen:

»Es gibt für das Können nur einen Beweis: das Tun!« *Marie von Ebner-Eschenbach*

Literatur

Bischoff, Sonja (1990): Männer und Frauen in Führungspositionen der Wirtschaft in Deutschland. Neuer Blick auf alten Streit, Wirtschaftsverlag Bachem, Köln 1999.

Chodorow, Nancy: Das Erbe der Mütter, Frauenoffensive, München, 3. Auflage.

Decker, Franz (2000): Unternehmensführung und Organisationsgestaltung im Sozialbetrieb. Verlag Schulz, Starnberg.

Frerichs, Petra (2000): Klasse und Geschlecht als Kategorien sozialer Ungleichheit. In: *Kölner Zeitschrift für Soziologie und Sozialpsychologie*, Westdeutscher Verlag, März.

Haben, Gabriele u. a. (2000): Das Hamsterrad Mobbing – Frauen steigen aus. Orlanda, Berlin.

Haberkorn, Kurt (1999): Praxis der Mitarbeiterführung. expert-verlag, Renningen-Malmsheim, 9. Auflage.

Plog, Ursula: Die Psychiatrie (1991): Die große Der – Die – Das. Der geschlechtsspezifische Ansatz in der DGSP. In Hoffmann, Dagmar: Frauen in der Psychiatrie oder wie männlich ist die Psychiatrie? DGSP Schriftenreihe im Psychiatrie-Verlag, Bonn.

Scheffler, Sabine (2000): Supervision und Geschlecht – Kritische Anmerkungen aus sozialpsychologischer Sicht. In: Pühl, Harald (Hg.) Handbuch für Supervision und Organisationsberatung, Leske und Budrich, Opladen.

Schneider, Doris; Tergeist, Gabriele (Hg.) (1993): Spinnt die Frau? Ein Lesebuch zur Geschlechterfrage in der Psychiatrie. Psychiatrie-Verlag, Bonn.

Statistisches Jahrbuch des Bundesamtes (1999): Fachserie 12, Reihen 5 und 6.1 Wiesbaden.

Manual

Macht und Einfluss

Machtarten

Positionsmacht: hierunter wird der Platz, der Status der Person innerhalb der Hierarchie einer psychiatrischen Einrichtung und das Ausfüllen dieser Rolle verstanden
Expertenmacht: die Person tritt als »Wissende ExpertIn« mit umfangreichem (psychiatrischem) Fachwissen auf und wird als diese wahrgenommen und anerkannt
Sanktionsmacht: bedeutet die Belohnungs- und Bestrafungsmöglichkeiten, aus der Rolle des/der Dienstvorgesetzten hinaus Verhalten und Leistung von MitarbeiterInnen zu bewerten
Definitionsmacht: ist die Macht, entscheiden zu können, was als Thema, als Problem, als Arbeitsfeld, als Anlass zum Tätigwerden gesehen und behandelt wird, oder eben nicht gesehen bzw. behandelt wird
Legitimierte Macht: ist durch Gesetze, Geschäftsordnungen, Rechtsordnungen und Vorschriften installiert
Charismatische Macht: besitzt jemand durch Facetten der persönlichen Ausstrahlung wie Glaubwürdigkeit, Entschlossenheit, Überzeugungskraft, Visionsfähigkeit und Kreativität

Machtdefinitionen

»Macht entspricht der menschlichen Fähigkeit, nicht nur zu handeln oder etwas zu tun, sondern sich mit anderen zusammenzuschließen und im Einvernehmen mit ihnen zu handeln. Über Macht verfügt niemals (nur) ein einzelner. Sie ist im Besitz einer Gruppe und bleibt nur solange existent, wie die Gruppe zusammenhält.«
Hannah Arendt: Macht und Gewalt. Piper, München, 1970, 1998, S. 45

»Macht ist die Chance, innerhalb einer sozialen Beziehung den eigenen Willen auch gegen Widerstände durchzusetzen, gleichviel worauf diese Chance beruht.«
Max WEBER: Soziologische Grundbegriffe. UTB, Tübingen, 1996, S. 42

»Macht kommt von unten, das heißt, sie beruht nicht auf der allgemeinen Matrix einer globalen Zweiteilung, die Beherrscher und Beherrschte einander entgegensetzt und von oben nach unten immer beschränktere Gruppen bis in die letzten Tiefen des Gesellschaftskörpers ausstrahlt. Man muss eher davon ausgehen, dass die vielfältigen Kräfteverhältnisse, die sich in den Produktionsapparaten, in den Familien, in einzelnen Gruppen und Institutionen ausbilden und auswirken, die Macht erschaffen und dem Mächtigen erlauben, bestimmte Verbote, Gebote und Regeln durchzusetzen.«
Michel FOUCAULT: Sexualität und Wahrheit, Bd. 1. Der Wille zum Wissen. Suhrkamp, Frankfurt a. M., 1997, S. 115

Selbst-Reflexion zur Wahrnehmung von Macht und Einfluss

Gestaltung des Umgangs mit Macht und Einfluss:

- In welchen Situationen, bei welchen Aufgabenfeldern, Anlässen, Themenbereichen, Personen nutze ich als Führungskraft meine Macht- und Einflussmöglichkeiten?

- Wie nutze ich sie?
  Welche (meiner) Werte sind mir dabei wichtig?

- Wo, auf welchen Ebenen »ermächtige« ich wen und welche Bereiche / Abteilungen bewusst?
  Wie mache ich das?

- Woran erkennen das die Beteiligten?

- Welche Strukturen unserer psychiatrischen Organisation fördern Einfluss- und Beteiligungsmöglichkeiten?

- Welche konstruktiven Konsequenzen haben diese?

- Welche negativen Konsequenzen haben diese?

- Welche Einfluss- und Beteiligungsmöglichkeiten sind anzupassen bzw. weiterzuentwickeln?

- Was würden LeitungskollegInnen
  MitarbeiterInnen
  TrägervertreterInnen
  NutzerInnen / PatientInnen
  Angehörige
  KooperationspartnerInnen und
  NetzwerkvertreterInnen
  BehördenvertreterInnen
  u. a. zu diesen Fragen sagen?

Führungskompetenzen

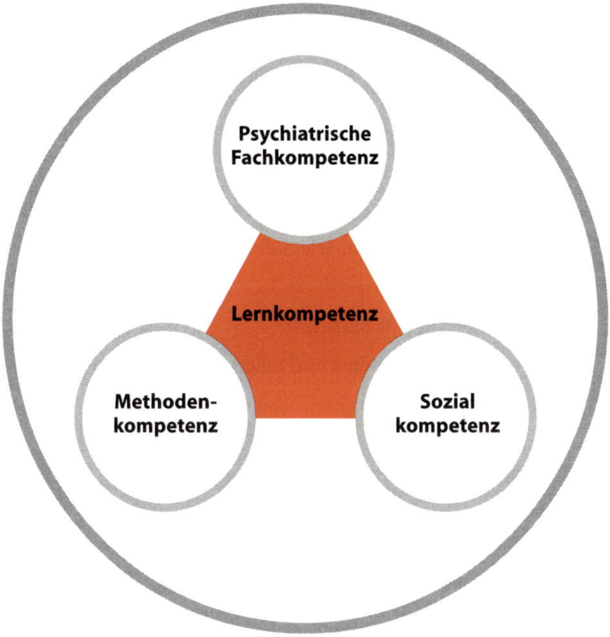

In welchen Kompetenzbereichen möchte ich Lernzuwachs initiieren?

Welche Ziele verbinde ich damit?

- für mich persönlich als psychiatrische Führungskraft
- für die Zusammenarbeit mit den MitarbeiterInnen
- für die Inhalte und die Qualität der Leitungsangebote der psychiatrischen Arbeit
- für die Organisation der Arbeitsabläufe, der Aufteilung und der Zuständigkeiten
- auf der Ebene der Organisationsstruktur
- für die Organisationskultur
- für die Zukunftssicherung der Organisation

Bewertung von Führungskräften durch Feed-back von MitarbeiterInnen

Auswertungsgesichtspunkte für die Führungskraft zum Umgang mit dem Feed-back-Bogen

Wenn Sie diesen Fragebogen von Ihren MitarbeiterInnen ausfüllen lassen, sollten Sie im Vorfeld bedenken, ob Sie die Befragung anonym machen oder nicht. Darüber hinaus gilt es, zu überlegen, wie Sie die Auswertung dieses Fragebogens vornehmen wollen:

- Ist es eine Information nur für Sie selbst?
- Ist es eine Information für Sie selbst und teilen Sie das Ergebnis den MitarbeiterInnen mit?
- Ist es eine Information für Sie selbst, teilen Sie das Ergebnis den MitarbeiterInnen mit und besprechen / vereinbaren Sie mit Ihnen Konsequenzen für Ihr zukünftiges Handeln?

Feed-back-Bogen *

Bewertung von Führungskräften durch Feed-back von MitarbeiterInnen

Als MitarbeiterIn können Sie mit Hilfe dieses Fragebogens das Führungsverhalten Ihres / Ihrer Vorgesetzten bewerten. Dieses Rückmeldungsinstrument ist auf der einen Seite eine subjektive Einschätzung Ihrerseits aufgrund Ihrer Erfahrungen, die Sie mit der Führungskraft bei konkreten Aufgaben in Ihrem psychiatrischen Arbeitsfeld gemacht haben, auf der anderen Seite ermöglicht es dem / der Vorgesetzten, durch diese – nämlich Ihre – Fremdeinschätzung, sein / ihr Verhaften zu reflektieren und ggf. zu verbessern bzw. weiterzuentwickeln.

Führungskraft:

Name	Funktion	Bereich / Abteilung / Organisation

bitte kreuzen Sie zutreffendes an:

1 Der / die Vorgesetzte bringt seine / ihre fachpsychiatrischen Kenntnisse

- o **a** wenig ein, und unterstützt mit seinem Wissen nur hin und wieder auf Nachfrage
- o **b** wenig ein, unterstützt aber in angemessenem Umfang auf Nachfrage
- o **c** dann ein, wenn Situation und Person es erfordern
- o **d** immer dann in unterstützender Art und Weise ein, wenn Situation und Person es erfordern

2 Wenn ein / e MitarbeiterIn einen kleinen Fehler macht, ist der / die Betreffende

- o **a** gereizt und nicht bereit, über diesen Fehler zu diskutieren
- o **b** gereizt, aber bereit, darüber zu diskutieren
- o **c** in der Lage, den Fehler zu erkennen und darüber in konstruktiver Weise zu diskutieren
- o **d** in der Lage, über den Fehler hinwegzusehen und sich um wichtigere Dinge zu kümmern

* Der Fragebogen wurde in freier Anlehnung an den Semco-Fragebogen entwickelt: Von unten gesehen – Wie Semco-Mitarbeiter ihre Vorgesetzten bewerten. In: Ricardo Semler: Das Semco-System. Management ohne Manager. Heyne, München, 1993.

3 Der / die Betreffende reagiert auf Kritik

- a schlecht – ignoriert sie
- b schlecht – lehnt sie ab
- c einigermaßen gut
- d gut – akzeptiert sie

4 Der / die Betreffende ist

- a ständig angespannt
- b gewöhnlich angespannt, aber gelegentlich entspannt
- c gewöhnlich entspannt, aber gelegentlich angespannt
- d ständig entspannt

5 Der / die Betreffende

- a entscheidet immer alles selbst
- b entscheidet die meisten Fragen, nachdem er die Meinung und Einschätzung der MitarbeiterInnen gehört hat
- c bindet die MitarbeiterInnen bei der Entscheidungsfindung ein zu Fragen und Themen, bei denen sie mitbetroffen sind
- d bindet die MitarbeiterInnen bei der Entscheidungsfindung ein zu Fragen und Themen, bei denen sie besonderes Fachwissen haben

6 Der / die Betreffende vermittelt dem Bereich / der Abteilung / dem Team / den MitarbeiterInnen

- a Angst und Unsicherheit
- b Gleichgültigkeit
- c Sicherheit und Ruhe
- d Sicherheit, Ruhe und Verantwortlichkeit

7 Der / die Betreffende vermittelt dem Bereich / der Abteilung / dem Team / den MitarbeiterInnen ein Gefühl von

- a Abgegrenztheit und lässt nicht mit sich reden
- b Distanz, lässt aber mit sich reden
- c Freundlichkeit, aber auch von Gleichgültigkeit gegenüber den Problemen anderer
- d Freundlichkeit und von Interesse den Problemen anderer gegenüber

8 Der / die Betreffende ist

- ○ **a** eine schwache Führungspersönlichkeit, kann die MitarbeiterInnen nicht motivieren
- ○ **b** eine schwache Führungspersönlichkeit, kann aber MitarbeiterInnen motivieren
- ○ **c** eine starke Führungspersönlichkeit, kann aber die MitarbeiterInnen nicht motivieren
- ○ **d** eine starke Führungspersönlichkeit und kann die MitarbeiterInnen motivieren

9 In einer Krise neigt der / die Betreffende dazu

- ○ **a** die MitarbeiterInnen / den Bereich / die Abteilung / das Team in verschiedene Lager zu spalten
- ○ **b** sich nicht um die Einheit des Teams / Bereichs / der Abteilung zu kümmern
- ○ **c** das Team / die Abteilung / den Bereich zu trennen
- ○ **d** das Team / die Abteilung / den Bereich zusammenzuhalten

10 Dem / der Betreffenden ist wichtig

- ○ **a** dass die Arbeit perfekt ausgeführt wird
- ○ **b** dass die Arbeit schnell ausgeführt wird
- ○ **c** dass die Arbeit entweder schnell oder perfekt ausgeführt wird, abhängig von der jeweiligen Situation
- ○ **d** dass die Arbeit angemessen schnell und dabei perfekt ausgeführt wird

11 Der / die Betreffende

- ○ **a** mischt sich übertrieben in alles ein
- ○ **b** beteiligt sich zuwenig an den eigentlichen Arbeitsaufgaben
- ○ **c** beteiligt sich nach eigener Lust und Laune an den Arbeitsaufgaben
- ○ **d** beteiligt sich in angemessener Weise an den Arbeitsaufgaben

12 Wenn die MitarbeiterInnen ein bestimmtes Ziel haben, erwartet der / die Betreffende

- ○ **a** Ergebnisse, ohne sich an den Anstrengungen zur Erreichung dieses Ziels zu beteiligen
- ○ **b** Ergebnisse und beteiligt sich nur oberflächlich

- c Ergebnisse und beteiligt sich, wenn dies zur Erreichung des Ziels erforderlich ist
- d Ergebnisse, und stellt zusätzliche Mittel zur Verfügung, die die Zielerreichung unterstützen

13 Der / die Betreffende vertritt die psychiatrische Abteilung / den Bereich / die Einrichtung

- a schlecht, setzt sie in ein ungünstiges Licht
- b weder gut noch schlecht
- c gut, vermittelt anderen das Gefühl, sich auf die Abteilung / den Bereich / die Einrichtung verlassen zu können

14 Wenn der Bereich / die Abteilung / die Einrichtung einen hohen Qualitätsstandard erreicht hat, schreibt er / sie normalerweise den Erfolg anderer

- a sich selbst zu
- b denjenigen zu, die die Arbeit getan haben
- c dem Team / der Einrichtung als ganzen / r zu

15 Der / die Betreffende arbeitet

- a klientInnenfern, ist an den Bedürfnissen der KlientInnen wenig interessiert
- b klientInnenüberidentifiziert, ist an den Bedürfnissen zu sehr interessiert
- c klientInnennah, ist an den Bedürfnissen der KlientInnen / NutzerInnen angemessen interessiert
- d so, dass die Bedürfnisse der KlientInnen / NutzerInnen mit denen der Einrichtung in Einklang gebracht werden können

16 Der / die Betreffende hat über das, was die MitarbeiterInnen tun

- a keinen Überblick, informiert sich wenig und zeigt wenig Interesse
- b wenig Überblick, informiert sich aber und zeigt Interesse
- c einen guten Überblick, informiert sich und hat Interesse
- d einen guten Überblick, informiert sich, hat Interesse und gibt Rückmeldungen

Rahmenstellenbeschreibung Fachbereichsleiter / in in der Teilanstalt Bethel

(gültig ab 01.04.1996)

Die Fachbereichsleitung (FBL) leitet den Fachbereich der diakonischen Einrichtung Teilanstalt Bethel. Sie richtet sich dabei insbesondere nach den Grundsätzen für das Leben und Arbeiten in den von Bodelschwinghschen Anstalten Bethel, den strategischen Ausrichtungen der vBA Bethel, den Vorgaben der Teilanstaltsleitung Bethel (TAL) und den geltenden Geschäftsordnungen. Die Hilfe wird auf der Basis einer christlichen Grundhaltung, wie sie in den Grundsätzen für das Leben und Arbeiten in den vBA Bethel formuliert ist, geleistet.

I. Einordnung der Stelle

1 Bezeichnung der Stelle: Leitung des Fachbereiches .... in der Teilanstalt Bethel.

2 Stellenzuordnung:
Unterstellung: Zuständiges Mitglied der TAL Bethel.
Überstellung: Einrichtungs- und Dienststellenleitungen im Fachbereich.
Stellvertretung: ....

II. Zielsetzung

Die Leitung des Fachbereiches ist verantwortlich für die Planung und Steuerung des Fachbereiches im umfassenden Sinn:

- fachliche Gestaltung und Weiterentwicklung der Angebote (insbesondere aus dem Dialog mit Hilfeempfängern und den im Bezugsfeld tätigen Leistungs- und Kostenträgern).
- Sicherung der vereinbarten Qualitätsstandards.
- Gestaltung personalpolitischer Maßnahmen.
- Leistungs- und Ertragsentwicklung.
- Finanz- und Personalbudget.

Dafür erhält der Fachbereich ein Gesamtbudget (Personalbudget, Sachkostenbudget, Investitionsmittel), das nach den verschiedenen Pflegesatzbereichen gegliedert ist.

III. Aufgaben

Die Erfüllung des Arbeitsauftrages ist eine Führungsaufgabe und gestaltet sich jeweils in Phasen der Planung, Entscheidung, Durchführung und Kontrolle.

1 Leistungsangebot

1.1 Die FBL ist verantwortlich für die fachliche Gestaltung und Weiterentwicklung des Gesamtangebotes im FB. Die Weiterentwicklung geschieht aus den Erfordernissen der Nachfragesituation, der sozialplanerischen Anforderungen und aus dem Dialog mit Hilfeempfängern.

1.2 Die FBL ist verantwortlich, dass der Fachbereich als Ganzes die für die Erfüllung seines fachlichen Auftrages notwendige Differenzierung des Angebotes vorhält. Dabei werden den einzelnen Einrichtungen Aufgaben zugeordnet, die in Konzeptionen ihren Niederschlag finden. In die inhaltliche Arbeit des Fachbereiches sind die Angebote der Fachdienste und zentralen Einrichtungen einzubeziehen.

1.3 Die FBL ist verantwortlich für die Erbringung der vereinbarten Leistungen nach Umfang, Art und Qualität im Fachbereich.

1.4 Die FBL sorgt für eine zeitgemäße Ausgestaltung des diakonischen Profils im Fachbereich.

2 Personalführung

2.1 Die FBL ist verantwortlich für die Umsetzung der von der TAL vorgegebenen Grundsätze der Personalpolitik und Personalführung, der Mitarbeiterförderung und der Gestaltung der Personalentwicklung/planung. Die FBL fördert ein kooperatives Arbeitsklima im Fachbereich.

2.2 Die FBL ist verantwortlich für die Planung, Steuerung und Kontrolle des Personalbudgets des gesamten Fachbereiches.

2.3 Die FBL stellt den bedarfsgerechten Personaleinsatz im Rahmen des Personalbudgets innerhalb des Fachbereiches sicher.

2.4 Die FBL ist verantwortlich für die Bedarfsermittlung und Steuerung von Fort- und Weiterbildung im Fachbereich.

2.5 Die FBL entscheidet nach den von der TAL festgelegten Grundsätzen und Regeln über die Besetzung der EinrichtungsleiterInnen (Bereichs- bzw.

Hausleitungsstellen). Die Entscheidungen bedürfen der Bestätigung durch die TAL.

2.6 Die FBL bestätigt die Besetzung von GruppenleiterInnenstellen im Rahmen der geltenden Ablaufstruktur der Personalarbeit in der TA-Bethel.

2.7 Die FBL ist in Zusammenarbeit mit der Personalabteilung verantwortlich für Rahmenrichtlinien zur Dienstplangestaltung im Fachbereich.

3 Finanzwesen / Verwaltung

3.1 Die FBL hat die Verantwortung für eine an den Grundsätzen der Wirtschaftlichkeit und Leistungsfähigkeit orientierte Betriebsführung unter Beachtung ökologischer Gesichtspunkte im Fachbereich.

3.2 Die FBL wirkt mit bei der Aufstellung der jährlich von der TAL zu erstellenden Ergebnis-, Finanz- und Investitionsplanung für den Fachbereich. Hierzu erstellt die FBL, unter Mitwirkung der Einrichtungsleiter und des Controllings, die Ergebnis- und Investitionsplanungen für die einzelnen Einrichtungen und Dienststellen.

3.3 Der FBL obliegt die Verantwortung für die Realisierung der Ergebnis-, Finanz- und Investitionsplanung des Fachbereiches. Insbesondere steuert und überwacht die FBL die Einhaltung der Budgets und Planvorgaben (Leistungen, Erträge, Personalkosten, Sachkosten, Investitionen). In der regelmäßigen Analyse und der Vorbereitung von Steuerungsmaßnahmen wird sie durch Mitarbeiter des Controllings und der Personalabteilung unterstützt. Die FBL ist insbesondere verpflichtet, wesentliche Abweichungen zu erkennen. die Ursachen zu analysieren und geeignete Korrekturmaßnahmen zu ergreifen.

3.4 Die FBL ist verantwortlich für die Einhaltung gesetzlicher und betrieblicher Bestimmungen (Arbeits- und Unfallschutz, Datenschutz, Kassenführungsrichtlinien etc.).

4 Organisation, Information und Kommunikation

4.1 Die FBL ist verantwortlich für eine effiziente Aufbau und Ablauforganisation im Fachbereich.

4.2 Die FBL organisiert die fachbereichsinterne Kommunikationsstruktur.

4.3 Die FBL informiert in der Fachbereichskonferenz regelmäßig die leitenden Mitarbeiter des Fachbereiches über die Leitungstätigkeit der TAL und der Leitungskonferenz.

4.4 Die FBL ist verpflichtet, die nachgeordneten Einrichtungsleiter / innen, sowie die dem Fachbereich zugeordneten Vertreter der Fachdienste / Zentralen Dienste in die den Entscheidungen vorausgehenden Meinungsbildungsprozesse durch geeignete Partizipationsstrukturen einzubeziehen.

4.5 Die FBL stellt das fachbereichsinterne Berichtswesen sicher. Sie berichtet der TAL regelmäßig über Entwicklungen und Probleme im Fachbereich und stellt ihr die entsprechenden Daten zur Verfügung.

4.6 Die FBL vertritt den Fachbereich in TA-bezogenen Gremien und vermittelt die daraus resultierenden inhaltlichen und organisatorischen Impulse sowie die dort erhaltenen Informationen in den Fachbereich. Die Vertretung in TA-übergreifenden Gremien und die daraus resultierenden Aufgaben legt die TAL fest.

4.7 Die FBL wirkt mit an der Gestaltung der fachbereichsbezogenen Öffentlichkeitsarbeit.

21. 02. 1996 TAL-Bethel

Grundlagen der Kooperation mit Angehörigen im Fachbereich I Psychiatrie*

Vertragspartnerin der Mitarbeiterinnen** jeder Einrichtung des Fachbereich I (Heime, Ambulante Hilfen und Familienpflege Psychiatrie, Klinik Pniel) ist die Klientin oder ihre gesetzliche Betreuerin. Die Klientin (oder ihre gesetzliche Betreuerin) unterzeichnet einen Vertrag (je nach Einrichtung: Heimvertrag, Betreuungsvertrag oder Behandlungsvertrag). Im Rahmen dieses Vertrages nehmen die Mitarbeiterinnen ihre Aufgaben wahr.

Engagierte und interessierte Angehörige sind als wichtige Unterstützung der Arbeit im Fachbereich I anzusehen. Es sollte immer mehr zur Selbstverständlichkeit werden:

- Angehörigen aufgeschlossen und freundlich zu begegnen,
- zurückhaltende Angehörige zu Kontakten und Gesprächen zu ermutigen,
- Anregungen und Kritik mit besonderem Interesse und ohne Vorbehalt aufzugreifen, zu prüfen und so weit wie möglich und sinnvoll in die Arbeit mit einzubeziehen.

Mitarbeiterinnen sollten grundsätzlich folgendes beachten:

1. Mit der Klientin ist bei Betreuungsbeginn (in der Klinik Pniel bei Behandlungsbeginn) zu klären, welche Angehörigen oder wichtigen Freunde über was informiert werden dürfen. Insbesondere ist zu klären, wer im Krankheitsfall oder bei Klinikaufenthalt informiert werden soll (Aufnahme in den Betreuungsvertrag bzw. schriftliche Notiz in der Dokumentation).
2. Die Zustimmung der Klientin vorausgesetzt, sollten in der Regel den Angehörigen bei Betreuungsbeginn die wichtigsten Telefonnummern der jeweiligen Einrichtung gegeben werden.
3. Sofern die Klientin damit einverstanden ist, sollte vor oder kurz nach Beginn des Betreuungsverhältnisses (oder Behandlungsverhältnisses) mit der Klientin und ihren Angehörigen ein Gespräch stattfinden. Bei diesem Gespräch sollte vereinbart werden, in welchen Abständen weitere Gespräche geführt werden sollten. Ferner ist dieses Gespräch für grundsätzliche Informationen

* Aus Bethel, von Bodelschwinghsche Anstalten, Fachbereich I, Psychiatrie

** In diesem Papier wird die weibliche Form benutzt. Männer und Frauen sind gleicherweise gemeint. Mit Klientin ist je nach Einrichtung die Heimbewohnerin, die Klientin des Ambulanten Dienstes oder die Patientin der Klinik Pniel gemeint.

zu nutzen (Konzepte, Termine, Zuständigkeiten, Strukturen, Angehörigengruppen im Fachbereich I, sonstige Angebote etc.).

4 Wenn Angehörige Gespräche ohne die Klientin wünschen, muss Letztere über diesen Wunsch informiert werden. Ohne ihre Zustimmung können Gespräche über sie nicht geführt werden. Es sei denn, eine gravierende abzuwendende Selbst- oder Fremdgefährdung macht ein solches Gespräch unumgänglich.

5 Wünschen Angehörige Rat hinsichtlich ihrer eigenen Haltungen und Reaktionsmöglichkeiten (ohne die KlientIn) sollte darauf nach Möglichkeit von Mitarbeiterinnenseite eingegangen werden. Gleichzeitig muss dabei jedoch darauf geachtet werden, dass die Situation für die Klientin transparent bleibt und sie nicht unnötige Vermutungen anstellen muss, dass über sie gesprochen wird. Überschreitet der Gesprächsbedarf die zeitlichen Möglichkeiten der Mitarbeiterinnen, sollte auf externe Beratungsmöglichkeiten hingewiesen werden.

6 Bei größeren Veränderungen (z. B. Umzüge, Arbeitsplatzwechsel, Bezugspersonenwechsel etc.) sollten die Mitarbeiterinnen jedes Mal prüfen, ob es Angehörige gibt, die (ggf. vorab) informiert werden sollten. Und zwar entweder

- durch die Klientin selbst (in vielen Fällen ist es sinnvoll, die Klientinnen zu erinnern) oder durch eine Mitarbeiterin. (Letzteres natürlich nur mit Einverständnis der Klientin.)

Es ist von Seiten der Mitarbeiterinnen daran zu denken, dass größere Veränderungen auch die Interessen der Angehörigen berühren können – z. B. hinsichtlich der Freiheitsgrade der Angehörigen und in finanzieller Hinsicht –, was wiederum zu Wechselwirkungen im Beziehungssystem führen kann. Unter anderem auch aus diesen Gründen sollte bei solchen Gelegenheiten stets überlegt werden, ob ein Familiengespräch hilfreich sein könnte.

7 Angehörigengespräche sollten gut vorbereitet werden und zwar hinsichtlich:

- Thema
- Zeitstruktur
- Teilnehmerinnen
- Ort (Störungsfreiheit, angenehme Umgebung)

8 Angehörigen sollte so weit wie möglich ein Gefühl von Sicherheit, Klarheit, Transparenz und Angenommensein vermittelt werden.

9 Vor gemeinsamen Gesprächen sollte zwischen Klientin, Angehörigen und Mitarbeiterinnen die Zusammensetzung der Teilnehmerinnen abgestimmt werden.

10 Wenn eine der drei Gesprächspartnerinnen eine Person ihres Vertrauens zu einem Gespräch mitbringen möchte, sollte dieses Anliegen positiv aufgegriffen werden und seine Realisierungsmöglichkeit mit den jeweils anderen Gesprächspartnerinnen abgestimmt werden.

11 In den Fallgesprächen und Qualitätsgesprächen der Mitarbeiterinnen sollte immer wieder überprüft werden ob:

- der Umgang mit Angehörigen bei Gesprächen und auch in alltäglichen Kurzkontakten wertschätzend und unterstützend ist,
- die Schweigepflicht beachtet wird,
- Kontakte ausreichend und den Vereinbarungen entsprechend gepflegt werden.

12 Einladungen zu Angeboten von Seiten der Interessengemeinschaft der Angehörigen sollten von der Einrichtungs- und Teamleitung den Mitarbeiterinnen empfohlen und ermöglicht werden.

13 Bei besonderen Problemen oder Konflikten sollte die Teamleitung (ggf. auch die Einrichtungsleitung oder die Fachbereichsleitung) an Gesprächen teilnehmen, um nach konstruktiven Lösungen zu suchen.

14 Diese Grundlagen der Kooperation mit Angehörigen sollen jeder Mitarbeiterin ausgehändigt und erläutert werden.

Tabelle über die Geschlechterverteilung nach Funktionen und Tätigkeiten

Statistisches Jahrbuch des Bundesamtes 1999, Fachserie 12, Reihen 5 und 6.1
Stand 31.12.1998

Anzahl und Prozent

	Gesamt	Frauen	Männer
ÄrztInnen, die in Deutschland in psychiatrischen und psychother. Fachbereichen angestellt tätig waren	3.760	1.584 = 42 %	2.176 = 58 %
ÄrztInnen tätig in 165 Krankenhäusern mit psychiatrischer, bzw. psychiatr. und neurologischer Belegung	1.591	663 = 42 %	928 = 58 %
davon Leitende ÄrztInnen	285	38 = 13 %	247 = 87 %
OberärztInnen	595	213 = 36 %	382 = 64 %
TeilzeitärztInnen		78 %	22 %
nicht ärztl. Personal	52.721	35.599 = 68 %	17.122 = 32 %

Deutsche Gesellschaft für Soziale Psychiatrie

Anzahl und Prozent

Stand April / August 2000	Gesamt	Frauen	Männer
Mitglieder (Institutionen 103 = 4 %)	2.443	1.243 = 51 %	1.097 = 45 %
ÄrztInnen	488	165 = 34 %	323 = 66 %
PsychologInnen	317	166 = 52 %	151 = 48 %
Soz. Päd. / Soz. Arb.	744	459 = 62 %	285 = 38 %
Kranken- / AltenpflegerInnen	337	202 = 60 %	135 = 40 %

Leitlinien zur Gleichstellung auf Führungsebenen (ein Beispiel)

Für die Gestaltung einer gleichberechtigten und partnerschaftlichen Organisationskultur in unserer psychiatrischen Einrichtung ist die Gleichstellung von Frauen unverzichtbarer Bestandteil. Daher verpflichtet sich dieser Träger (durch rechtsverbindliche Unterschrift dieser Leitlinien), der Bedeutung der Geschlechterparität Rechnung zu tragen. Er kommt dieser Verpflichtung wie folgt nach:

- Der Träger achtet darauf, dass bei der Besetzung von Leitungspositionen Frauen so lange bevorzugt berücksichtigt werden, bis eine paritätische Besetzung der Leitungspositionen möglichst auf allen Ebenen erreicht ist.
- Bei der Personalentwicklung wird darauf geachtet, dass Frauen dahingehend gefördert und gefordert werden, dass PE-Maßnahmen kompetenzfördernd für die Übernahme oder Ausübung von Leitungsfunktionen sind.
- Der Träger achtet darauf, dass Frauen in gleichem Umfang wie Männer Funktionen der Projektkoordinationen und des Projektmanagements erhalten und wahrnehmen.
- Beratungsgremien der obersten Geschäftsführungsebene sollen möglichst ebenfalls geschlechterparitätisch besetzt sein.
- Verhandlungen mit Kostenträgern, Krankenkassen, Aufsichtsgremien sollen, wenn möglich, unter der zahlenmäßig gleichen Beteiligung von Frauen und Männern stattfinden.
- Frauen und Männern wird gleichermaßen ermöglicht, nach der Erziehungsurlaubszeit ihre Führungsfunktion wieder einzunehmen. Auf allein erziehende Führungskräfte wird in vertretbarem Maße Rücksicht genommen.
- Der Träger verpflichtet sich, bei sexuellen Belästigungen und Diskriminierungen einzuschreiten. Solche Verhaltensweisen gelten als Verstoß gegen die Würde des Menschen und sind mit einem gleichberechtigten, partnerschaftlichen Umgang unvereinbar.
- Die Gleichstellungsbeauftragte hat beratende Funktion, auch und insbesondere auf der Ebene der obersten Leitung.
- Diese Grundsätze sind in entsprechenden Förderplänen zu erfassen. Über die Verwirklichung dieser Grundsätze wird im jährlichen Rhythmus in geeigneter Form berichtet.

Baustein Organisationsentwicklung

Artisten

Bei uns in der Fabrik
da gibt es einen
der steht ganz oben

Bei uns in der Fabrik
da gibt es einige
die stehen in der Mitte

Bei uns in der Fabrik
da gibt es ganz viele
die stehen ganz unten

Der obere
steht auf den Köpfen
der Unteren

Die mittleren
stemmen sich auf die Schultern
der Unteren

Die unteren
müssen
auf ihren eigenen Füßen stehen

Wer will ihnen wehren
zu bestimmen
wer auf ihren Schultern
zu stehen hat

Kurt Küther

in: K. O. Conradi, Das große deutsche Gedichtbuch, Winkler-Verlag 2000

Organisationsentwicklung in sozialpsychiatrischen Einrichtungen – von zündenden Ideen bis zur Vernetzung

Gabriele Tergeist

»Eine sozialpsychiatrische Entfaltung braucht sehr wohl eine zentralistische Planung; diese muss allerdings auf dezentralisierte, weit gestreute Versorgungseinrichtungen zielen. Es bedarf dazu eines in psychiatrischer Hinsicht aufgeschlossenen, kompetenten und aktiven Gesundheitsministeriums. Vor allem aber bedarf es einer größeren Zahl geschulter, zur zähen Aktivierung psychisch Kranker fähiger Menschen, die der Möglichkeit menschlichen Verirrens mit der Möglichkeit menschlichen Einspringens, die dem Aussatz mit dem Einsatz begegnen. Die technisch- rationalwissenschaftliche Gestalt kann man Sozialpsychiatrie nennen.« Karl-Peter KISKER, 1966 / 67

Im folgenden Beitrag werden Entwicklungsprozesse und Phasen sozialpsychiatrischer Einrichtungen schlaglichtartig beleuchtet. Die Einteilung in Phasen soll Grundlagen bieten, um den Standort der eigenen Einrichtung / des Trägers / des Bereichs / der Abteilung usw. einschätzen und um daraus eventuelle nächste Schritte für eine gezielte Weiterentwicklung ableiten und planen zu können. In Anlehnung an GLASL und LIEVEGOED werde ich vier verschiedene Entwicklungsphasen in zeitlicher Aufeinanderfolge beschreiben. Dabei ist zu berücksichtigen, dass einzelne Phasen nicht messerscharf voneinander zu trennen sind und sozialpsychiatrische Einrichtungen eigene Besonderheiten haben. Die spezifische Chronik der jeweiligen Organisation spielt hierbei eine Rolle. Mehrere Einrichtungen eines Trägers können in unterschiedlichen und gleichzeitig teilweise in mehreren Phasen sein und diese verschieden schnell oder langsam durchlaufen. Einzelne Einrichtungen beginnen gerade erst die Pionierphase.

siehe Manual ■ ■: Reflexion zur Organisationsentwicklung, Seite 186 und weitere Beiträge in diesem Baustein

I. Die Pionierphase: Impulse und Kreativität. Fast alles schien möglich.

Seit den 70er Jahren kommt sozialpsychiatrischen Projekten bei dem Aufbau komplementär versorgender Strukturen für psychisch kranke Menschen wesentliche Bedeutung zu. Maßgeblich beteiligt bei der Betreuung und Versorgung insbesondere chronisch psychisch Kranker leisteten diese Einrichtungen ihren Anteil an der Basisarbeit, die zu Enthospitalisierung psychiatrischer Klientel und zu differenzierten Wohn- und Betreuungsangeboten führten. Die Vision von einer menschengerechten, sozialen Psychiatrie für psychisch kranke Menschen ist u. a. durch die Hilfsangebote dieser Projekte in die Praxis umgesetzt worden.
Viele dieser Einrichtungen wurden initiiert und getragen (und werden es teilweise bis heute) von Pionieren und Pionierinnen der Sozialpsychiatrie. Ihr mit Fachwissen gepaartes Gespür, Psychiatrie in bestimmte Richtungen hin verändern zu können, erwies sich als zutreffend. Ihre psychiatriepolitischen Forderungen und Ziele setzten sie im psychiatrischen Neuland praktisch um und verwirklichten diese mit engagierten KollegInnen. Werte und Grundhaltungen wurden mit viel Überzeugungskraft für die sozialpsychiatrischen Ideen und Visionen und persönlichem Charisma transportiert und gaben vielen KollegInnen und ehrenamtlich tätigen Personen Orientierung für einen motivierten Einsatz ihrer Arbeitsenergien.
Aus Gründen der Finanzierbarkeit und um von konservativen Strukturen großer Träger möglichst autonom in der Gestaltung ihrer Arbeit zu sein, wählten diese Projekte häufig die Trägerschaft des gemeinnützigen Vereins. Traditionelle Arbeitsstrukturen, wie sie zum Beispiel in der hierarchisch aufgebauten Krankenhauspsychiatrie üblich waren, wurden zum großen Teil abgelehnt. Man gab sich intern eine selbstverwaltete Projektstruktur. Die Geldgeber, abgesichert durch haftungsrechtlich verantwortliche Vorstandsmitglieder und durch staatliche Verpflichtung zur Umsetzung der Empfehlungen/Forderungen der Psychiatrie-Enquete, stellten die erforderlichen Personal- und Sachmittel in Form verschiedener Finanzierungsmodelle zur Verfügung.
Die interne Gestaltung der Ablauf- und Aufbauorganisation wurde maßgeblich von denen vorgenommen, die IdeenträgerInnen dieser Projekte waren und häufig in ihnen auch – offiziell als vom Vereinsvorstand Angestellte – tätig waren.

Die gleichzeitige Mitgliedschaft im Verein war für viele selbstverständlich und wurde von wenigen als Inszenierung von Doppelrollen mit Konfliktpotenzial angesehen. Über die vereinsrechtlichen Voraussetzungen hinaus wurden Gremien installiert. Diese sollten die Geschäfte des Vereins führen und die Umsetzung des konzeptionellen Auftrages gewährleisten: Beiräte, Personalausschüsse, Konzeptentwicklungsgruppen. Zum Teil waren diese Gremien paritätisch besetzt durch ehrenamtlich tätige Personen und ProjektmitarbeiterInnen; NutzerInnenbeteiligung war eher die Ausnahme.
Der Vorteil dieser Selbstverwaltungskonstrukte ist offensichtlich: JedeR kann mitmachen und mitentscheiden bei der Definition und der Bearbeitung anstehender Aufgaben. Der direkte Bezug zu den Aufgaben schafft Identifikation und motiviert für weiteres Engagement. Die Autonomie wird in der direkten Wahrnehmung der Gestaltung der Arbeit erlebt. Die Einzelnen erleben sich als wichtigen Teil des Ganzen. Der Blickwinkel der Ehrenamtler dient zur Kontrolle des eigenen Tuns »von außen« als externe Instanz mit begrenztem Einblick in Interna.
Die Führung dieser Projekte erfolgte faktisch jedoch – informell – oft durch die Personen, die die Konzepte entwickelten und die sozialpsychiatrischen Ideen transportierten. Sie machten vor, andere machten mit. Die wesentlichen Impulse gingen von ihnen aus. Sie genossen das Vertrauen und die Akzeptanz der Teams und der TrägervertreterInnen. Gleichzeitig waren diese Personen häufig sozialpolitisch engagiert und sorgten für den entsprechenden Informationsfluss. Die Einrichtungen waren in dieser Phase eindeutig an *Personen* orientiert. Wohl jedeR, die / der in diesen Projekten gearbeitet hat, erinnert sich an diese arbeitsintensive, kreative aber auch gefühlsintensive Zeit, in der vieles improvisiert und ausprobiert wurde. Der kollegiale Zusammenhalt und auch der Arbeitseinsatz gingen oft weit über die Arbeitszeit hinaus.
Mit der Zeit vergrößerten sich die Vereine, die Aufgabenfelder wurden komplexer. Der »sozialpsychiatrische Markt« und die Erfahrungen, dass psychisch Kranke deinstitutionalisiert / enthospitalisiert »Wurzeln und Flügel« (WEIGAND 1992) wiederentdeckten, erschlossen Möglichkeiten für differenziertere Betreuungsformen. Diese direkt gemachten Erfahrungen und inhaltliche und persönliche Überzeugungen ebneten den Boden für weitere Hilfsangebote. Vereine, die z. B. mit dem Angebot kleiner Dauerwohnheime angefangen waren, eröffneten Einheiten, die als Übergangswohnheime, als betreute Wohnformen, als

Tagesstätten konzipiert waren. Die Konsequenzen für die Einrichtung waren vielfältig: Neue Vorhaben und Aufgaben, mehr KlientInnen, mehr KollegInnen, abgestuftere Betreuungsangebote, kompliziertere Finanzierungssysteme, mehr Verantwortung. Zwangsläufig entstanden Situationen, in denen bisherige Rahmenbedingungen und Entscheidungswege nicht mehr ausreichend waren. Projektarbeit wurde unter Beibehaltung der bisherigen Selbstverwaltungsstruktur oft anstrengend und unübersichtlich. Zuviel war zu koordinieren in dem komplexer gewordenen Hilfesystem. Zuwenig war berücksichtigt worden, dass mit zunehmendem Wachstum auch die Rahmenbedingungen adäquat verändert werden mussten. Unkonventionelle Lösungen stellten sich als nicht mehr ausreichend dar. Verantwortung und Haftungsrisiken wurden thematisiert. KollegInnen und GremienvertreterInnen sahen sich überfordert durch rapide Entwicklungen. Bisherige RollenträgerInnen und Fähigkeiten wurden kritisiert und Machtfragen aufgeworfen. Konkurrenzen behinderten die Erarbeitung funktionsfähiger Lösungen. Einzelinteressen und die Interessen der Einrichtung waren häufig nicht identisch. Es wurde deutlich: Aufgabenfelder und Entscheidungskompetenzen mussten neu verteilt und geregelt werden. Fleißarbeit auf administrativ-organisatorischer Ebene, die mit zielorientierter, planender, steuernder Betriebsführung und der Installation dafür notwendiger Strukturen zusammenhängt, stand an. Diese Art von Arbeit läutete das Ende der Pionierphase und den Beginn der zweiten Phase, die Differenzierungsphase vieler Projekte ein (Glasl, Lievegoed 1996, Tergeist 1993).

Sicher gibt es auch Projektbeispiele, in denen das Ende der Pionierphase nicht so stürmisch verlief bzw. verläuft wie oben skizziert. Das waren Einrichtungen, in denen die beteiligten Personen Entwicklungen weitsichtig handhabten, und damit einhergehende Veränderungen nutzbringend gestalten konnten. Es gab und gibt auch heute noch Projekte, in denen die Rahmenbedingungen von vornherein so angelegt waren bzw. sind, dass sie den Projektmitgliedern verlässliche Orientierungsgrundlagen und Sicherheiten für den Arbeitsalltag bieten. Diese gehen über eine Personenorientierung und informelle Führung hinaus. Sie legen funktionsbezogene Verantwortlichkeiten, Entscheidungskompetenzen und klare Informationswege fest, die das Wachstum der Einrichtung tragen und flexibel bewältigen können. Die Gefahr, dass hauptamtlich und ehrenamtlich tätige Personen inhaltlich und / oder zeitlich überfordert werden, wird dadurch aufgefangen. Viele Projekte realisieren aufgrund des Wachstums andere Trägerformen, wie zum Beispiel die der gemeinnützigen GmbH. Häufig halten Geschäftsordnungen Rahmenbedingungen zum Aufbau- und zum Ablauf der Projektarbeit fest, die gleichzeitig auch die Verfahren für die notwendige kontinuierliche Überprüfung der Arbeit im Abgleich zu den zu erreichenden Zielen beschreiben.

Dennoch: Entwicklungen in Einrichtungen verlaufen phasenhaft und dynamisch, konfliktfrei geht es nicht. Und Konflikte sind Bestandteile jedes lebendigen Systems. Entwicklungsphasen von Einrichtungen werden häufig verglichen mit den Lebensphasen des Menschen von der Kindheit bis zum Alter. Das impliziert die Notwendigkeit der Veränderung und Weiterentwicklung der Einrichtung, andernfalls ist ein Ende abzusehen, nämlich das »Sterben« bzw. das Schließen dieser Einrichtung. Manche Themen erscheinen in jeder Phase wiederkehrend, sind »Dauerbrenner« und Bestandteile kontinuierlicher Entwicklungen in lebendigen Organisationen. Die Höhen und Tiefen einer Pionierphase – verbunden mit enormen Wachstum der Einrichtung – haben in den letzten Jahren insbesondere psychiatrische Einrichtungen in den »neuen« Bundesländern durchlebt und zu bewältigen gehabt.

II. Die Differenzierungsphase: Das System ordnen

In der Differenzierungsphase gilt es zu ordnen und zu klären. Es geht darum, verbindlich Richtungen und Zuständigkeiten zu erarbeiten und festzulegen. Dafür ist ins Bewusstsein zu rücken, dass die Kernaktivitäten in Organisationen *Entscheidungen* sind. Die zunehmende Größe der Einrichtung erfordert auch eine effektivere Regelungsdichte, um Reibungsverluste zu begrenzen und die Arbeitsenergien für die psychiatrischen Aufgaben zu erhalten:

- Was sind die vordringlichsten Felder, die wir bearbeiten müssen?
- Wie, nach welchen Kriterien entscheiden wir?
- Wie werden diese Entscheidungen umgesetzt?

Dieses sind zentrale Fragen, die im Organisationsentwicklungsprozess, insbesondere in der Differenzierungsphase, beantwortet werden müssen.

Selbstverständlich ist das Thema der Entscheidungskompetenzen ein Gebiet, welches Einrichtungen in allen Phasen der Entwicklung beschäftigt. Die Brisanz ist jedoch in der Differenzierungsphase am stärksten. Eine Erklärung dafür ist die Einschränkung der Autonomie, die von den Projektmitgliedern als schmerzhaft erlebt und nicht als primär Gewinn bringend angesehen wird. Es gilt, sich von Pfründen und Besitztümern zu verabschieden, von Steckenpferden, Lieblingsthemen. Eigene Haltungen sind zu überprüfen. Die den Haltungen innewohnenden Grundannahmen mit ihren Glaubenssätzen verändern sich langsam oder überhaupt nicht (LOHMER 2000). Die Trennung von (lieb gewonnenen, wenn auch anstrengend gewordenen) Gewohnheiten und Werten braucht den entsprechenden zeitlichen und thematischen Raum. Dieses wird auch als »Achillesferse« (ROTH 2000) in Organisationsentwicklungsprozessen bezeichnet: Werden Veränderungen ad hoc (durch interne oder externe BeraterInnen) gemanaged, ohne die entsprechende »Dynamik des Eisbergs« zu berücksichtigen, sind die mit den Veränderungen zusammenhängenden Vereinbarungen nicht tragfähig. Diejenigen Personen, die bei der Entwicklung und Veränderung von Organisationen führende Rollen einnehmen, haben zu berücksichtigen, dass prozessorientierte Maßnahmen (wie zum Beispiel Supervision) ebenso in die Differenzierungsphase gehören wie soziotechnische Strukturierungsmaßnahmen (Arbeitsorganisation und Zuständigkeiten).

siehe Manual ■ ■: Organisationsentwicklungsprozesse und die Dynamik des Eisbergs, Seite 185

- Was soll / muss sich ändern? Wovon müssen wir uns verabschieden?
- Was ist bestandsfähig und kann so bleiben?
- Was ist (immer noch) das Besondere unseres Leistungsangebots?
- Für welche Ziele steht unsere Einrichtung und unser Handeln?

Alle Systembeteiligten sollten bei der Beantwortung dieser Fragen mit einbezogen werden. Zum einen, um ausfindig zu machen, welche einrichtungsspezifischen Besonderheiten »gerettet« werden können, zum anderen, um Entscheidungen auf Konsensfähigkeit hin überprüfen zu können.

Sinnvoll ist es, an den Veränderungen der Strukturen anzusetzen. Dabei gilt es, wie bereits erwähnt, Interessensgegensätze im Auge zu behalten, zu thematisieren und zu bearbeiten. Das Fokussieren auf das, was der Erfüllung des konzeptionellen Auftrages dient, hat unbedingte Priorität. In der Differenzierungsphase ist die Orientierung an Personen eher schwach, die an der *Sache* und an den *Ergebnissen* eher stark. Teilweise kommt es in diesen Prozessen, die mit erheblichem Veränderungsdruck einhergehen, zu Wechseln in der personellen Besetzung. »Alte« verlassen die Einrichtung, auch Pioniere und Pionierinnen, die sich in dem neuen Konstrukt in ihren Wertehaltungen nicht angemessen vertreten fühlen, oder die in anderen (psychiatrischen) Arbeitsrichtungen ihren Platz sehen.

Eine Organisation wird als ein dauerhaftes, arbeitsteiliges System mit entsprechenden Ressourcen verstanden. In diesem Zusammenhang sind Personen untereinander verbunden. Sie gewährleisten die Verwirklichung des Zwecks und der Aufgaben der psychiatrischen Organisation, nämlich die Betreuung und Versorgung psychisch kranker Menschen, und die Zur-Verfügung-Stellung entsprechender Leistungsangebote. Die Organisation entwickelt zur Sicherstellung dieser Hilfeleistungen durch die Personen einen eigens dafür konstruierten Ablauf und Aufbau. In der Differenzierungsphase werden formal Aufgabenfelder, Personen und Sachmittel zugeordnet. Kommunikation wird formalisiert. In der Regel werden Leitungsebenen installiert, z. B. die Funktion der hauptamtlichen Geschäftsführung eingerichtet. Nicht selten werden Pioniere/Pionierinnen nach Abgleichung der benötigten mit den vorhandenen Führungskompetenzen – nun formell – als Führungskräfte eingesetzt. Überwachende Führung zur Konsolidierung der neuen Vereinbarungen ist hier für einen gewissen Zeitraum vonnöten. Diese erfordert entsprechende Fähigkeiten wie gerechte, an der Sache orientierte Durchsetzungsfähigkeit, Zielgerichtetheit und planvolles Handeln. Die (neuen) Strukturen stellen Orientierungsgrößen für alle Systembeteiligten dar und tragen dazu bei, informelle Verteilungs- Kommunikations- und Leitungsprobleme einzugrenzen, bzw. im Idealfall zu lösen.

Die Phase der Differenzierung dauert unterschiedlich lang und erfordert Geduld, Eindeutigkeiten, und die Anwendung einer »Strategie der kleinen Schritte«. Nur damit kann ein funktionsfähiges System, welches von den Beteiligten zur Verwirklichung der konzeptionellen psychiatrischen Zielrichtungen identifiziert getragen wird, erreicht werden. Sind stabile »Grundpfeiler« in der Einrichtung erarbeitet, ist das ausschließliche Drehen im eigenen, engen Projektkreis beendet. Die Arbeitsenergien können im Wesentlichen wieder dafür eingesetzt werden, wo sie am meisten gebraucht werden: für die sozialpsychiatrische Arbeit mit den Menschen.

III. Die Integrationsphase
Die prozesshafte Weiterentwicklung und die Gestaltung der Organisationskultur

Die starke Sachorientierung der Differenzierungsphase birgt die Gefahr der Entfremdung zwischen den beteiligten Personen und deren Aufgaben. Die Aufteilung und Regelung von Zuständigkeiten, Kompetenzen und Verantwortungsbereichen kann durch strukturelle Enge der Vorgaben Spontaneität im Keim ersticken und zur Erstarrung führen. Deshalb ist es hilfreich, mit dem Instrument von »Reflexionsschleifen« die Erfahrungen, die auf dem Weg zur Verwirklichung der angestrebten Ziele gemacht wurden, mit den Systembeteiligten prozesshaft auszuwerten, erste »Erfolge« zu feiern und Beteiligungsmöglichkeiten für die Zukunftsgestaltung auszuloten.

siehe Manual ■ ■: Organisationsentwicklungsschleifen (Grafik), Seite 188

- Was ist stabilisierend erreicht worden, welche notwendigen Eigenständigkeiten wurden entwickelt und sind tragfähig?
- Welche »Grundpfeiler« und Verbindlichkeiten sind jetzt erarbeitet, die für die Planung unseres weiteren Vorgehens Sicherheiten bieten?
- Wo brauchen wir zusätzliche Unterstützung / Ressourcen / Anpassung / Weiterentwicklung?
- Welche Ziele sind klar, welche müssen wir neu verhandeln, welche inhaltlichen Ziele sind darüber hinaus denkbar und entwickelbar?

In der Pionierphase war das Gemeinsame, Einheitliche (z. B. die gemeinsame Aufbauarbeit, die gemeinsame Umsetzung der sozialpsychiatrischen Ziele) dominant, in der Differenzierungsphase waren es die Teilung und Unterscheidung (z. B. der Zuständigkeiten, der Entscheidungskompetenzen). In der Integrationsphase geht es darum, neue Wege in der Kooperation zu erarbeiten, die ein »miteinander« und die Identifikation mit den Zielen der Gesamtorganisation ermöglichen. Dafür sind die in der Differenzierungsphase erarbeiteten Verbindlichkeiten grundlegend. Eine Öffnung in Richtung Partizipation und kooperativer Zusammenarbeit zwischen den einzelnen Einheiten und Bereichen, z. B. zwischen den WohnheimmitarbeiterInnen und denen des Betreuten Wohnens ist erst dann effektiv möglich, wenn deren eigene Identitäten und Eigenverantwortlichkeiten deutlich entwickelt sind. Gleichzeitig erfordert dieses aber auch das Bewusstsein wechselseitiger Abhängigkeiten und dem Vorhandensein einer

Gesamtzielsetzung. Das Prinzip eigenverantwortlichen Handelns im Sinne der Gesamtzielsetzung schließt Systeme der Selbstkontrolle und der gegenseitigen Information über Ergebnisse der Arbeit mit ein.

Hier kommt Maßnahmen zur bewussten Gestaltung der Organisationskultur wesentliche Bedeutung zu, z. B. zu Aspekten und Arbeitsfeldern wie

- Einrichtungsidentität und Leitbildentwicklung als wertetragende Basis für das (psychiatrische) Handeln und als Grundlagen für Qualitätsmanagement,
- kooperative Beteiligungsformen (z. B. durch Projektgruppen), Kommunikationsforen und Informationsverbindlichkeiten,
- Förderung der MitarbeiterInnen.

Im Leitbildentwicklungsprozess (als Beispiel) werden Standortbestimmung und Zukunftsrichtung der sozialpsychiatrischen Einrichtung zum umfassenden Klärungsfeld. Die unten aufgeführten Bereiche sind dabei Grundsatzthemen, durch die sich die Einrichtung zu ihrem Selbstverständnis und den dazugehörenden Werten und Leitmotiven bekennt. Diese begründen die Ziele und das psychiatrische Handeln und leiten es in entsprechende Wege. Zur Erarbeitung des Leitbildes empfehlen sich verschiedene Verfahren. Bewährt hat sich eine Drei-Schritt-Struktur, die im ersten Schritt verschiedene Leitbildbereiche festlegt, z. B.:

- der psychiatrische Auftrag und die Ziele der Einrichtung;
- die Dienstleistungen und Angebote, die Klientel;
- der Stellenwert der Qualität;
- die Zusammenarbeit;
- die Führung und Leitung;
- die MitarbeiterInnen, Personalentwicklung;
- die Organisationsgrundsätze und Stabilität;
- der Umgang mit Ressourcen.

siehe Manual: Leitbildmosaik, Seite 189

Zu diesen Bereichen werden im zweiten Schritt Leitsätze formuliert (z. B. »In unseren Angeboten orientieren wir uns am Bedarf psychisch kranker Menschen«). In einem dritten – noch weitergehenden und dadurch konkretisierenden Schritt – werden mehrere Beispiele beschrieben, wie diese Leitsätze durch das praktische Handeln realisiert werden (z. B. »Wir setzen dieses durch regelmäßige bedarfserkundende Gespräche mit den psychisch kranken Menschen um.«).

Die Arbeit am Leitbild fördert die Kommunikation und den Austausch zwischen den Systembeteiligten und ist schon dadurch ein direkter, die Einrichtungskultur prägender Faktor. Das Leitbild hat die Funktion der verbindlichen Richtschnur für alle Beteiligten der psychiatrischen Einrichtung. Es ist im Idealfall identitätsstiftend und motivierend. Soll das Leitbild identifiziert »gelebt« werden, ist die Einbindung der Organisationsmitglieder bei der Erarbeitung des Leitbildes mit entsprechenden Leitsätzen von wesentlicher Relevanz.

Führung wird in der Integrationsphase unterstützend und visionsbildend für die Zukunftsgestaltung wahrgenommen. Führungskräfte sorgen für Transparenz in der Organisation zwischen den Bereichen und koordinieren diese in notwendigen Belangen. Sie regen an (z. B. die Leitbildentwicklung), fördern und fordern, delegieren Aufgabenbereiche, vereinbaren Ziele. Die Einrichtung wird flexibler und handelt zunehmend in dezentralisierten intern vernetzten Einheiten und Teams. Veränderungen geschehen nicht mehr reaktiv – wie in der Differenzierungsphase –, sondern proaktiv durch identifizierte Systembeteiligte mit hohen selbstorganisierenden Kompetenzen.

Wenn Identifikation mit den Grundsätzen und Zielen der psychiatrischen Einrichtung erreicht ist, die innere Vernetzung in der Organisation etabliert ist und gegenseitige Unterstützungssysteme entwickelt sind, ist auch Orientierung nach außen möglich. Der »Blick über den Tellerrand« der eigenen Einrichtung ist für gedeihendes Wachstum unentbehrlich. Eine Weiterentwicklung des »Ganzen« und eine Öffnung für zukünftige neue Wege z. B. in Richtung NutzerInnenbeteiligung oder weitere Ambulantisierung wird aufgrund der Stabilität und der verhältnismäßigen Selbstständigkeit der Bereiche dann nicht als kollektive Bedrohung erlebt, sondern eher als Innovation und Herausforderung.

IV. Die Assoziationsphase
Vernetzung und Kooperation

Die Grenzen zwischen der Integrationsphase und der Assoziationsphase sind fließend. Mehr denn je sind Einrichtungen mit sozialpsychiatrischen Inhalten dezentral organisiert und als Anbieter entsprechender Leistungen in Versorgungsregionen verankert. Sie sind für die humane psychiatrische Versorgung psychisch kranker Menschen notwendig. Einst entstanden als Resultat gesundheitspolitischer Bewegungen mit spezieller Sichtweise psychischer Störungen ist heute eine Arbeitsweise in Richtung rehabilitativer Behandlung mit abgestuften

Hilfsangeboten in der Gemeinde zu verzeichnen (STEINERT 1998). Dem Thema der qualitativen Auswertung der Arbeit wird durch verschiedenene Forschungsmethoden und Qualitätsmanagementsystemen Raum gewidmet. Qualitätsentwicklungsprozesse werden nicht nur in Reaktion auf Kostenträger, die zunehmend Leistungs- und Effizienznachweise für Modelle der gemeindepsychiatrischen Versorgung fordern, eingeleitet und durchgeführt, sondern sind auch als eines der Hauptmerkmale der Assoziationsphase zu verstehen. Eine »Orientierung an den Umwelten« (GLASL, LIEVEGOED 1996) und die Auseinandersetzung mit den damit zusammenhängenden Anforderungen und Möglichkeiten findet nicht mehr vorwiegend intern, sondern zunehmend extern statt. Sozialpsychiatrische Träger mit vergleichbaren Leistungsangeboten schließen sich netzwerkorientiert zusammen, um in Benchmarkingprozessen ihre Einrichtungen umfassend befragen und bewerten zu lassen. So erhalten sie Vergleichsmöglichkeiten, wie z. B. Ausstattung, Organisation und Dienstleistungen ihrer Einrichtung von NutzerInnen, MitarbeiterInnen, VertreterInnen verschiedener Hierarchiestufen (teilweise auch von KooperationspartnerInnen) eingeschätzt werden. Nach so genannten kritischen Ereignissen wird ebenso gefragt, wie nach besonderen Stärken der Organisation (HALFAR 1996). Die bewusste Installation der Gegenüberstellung von Daten mit entsprechenden Auswertungen ermöglichen gezielte Verbesserungsprozesse und Weiterentwicklungen der Gesamtorganisation in Richtung »lernende Organisation«.[1] (SENGE 1996)
Der subjektiven Seite der Betroffenen, herauszufinden, wie und durch welche Angebote ihre Lebensqualität und Zufriedenheit nachweislich verbessert werden könnte, kommt hierbei immer mehr Sinngehalt zu. »Orientierung am Bedarf der KundInnen«, vielfach als Schlagwort angezweifelt, wird in Qualitätsentwicklungsprozessen kritisch und nach »KundInnengruppen« differenziert betrachtet. Sich hier nicht entmündigend, an der zugeschriebenen Bedürftigkeit, sondern tatsächlich am Bedarf, dem Wunsch und Wollen der Psychiatrieerfahrenen zu orientieren, ist die Prämisse vieler sozialpsychiatrischer Einrichtungen.[2] »Haben wir die richtigen Angebote für Sie?«, ist eine Fragestellung, die

1 ebenso wie die Qualitätsbewertungen durch das EFQM-Verfahren u. a.

2 Zu den Begrifflichkeiten: »bedarfsorientiert versus bedürfnisorientiert«, s. BRENNER in FINZEN, zu »Lebensweltorientierung« siehe Münchener Erklärung: Qualität durch Partizipation und Empowerment. In: *Sozialpsychiatrische Informationen* 3/99

sich an den Lebenswelten psychiatrischer Klientel ausrichtet, und das Selbstverständnis der Einrichtung als Dienstleistungsbetrieb ausdrückt. Welche Angebote es weiterzuentwickeln, neu zu entwickeln, abzuschaffen gilt, sind ggf. die Konsequenzen relevanter Antworten. Die Zusammenarbeit zwischen Betroffenen- und Angehörigenverbänden und sozialpsychiatrischen Einrichtungen bieten auch in diesen Prozessen Grundlagen und Chancen zur gegenseitigen Unterstützung und für die Installation von Prinzipien der NutzerInnenbeteiligung in der Organisation.

»KundInnenorientierung« als eines der Hauptelemente der Assoziationsphase fördert einrichtungsübergreifende Zusammenarbeit, Koordinationen und sozialpsychiatrische Netzwerke in der Gemeinde: Einrichtungsverbünde entstehen, Kooperationsvereinbarungen zwischen sozialpsychiatrischen Einrichtungen und psychiatrischen Krankenhäusern werden im Verantwortungsbewusstsein für eine umfassende, bedarfsgerechte psychiatrische Behandlung und Versorgung getroffen. Berührungsängste zwischen verschiedensten psychiatrischen und psychosozialen Einrichtungszweigen werden zunehmend reduziert und ermöglichen intern und extern Zusammenarbeitsformen vielfältiger Couleur. »KundInnenorientierung« bedeutet, dass sich die Einrichtung auch als interne Dienstleisterin aller MitarbeiterInnen versteht und die Balance zwischen Sach- und Menschenorientierung im Organisationsbezug gehalten wird.

Von entscheidender Bedeutung ist auch in der vierten Phase der Organisationsentwicklung die Führungsstruktur und die damit zusammenhängenden Funktionen und Aufgabenbereiche. Die Führungsebene nimmt den Bereichen und Teams gegenüber beratende Funktion ein, denen sie weitestgehend Aufgaben mit den dazu gehörenden Kompetenzen übertragen hat. Entwicklungsaktivitäten bewegen sich im Rahmen des verbindlichen Leitbildes und des Gesamtkonzeptes. Risiken sind abzuwägen, realistische Horizonte für konzeptionelle Weiterentwicklungen abzustecken.

Das Initiieren von Maßnahmen erfordert in dem Ausbau und der Umsetzung von Veränderungen Kontakt zwischen den beteiligten Ebenen, um die Hintergründe und den Nutzen zu transportieren und zu diskutieren. Für die qualitative Entwicklung der Organisation ist es notwendig, dass die Motivation und die Identifikation der MitarbeiterInnen mit den sich wandelnden Aufgaben und Anforderungen einschätzbar bleiben. Diese Einschätzbarkeit ist am ehesten über Kontakt zu erreichen. »Beziehungsarbeit« zu den Menschen, die in sozialpsychiatrischen Einrichtungen arbeiten, ist nur beschränkt delegierbar. Dass der Abstand zwischen Führung und Basis nicht zu groß wird und Unsicherheiten aufgefangen werden können, ist eine wesentliche Aufgabe der Führungskraft (auch) in der Assoziationsphase. (GLASL 2000)

Kontinuierliche Lernprozesse zu initiieren, gehört ebenfalls dazu. Praktisches Lernen findet in Intervisionsgruppen statt, in denen die KollegInnen aus verschiedenen Einrichtungszweigen zusammenfinden. Darüber hinaus bietet berufsgruppenorientierte Binnendifferenzierung bei Schwerpunktsetzungen den Personen Möglichkeiten, ihre eigenen Ressourcen optimal und sinnvoll zu nutzen.

Resümee: Die Entwicklung sozialpsychiatrischer Einrichtungen wurde in diesem Beitrag in vier Phasen dargestellt, ähnlich einem Lebenslaufzyklus. Die sozialpsychiatrische Entwicklung mit ihren Hilfenetzen ist jedoch nicht beendet. Auch in Zukunft wird es Dynamik in den Einrichtungen und ihren Umwelten als lebendigen Systemen geben. Hierbei das angemessene Tempo auf dem Weg zur Verwirklichung der richtigen Inhalte (für die Weiterentwicklung) der Psychiatriereform zu halten, wird weiterhin die Herausforderung für sozialpsychiatrische Führungskräfte sein. In der politischen Arbeit, der Öffentlichkeitsarbeit und dem Austausch mit Fachbehörden ist der Marktrationalität und den rein ökonomischen Gesichtspunkten die konsequente Orientierung an den Bedürfnissen der NutzerInnen, an fachlichen Standards und an der Ausstattung und Leistungsfähigkeit entsprechender (notwendiger) Hilfsangebote entgegenzusetzen. Die angemessenene Vielfalt gemeindepsychiatrischer Angebote ist – in Abgrenzung zur Beliebigkeit – kontinuierlich zu reflektieren. Für die Organisationsentwicklung werden auch weiterhin Persönlichkeiten gebraucht, die auf verschiedensten Ebenen selbstbewusst Pionierarbeit leisten, die realitätsgerecht differenzieren, die prozesshaft integrieren und die den Austausch zwischen sozialpsychiatrischen Einrichtungen als offene Systeme mit der Umwelt gestalten und steuern.

Literatur

GLASL, Friedrich; LIEVEGOED, Bernhard (1996): Dynamische Unternehmensentwicklung. Paul Haupt Verlag, Bern.

GLASL, Friedrich (2000): Wie geht Organisationsentwicklung mit Macht in Organisationen um? In: TREBESCH, Karsten: Organisationsentwicklung. Konzepte, Strategien, Fallstudien. Klett-Cotta, Stuttgart.

HALFAR, Bernd (1996): Qualitätssicherung durch datenbankgestützte Betriebsvergleiche. In: MAELICKE, Bernd (Hg.): Qualitätsmanagement in sozialen Betrieben und Unternehmen. Nomos Verlag, Baden-Baden.

KISKER, Karl Peter (1995): Forderungen der Sozialpsychiatrie. In: Asmus FINZEN, Ulrike HOFFMANN-RICHTER: Was ist Sozialpsychiatrie? S. 39ff, Psychiatrie-Verlag, Bonn.

LOHMER, Matthias (Hg.) (2000): Psychodynamische Organisationsberatung. Konflikte und Potenziale in Veränderungsprozessen. Klett-Cotta. Stuttgart.

ROTH, Stephan (2000): Emotionen im Visier: Neue Wege des Change Management. In: *Organisationsentwicklung*. 2, S. 14–21.

SENGE, Peter, M. (1996): Die fünfte Disziplin. Kunst und Praxis der lernenden Organisation. Klett -Cotta, Stuttgart.

STEINERT, T. (1998): Sozialpsychiatrische Rehabilitation: Von der Ideologie zur Empirie. In: *Krankenhauspsychiatrie* 9, S. 81–85. Enke Verlag, Stuttgart.

TERGEIST, Gabriele (1993): Soziale Projekte sind anders als VW und Opel. In: *Sozial Extra*, 10.

WEIGAND, Hildegard (1992): Organisationskultur – ein lebendiger Prozeß der Gestaltung der Zusammenarbeit. In: BRILL / KEMNA / WEIGAND: Betreutes Wohnen, Psychosoziale Arbeitshilfen 6, Psychiatrie -Verlag Bonn.

Organisationsentwicklung als Leitungsaufgabe am Beispiel der Organisations-Strukturreform der Arbeitsgemeinschaft Brücke Schleswig-Holstein gGmbH

Günter Ernst-Basten

Überblick: Organisationen gründen und entwickeln sich

Die Geschichte der Gemeindepsychiatrie in Schleswig-Holstein begann vor ca. 20 Jahren. Am großen Modellprogramm Psychiatrie der sozial-liberalen Bundesregierung nahmen die CDU-regierten Bundesländer und damit auch Schleswig-Holstein nicht teil. So fehlten zunächst Impulse für eine Weiterentwicklung im Land. Deutlich später als im Bundesgebiet entstand hier stattdessen eine Bewegung »von unten«: Mitarbeiter[1] psychiatrischer Einrichtungen, engagierte Bürger und Angehörige gründeten überall im Land Hilfsvereine, die vor Ort als Alternative zu den psychiatrischen Großkrankenhäusern konkrete Hilfe für Menschen mit psychischen Erkrankungen leisten wollten. Aber die ersten Versuche, Finanzierungsmöglichkeiten zu finden und die Ideen umzusetzen, waren sehr schwer.

Erst mit Unterstützung des Paritätischen Wohlfahrtsverbandes gelang endlich der Durchbruch. Es entstanden zunächst Treffpunkte, Begegnungsstätten und Wohngemeinschaften. Viele dieser Hilfsvereine entschieden sich bei der Suche nach einem Namen für die Bezeichnung »Brücke«, um damit auszudrücken, dass Übergänge zwischen den Kliniken und der Gemeinde geschaffen werden sollten. So gibt es bis heute mehrere rechtlich voneinander unabhängige Hilfsvereine in Schleswig-Holstein, die in irgendeiner Form das Wort »Brücke« in ihrem Namen tragen. Gemeinsam ist diesen Vereinen die Mitgliedschaft im Paritätischen Wohlfahrtsverband. 1984 schlossen sich einige dieser Hilfsvereine mit dem Paritätischen Wohlfahrtsverband Schleswig-Holstein zur gemeinnützigen

1 Wegen der besseren Lesbarkeit wurde die männliche Form gewählt – selbstverständlich sind immer beide Geschlechter gemeint.

(g)GmbH »Arbeitsgemeinschaft Brücke Schleswig-Holstein«[2] zusammen. Sie wollten damit als Gegengewicht zu den mächtigen etablierten Trägern der Landeskrankenhäuser, Großkliniken und zu den Kostenträgern eine fachlich und wirtschaftlich starke sowie durchsetzungsfähige Organisation aufbauen.
Mittlerweile arbeiten mehr als 400 Mitarbeiter für die agb in kleinen dezentralen gemeindepsychiatrischen Einrichtungen in den Kreisen und Städten Schleswig-Holsteins: Nordfriesland, Dithmarschen, Steinburg, Pinneberg, Herzogtum Lauenburg, Plön, Neumünster und Kiel.
Zum Angebot gehören:

- im Wohnbereich Wohnheime, Wohngruppen und ambulante Betreuungen,
- im Arbeitsbereich Werkstätten, Beschäftigungsprojekte, Integrationsbetriebe, Psychosoziale Dienste im Arbeitsleben und Integrationsfachdienste,
- im Behandlungsbereich Tageskliniken, Institutsambulanzen, ambulante Pflegedienste, ergotherapeutische Praxen, psychotherapeutische Gruppen,
- im Bereich der Sozialen Teilhabe und Selbsthilfeförderung Tagesstätten, eine Begegnungsstätte, Angehörigengruppen, Psychose-Seminare,
- in der fachlichen Weiterentwicklung Seminare, Zusatzausbildungen und wissenschaftliche Studien.

In allen Jahren seit der Gründung wächst das Angebot kontinuierlich. Die Nachfrage ist hoch, die Angebote sind sehr gut ausgelastet (1999 wurden bereits mehr als 1.700 Menschen betreut). Von der Arbeit gehen Impulse aus, die die gesamte Versorgungslandschaft in Schleswig-Holstein bereichern. Wirtschaftlich steht die Organisation auf soliden Füßen. Aus einer kleinen Initiative ist eine große GmbH mit mehr als 34 Mio. DM Jahresumsatz entstanden. Aus der Perspektive der Leitung liegt in diesem Erfolg dennoch kein Grund, sich auszuruhen. Organisationen, die in ihrer Entwicklung stehen bleiben, bauen ab. Von dieser Gefahr sind auch gemeindepsychiatrische Organisationen nicht ausgenommen. In einer sich verändernden Welt zwingt bereits der Versuch, Erreichtes zu erhalten, zu ständigen Anpassungsleistungen. Umso mehr ist zu tun, wenn es zu einem echten Fortschritt kommen soll. Die aufregenden Entwicklungen der letzten Jahre (z. B. die Bewegung der Psychiatrieerfahrenen, therapeutische Fortschritte, neue Möglichkeiten der regionalen Vernetzung, die Chance,

2 Im weiteren Text wird »Arbeitsgemeinschaft Brücke Schleswig-Holstein gGmbH« mit »agb« abgekürzt.

medizinische, rehabilitative und präventive Leistungen zu vernetzen u. v. m.) zeigen als Perspektive deutlich andere Möglichkeiten auf, als es dem bisherigen System entspricht. Gleichzeitig stellen enger werdende finanzielle Spielräume, Verteilungskämpfe im Sozial- und Gesundheitsbereich, die Einführung marktwirtschaftlicher Prinzipien und weitere gravierende Änderungen die gewohnten Abläufe und Strukturen in Frage.

Im Management der Veränderungsprozesse sehe ich eine wesentliche Führungsaufgabe und eine kontinuierliche Herausforderung für die psychiatrische Führungskraft. Dazu gehört es, die Rahmenbedingungen zu beachten, Informationen aufzunehmen und sie zu bewerten, Visionen und Leitvorstellungen zu entwickeln, die sich an den Bedürfnissen und Zielen der Nutzer orientieren, diese in Strategien und Maßnahmen umzusetzen, Ressourcen zur Verfügung zu stellen, die Mitarbeiter zu fördern und die Ergebnisse der Handlungen fortlaufend zu überprüfen.

Die Grundlagen der Organisationsentwicklung

Wie baut man eine leistungsfähige Organisation auf? Wie hält man sie lebendig und lernfähig? Wie bewältigt man rasches Wachstum fachlich, organisatorisch und wirtschaftlich? Wie erreicht man, dass sich die Organisation dauerhaft an den Bedürfnissen und Interessen der Nutzer orientiert? Wie können auch in einer großen Organisation persönliche und individuelle Hilfen erbracht werden? Wie verkraftet man die massiven Umwälzungen und Kürzungen im Sozialrecht? Wo bleiben eigentlich die Mitarbeiter? Diese Aufzählung der Fragen ließe sich weiter fortsetzen, und endgültige Antworten und Rezepte, dies zeigt die Erfahrung, gibt es nicht.

Die agb hat in ihrer Entwicklung bisher drei verschiedene Phasen durchlaufen: die Pionier- und Aufbauphase in den Jahren 1984 bis 1993, die Phase der Konsolidierung und Professionalisierung zwischen 1994 und 1997 und eine Phase der Neuorientierung ab 1998. Diese Betrachtungsweise ist grob und schematisch, hilft aber beim Verständnis der Organisationsentwicklung. In einigen Bereichen war das Tempo langsamer oder schneller. Elemente jeder Phase waren immer zur gleichen Zeit vorhanden.

Während der Entwicklung wurde die agb durch folgende Faktoren geprägt:

- die Orientierung an Leitideen und Werten,
- die Rechtsform der GmbH,
- das Spannungsfeld zwischen regionaler Orientierung und überregionaler Steuerung,
- regionale und überregionale Partnerschaften.

Orientierung an Leitideen und Werten

In der Pionierphase der Organisation waren die Leitlinien sehr lebendig und treibend, wenn auch nicht systematisch und zusammenhängend ausformuliert. Die Organisation hatte zu dieser Zeit mehr den Charakter einer Initiative als eines Unternehmens. Insbesondere neu hinzukommende Mitarbeiter hatten es zunehmend schwer, ihren Zugang zu finden. So wurde es notwendig, im Rahmen eines Organisationsentwicklungsprozesses Leitlinien breit zu diskutieren und sie 1995 in einem Organisationshandbuch niederzulegen. In den letzten Jahren wurde die Diskussion neu aufgenommen. Leitvorstellungen sollen zwar über einen langen Zeitraum Orientierung geben, sie entwickeln sich jedoch gleichzeitig weiter im Dialog mit den Nutzern, mit dem Fortschritt der wissenschaftlichen Erkenntnisse und vor dem Hintergrund gesellschaftlicher und politischer Veränderungsprozesse. Für mich ist die fortlaufende Beschäftigung mit den Werten und Leitlinien das »Herzstück« der Führungsaufgabe, auch wenn betriebswirtschaftliche Methoden für die Umsetzung der Ziele wichtig sind. Der Erfolg einer sozialen Unternehmung hängt letztlich entscheidend davon ab, wie Werte und Leitlinien erarbeitet, in die Arbeit eingeführt und kontinuierlich weiterentwickelt werden.

Zur Zeit sind die Leitvorstellungen der agb folgendermaßen beschrieben:

Wir fördern die seelische Gesundheit unserer Klienten, ihre Lebensqualität und ihre soziale Integration.

- **Im Mittelpunkt unserer Arbeit stehen die Wünsche und Bedürfnisse der psychisch beeinträchtigten Personen.**
- **Für sie entwickeln wir gut zugängliche und hochqualifizierte Dienstleistungen in ihren Wohnorten.**
- **Wir schaffen die Voraussetzungen, um Maßnahmen der Prävention, Behandlung, Rehabilitation, Eingliederung und Pflege zu einem integrierten und differenzierten Angebot zusammenzuführen.**

- **Wir helfen individuell, unkompliziert und flexibel bei der gesundheitlichen Stabilisierung, der beruflichen Förderung und Integration, im häuslichen Wohnumfeld, in betreuten Wohnungen und bei der sozialen Teilhabe.**

Wir schließen Partnerschaften und bilden Netzwerke.

- **Die Stärkung der seelischen Gesundheit psychisch beeinträchtigter Menschen ist eine große Aufgabe, die viele Initiativen benötigt.**
- **Wir arbeiten gemeinsam mit den Betroffenen und ihren Angehörigen an dieser Aufgabe, im Kontakt mit Nachbarn und dem weiteren Gemeinwesen, in Absprache mit Kostenträgern und Politik, in Kooperation mit anderen Organisationen und Einrichtungen.**
- **Wir arbeiten mit unseren Einrichtungen im regionalen Verbund.**
- **Unser Ziel ist ein breit getragenes Netzwerk der seelischen Gesundheit.**

Wir entwickeln uns und unsere Arbeit fortlaufend weiter.

- **Unser umfassendes System des Qualitätsmanagement entsteht Schritt für Schritt.**
- **Hierzu gehören die Stärkung der Rechte der Nutzer, die fachliche Weiterqualifizierung unserer Mitarbeiter und ihre persönliche Unterstützung, die regelmäßige Dokumentation und Überprüfung der Arbeit, die Durchführung wissenschaftlicher Untersuchungen und regelmäßige externe Betriebsvergleiche.**
- **Hieraus gewinnen wir Anregungen für die fortlaufenden Lernprozesse innerhalb der Organisation.**

Die Rechtsform

Die Gründer der agb hatten früh erkannt, dass die Rechtsform einer gemeinnützigen GmbH gute Voraussetzungen für zielgerichtete Entwicklung schafft. Fünf regionale psychosoziale Hilfsvereine und der Landesverband des Paritätischen Wohlfahrtsverbandes bilden die Gesellschafterversammlung der agb als oberstes Entscheidungsorgan für die strategischen Beschlüsse und für wesentliche Einzelentscheidungen. Der Geschäftsführer setzt diese Entscheidungen um und führt die Geschäfte der Gesellschaft verantwortlich mit allen betrieblichen Anforderungen. Diese Trennung der Grundfragen von den Umsetzungsfragen schaffte von Anfang an eine entscheidungsfreudige klare rechtliche Struktur und bildete damit eine der Grundvoraussetzungen für die Professionalisierung der Organisation und die wettbewerbsfähige Umsetzung der Ziele.

Im Spannungsfeld zwischen regionaler Orientierung und überregionaler Steuerung

Die agb ist in acht (von 15) Kreisen und kreisfreien Städten Schleswig-Holsteins tätig. Alle Angebote sind regional orientiert. Die Einrichtungen und Dienste vor Ort sind eng miteinander verzahnt und untereinander durchlässig. Die fachliche und wirtschaftliche Verantwortung für die Arbeit in den Einrichtungen liegt vor Ort. Wesentliche wirtschaftliche Entscheidungen, grundsätzliche fachlich-konzeptionelle Fragen, Verhandlungen mit Kostenträgern, strategische Planungen, das Rechnungswesen, das Personalwesen, Finanzierungen und andere übergeordnete Arbeitsfelder werden zentral gesteuert. Aus diesem Zusammenspiel entstehen immer wieder Reibungen. Manchmal ergeben sich Energieverluste, meist aber Impulse für Veränderungen und Verbesserungen der Abläufe. Die Einrichtungen schmoren nicht im eigenen Saft, die Planer entwickeln ihre Ideen nicht am grünen Tisch, wichtige Informationen und gute Umsetzungen verbreiten sich schnell.

Regionale und überregionale Partnerschaften

Das Ziel, dass Menschen mit psychischen Erkrankungen wohnortnah umfassende und kompetente Hilfe und Begleitung erhalten können, ist nur durch Partnerschaften und ein breites Netzwerk vor Ort zu erreichen. Die agb sieht es dabei als ihre Aufgabe an, Impulse zu geben, Initiativen zu befördern und einen eigenen aktiven Beitrag zur Verbesserung der Situation psychisch erkrankter Menschen zu leisten. In diesem Sinne wird die Zusammenarbeit mit der Bürgerschaft, den politischen Parteien, den Kostenträgern, den Verbänden und Fachinstitutionen und den Interessenvertretungen der Betroffenen und der Angehörigen gesucht und gemeinsam um Ideen und Weiterentwicklungen gerungen. Diese Abstimmungsprozesse sind nicht immer leicht, sie fordern einen langen Atem und den Willen zur Kooperation. Dabei ist es wichtig, die eigenen Positionen und Auffassungen nicht zu leugnen.

Die erste Phase der Organisationsreform: Professionalisierung

Die ersten Jahre des Aufbaus der Einrichtungen und Dienste wurden von allen Mitarbeitern mit viel Schwung betrieben. Im Zentrum der regionalen und überregionalen Aktivitäten bewegten sich Pioniere und Pionierinnen, die auf der

Grundlage einer tiefen sozialpsychiatrischen Überzeugung und getragen von großem Engagement das Feld bereiteten und Strukturen entwickelten. Die Organisation war u. a. durch folgende Merkmale gekennzeichnet:

- die Arbeit war stark teamorientiert und erfolgte mit zum Teil sehr hohem Zeiteinsatz,
- formale organisatorische Hilfsmittel (Organigramme, Stellenbeschreibungen ...) existierten kaum,
- es gab flache Entscheidungsstrukturen,
- Entscheidungen wurden häufig intuitiv getroffen,
- der Geschäftsführer hatte eine starke Rolle und war auch mit Details der Einrichtungen befasst,
- Abläufe und Leistungen waren wenig standardisiert,
- es gab keine Stabsstellen und wenig Spezialisierung bei den Mitarbeitern,
- die Ausstattung mit Eigenkapital war knapp.

Das starke Wachstum, der fortlaufende Aufbau neuer Angebote und die zunehmende Zahl der Mitarbeiter forderten Veränderungen. Die Organisation kam ihren Aufgaben nicht mehr hinterher. Klarere Rollenaufteilungen und geregelte Abläufe waren notwendig. In dieser Situation hatte die Geschäftsführung die besondere Aufgabe, die Entwicklung einer neuen Organisationsstruktur anzustoßen. In einem langwierigen Diskussionsprozess unter externer Moderation erarbeiteten mehrere Projektgruppen Vorschläge zur Aufbau- und Ablauforganisation. Wesentliche Ergebnisse bestanden in der Einführung eines Organisationshandbuches und in der Etablierung einer Leitungsstruktur auf regionaler Ebene. Alle unterschiedlichen Einrichtungen und Dienstleistungen in einer Region wurden unter eine einheitliche Leitung (Bereichsleitung) gestellt. Die Bereichsleiter waren direkt dem Geschäftsführer unterstellt und hatten in der Region weitgehend delegierte Führungsaufgaben mit Fach- und Budgetverantwortung und Aufgaben der Außenvertretung und der Projektentwicklung.

Die Organisationsveränderung war sehr erfolgreich. Die unterschiedlichen Leistungen konnten vor Ort besser verknüpft werden, das überregional angesammelte Wissen wurde zeitnah in die Regionen transportiert. Informationen aus den Regionen und Einrichtungen kamen schneller bei der Geschäftsführung an und konnten bei anstehenden Entscheidungen berücksichtigt werden.

Die aktuelle Phase der Organisationsentwicklung: Neuorientierung und Weiterentwicklung

Hintergründe für die Organisationsreform

Eine der wesentlichen Aufgaben eines Führungssystems einer Organisation ist es, die Zukunft zu planen, veränderte Rahmenbedingungen und Bedürfnisse im Vorfeld zu erkennen und sich in der Gegenwart auf sie einzustellen, nach dem Motto »Control your destiny, or someone else will do it«. Wenn die agb ihre Leitvorstellungen auch in Zukunft umsetzen will (und das hat sie vor), dann muss sie kritisch überprüfen, wie weit sie gekommen ist, und ob ihre Organisation in der Lage ist, die Zukunftsaufgaben zu meistern.[3]

Im Rahmen unserer Jahrestagung aller Mitarbeiter im Jahr 1998 führten wir eine Selbstbewertung durch: Wo stehen wir im Vergleich zu unseren Zielen? Wo stehen wir im Vergleich zu den Bedürfnissen der Nutzer? Und wo stehen wir im Vergleich zu anderen Organisationen? Das Ergebnis unserer Analyse ergab,

3 In der letzten Zeit sind mir zwei Artikel, die sich zu unserem Arbeitsfeld mit Zukunftsfragen beschäftigen, besonders aufgefallen. Diese Beiträge sollen als Beispiel dafür dienen, dass die Sozial- und Gemeindepsychiatrie vor großen Zukunftsaufgaben steht.
HERMANN MECKLENBURG, (Die Zukunft der Rehabilitation, *Rundbrief der BAG Integrationsfirmen,* 1999) weist auf Widersprüchlichkeiten hin, die die Zukunft der Psychiatrie prägen werden. Sie werde biologischer und gleichzeitig psychotherapeutischer, individueller und sozialer, geregelter und verwilderter, medizinischer und nichtmedizinischer. Er resümiert, die Psychiatrie müsse lernen, Widersprüchlichkeiten auszuhalten und mit Spannungen zu leben. Die real existierende Sozialpsychiatrie habe teilweise den Charakter einer »fürsorglichen Belagerung« angenommen und den kustodialen Stil der Großkrankenhäuser in eine ›paternalistische Gemeindepsychiatrie‹ überführt. Und er beobachtet die Verteilungskämpfe im »medizinisch-industriellen« Komplex und vermutet pessimistisch, dass bei der Machtfrage um begrenzte Finanzmittel dieser Komplex größere Erfolgschancen haben werde.
LUC CIOMPI (Welche Zukunft hat die Psychiatrie? *Verhaltenstherapie und Psychosoziale Praxis,* 1/2000, 9–18) sieht auf der hoffnungsvollen Seite die Entwicklung zu flexiblen gemeindezentrierten Diensten, versehen mit ambulanten oder halbambulanten Kriseninterventionsteams, Rehabilitationszentren und Notfallequipen. Er träumt von kleinen integrierten psychiatrischen Abteilungen, die sich auf Netzwerke von sozialpsychiatrischen Übergangseinrichtungen und Ambulatorien stützen und mit niedergelassenen Ärzten und anderen Gruppen harmonisch zusammenarbeiten. Diesen Hoffnungen gegenüber stünden ebenso große oder sogar größere Zukunftsängste. Für manche bewege sich die Sozialpsychiatrie auf dem absteigenden Ast, bevor sie sich überhaupt erst richtig habe entfalten können. Neurowissenschaften, biologische Psychiatrie und Psychopharmakologie zögen das große Geld an, gemeindepsychiatrische Strukturen seien schlecht koordiniert, ambulante und stationäre Behandlungsmaßnahmen sollten unter einheitlicher Leitung stehen, die Sozialpsychiatrie habe zu wenig akademisches Gewicht und Prestige.

dass wir über ein hohes Potenzial verfügen und der Zukunft nicht ängstlich ins Gesicht sehen müssen, dass aber Neuorientierungen notwendig sind und dass wir bei den notwenigen Veränderungsschritten auf unseren Stärken aufbauen können.

Wir sehen u. a. die folgenden Zukunftsaufgaben für die agb:

- Wir wollen die gewandelten Bedürfnisse und Ansprüche der Nutzer stärker berücksichtigen.
- Unser Augenmerk wird sich stärker auf Vorfeldarbeit und auf Prävention richten.
- Unsere Kompetenz, integrierte Komplexleistungen erbringen zu können, soll ausgebaut werden. Die Angebote sollen personzentrierter und individueller werden.
- Wir sehen die Notwendigkeit, verstärkt mit anderen Organisationen und Bereichen verbindliche Partnerschaften und Netzwerke aufzubauen.
- Wir müssen unsere Effektivität verbessern und stärker überprüfen, ob wir wirklich das tun, was wir wollen.
- Unsere Angebote sollen nach außen übersichtlicher und klarer präsentiert werden.
- Wir müssen uns auf neue Finanzierungsstrukturen einstellen.
- Die starke Abhängigkeit von der Sozialhilfe als Kostenträger (ca. 75 Prozent der Erträge) soll vermindert und andere Einnahmequellen erschlossen werden.
- Wir werden mit weiteren Vergütungssenkungen umgehen müssen.
- Es ist notwendig, unsere Abläufe effizienter zu gestalten und die Wirtschaftlichkeit zu erhöhen. Dazu gehört auch die weitere Dezentralisierung von Verantwortung.
- Um zielgenauer und bedürfnisgerechter planen zu können, müssen mehr Ressourcen für die Entwicklung neuer Angebote und für das Qualitätsmanagement bereitgestellt werden.
- Das hohe Qualifikationsniveau der Mitarbeiter soll gehalten und weiter ausgebaut werden.

Was die Organisation leisten muss

Die Organisation der agb muss der bestmöglichen Erreichung der gesetzten Ziele und der daraus abgeleiteten Aufgaben dienen. Ausgangspunkt aller Überlegungen sollen immer die Bedürfnisse der Kunden sowie die Anforderungen der Umwelt sein.

Die Kundenstruktur eines gemeindepsychiatrischen Unternehmens ist vielschichtig. Von entscheidender Bedeutung sind die Bedürfnisse der von psychischer Erkrankung oder Beeinträchtigung unmittelbar betroffenen Menschen. Sie bilden die prioritäre Zielgruppe. Aber auch Kostenträger, Angehörige, Nachbarn, politische Gremien und die Gesellschaft insgesamt stehen zum Träger in besonderer Weise in Kundenbeziehungen.

Die Organisation hat folgende Aufgaben zu leisten: Die Bedürfnisse dieser Kundengruppen zu erkennen, Ressourcen (Geld, rechtliche Möglichkeiten, politische Unterstützung usw.) ausfindig zu machen und zu nutzen, daraus Strategien, Ziele und Maßnahmen abzuleiten und diese in qualitätsgerechte und wirtschaftliche Dienstleistungen umzusetzen. Eine gute Organisation muss in der Lage sein, sich fortlaufend zu überprüfen: Trägt das, was alle Beteiligten tun, zur Zielerreichung wirkungsvoll bei? Machen sie das Richtige? Machen sie die Dinge richtig? Oder wird der optimale Ablauf behindert, unnötig verkompliziert oder verlangsamt? Bei dieser Herangehensweise stehen die Bedürfnisse der prioritären Zielgruppe im Vordergrund, die kurzfristigen Bedürfnisse der Mitarbeiter kommen manchmal erst an zweiter Stelle. Langfristig aber werden auch die Interessen der Mitarbeiter durch die Sicherung der Existenz des Unternehmens gewahrt.

Die Führungskräfte haben in der Zusammenarbeit mit den Mitarbeitern die Aufgabe, Leitideen und Ziele zu kommunizieren, die Mitarbeiter zu motivieren, bei der Umsetzung zu unterstützen sowie sie zu ermutigen und zu befähigen, an Verbesserungsaktivitäten mitzuwirken. Auf diese Weise bleiben die Mitarbeiter lebendig, lernfähig und lernbereit. Sie entwickeln sich weiter, nicht nur als Einzelne, sondern auch als Team und als Gesamtorganisation.

Start der zweiten Phase der Organisationsentwicklung

1997 wurde die interne Diskussion um Ziele, Strategien und Umsetzungsschritte erneut begonnen. Die Themen »lagen in der Luft«, der Anstoß kam vom Geschäftsführer. Nach vielen Vorarbeiten spielte die Jahrestagung 1998 der agb eine wesentliche Rolle bei der Positionsbestimmung. In Kleingruppen und im Plenum wurde an den Leitideen und Zielen der Organisation gearbeitet. Wie weit sind wir gekommen? Wie ist das Umfeld? Welche Bedürfnisse und Interessen haben unsere Kunden? Wohin wollen wir uns in den nächsten Jahren entwickeln? Was ist zu tun?

siehe ausführliche Beschreibung im Manual Seite 191

Es wurden Leitvorstellungen zu zwölf Arbeitsfeldern entwickelt, die die Arbeit der nächsten Jahre prägen und bis zum Jahr 2005 umgesetzt sein sollen. Die Leitlinien beziehen sich auf die Arbeitsfelder: Regionaler Verbund, Wohnbereich, Berufliche Rehabilitation, Fachdienste Arbeit, Soziale Teilhabe, Beratung, Behandlung und Psychotherapie, Innerbetriebliche Kommunikation und Organisationsentwicklung, Qualitätsentwicklung, Personalwesen, Finanzwesen, Controlling und allgemeine Verwaltung sowie Öffentlichkeitsarbeit und Marketing. Beispielhaft aufgeführt ist nachfolgend die Leitlinie zum Arbeitsfeld »Wohnen«:

> »Wir sind Experten für die Integration psychisch erkrankter und seelisch behinderter Menschen in den Alltag. Unsere Angebote im Wohnbereich sind alltagsorientiert, differenziert und individuell. Wir stellen uns auf die persönlichen Wünsche und Lebenspläne unserer Klienten ein. Durch die Organisation der Hilfen im Verbund ermöglichen wir auch Menschen mit schweren Beeinträchtigungen und in besonderen Lebenssituationen ein weitgehend selbstbestimmtes Wohnen in der Gemeinde. Wir sind in der Lage, Hilfesuchende kurzfristig aufzunehmen und stehen auch in Krisensituationen verlässlich zur Verfügung.«

Die Diskussion um die Leitlinien wurde lebendig und teilweise sehr kontrovers geführt. Insbesondere die Selbstdefinition als »Experte« rief auch ablehnende Reaktionen hervor. Wie professionell »dürfen« wir sein? Klingt das nicht zu überheblich? Sind nicht die Nutzer die eigentlichen Experten? Es wurde die Gefahr gesehen, dass die Leitvorstellungen auf dem Niveau »schöner Worte« stecken bleiben.

Die Beschäftigung mit diesen Leitvorstellungen findet auf den verschiedenen Ebenen der Organisation statt und ist sehr produktiv. Sie fordert alle Führungskräfte, die besondere Verantwortung für die Umsetzung tragen und deren wesentliche Aufgabe es ist, ihre Mitarbeiter im Hinblick auf die Ziele zu fördern, zu unterstützen und zu fordern.

1999 folgte eine Serie von überregionalen Projektgruppen, die u. a. zu diesen Themen arbeiteten:

- Beschwerdewege und Nutzerbeteiligung,
- Weiterentwicklung der Fachdienste Arbeit,
- Überarbeitung des Dokumentationssystems DORIA,
- Entwicklung eines Wohnverbundes im Kreis Herzogtum Lauenburg,

- Entwicklung eines Wohnverbundes im Kreis Plön,
- Entwicklung eines Wohnverbundes im Kreis Steinburg,
- Entwicklung eines Wohnverbundes in Neumünster,
- Entwicklung eines Wohnverbundes Elmshorn,
- Leitlinien für die Betreuung von Frauen,
- Mahnwesen,
- Öffentlichkeitsarbeit »neue Linie«,
- Leitlinien und Planungen im Bereich Kinder und Jugendliche.

Erste Maßnahmen sind eingeleitet oder umgesetzt. Im Sommer 2000 findet eine Überprüfung statt. Für jedes Arbeitsfeld wird überprüft, wie weit wir mit der Umsetzung der Ziele gekommen sind und welche konkreten Maßnahmen für die Jahre 2000 und 2001 geplant sind. Weiter wird festgelegt, wer für die Umsetzung verantwortlich ist. Darüber hinaus werden die Diskussionen um die Leitlinien wieder aufgenommen. Nach der Auswertung der Erfahrungen soll im Frühjahr 2001 die (vorläufige) Festlegung erfolgen.

Weiterentwicklung der Aufbauorganisation

Mit den Jahren war die interne Kritik an der Aufbau- und Ablauforganisation der agb immer stärker geworden. Insbesondere aus der Gruppe der Einrichtungsleiter, die durch Leitungscoaching gestärkt und ermutigt waren, meldeten sich Stimmen: Die Entscheidungswege seien zu kompliziert, es werde viel diskutiert, aber zu wenig umgesetzt, neue Vorhaben ließen sich nur schwer umsetzen, der Informationsfluss funktioniere nicht, in unseren Angeboten wären wir mittelmäßig, die Abläufe seien zu bürokratisch.

Gleichzeitig war deutlich, dass die Zielvorstellungen nur verwirklicht werden können, wenn sich die Organisation der agb verändert. Die Strukturen und die Verantwortungsbereiche sollten klarer und effektiver werden, die Informationswege direkter und schneller und die Kommunikation persönlicher. Eine größere Entscheidungsfreudigkeit, eine stärkere fachliche Orientierung, mehr Delegation von Verantwortung, eine flachere Hierarchie und kürzere und einfachere Verwaltungswege waren notwendig.

Zunächst wurden die Ziele der Organisationsreform zwischen Geschäftsführung und den regionalen Bereichsleitern diskutiert. Als notwendig erkannt wurden zunächst diese Umsetzungsschritte:

- Einrichtungen sollen zu größeren zusammenhängenden Bereichen zusammengeführt werden.
- Die Position der Einrichtungsleiter soll gestärkt werden. Sie sollen weitgehende Personal- und Budgetverantwortung erhalten.
- Die Aufgaben der regionalen Bereichsleitungen sollen sich verändern. Sie sollen weniger Verwaltungsarbeit leisten und sich stattdessen mehr auf die regionale Vernetzung und auf Unterstützungsarbeit konzentrieren.
- Projekte sollen einen größeren Stellenwert erhalten, klare befristete Aufträge und abgestimmte Budgets.

Es war absehbar, dass wesentliche Veränderungen in der Gruppe der Bereichsleiter anstanden. Die Gruppe, die maßgeblich in den vergangenen Jahren Entscheidendes zum Aufbau der regionalen Strukturen beigetragen hatte, sollte Kompetenzen und Verantwortungen abgeben und neue Aufgaben übernehmen. Dieser Diskussionsprozess war für einige schmerzhaft und schwierig. Mit Unterstützung durch ein externes Coaching gelang es, im April 1999 zu einem gemeinsamen Vorschlag zu kommen. Nach abgeschlossener Diskussion bildet sich die Aufbauorganisation mittlerweile wie nachfolgend ab:

Die Arbeitsgemeinschaft Brücke Schleswig-Holstein gGmbH im Überblick

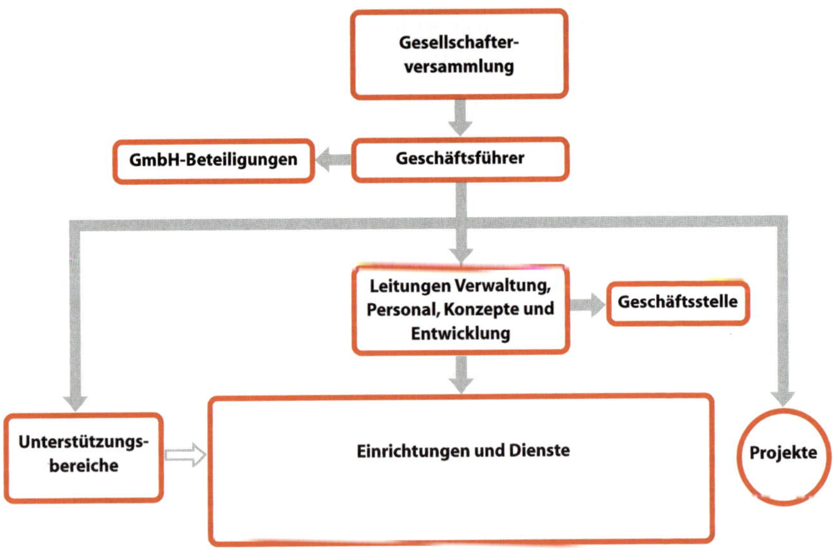

Aufbauorganisation und Aufgabenprofile

Gesellschafterversammlung

- Gesellschafter der agb sind die gemeinnützigen Vereine: Landesverband Schleswig-Holstein des Paritätischen Wohlfahrtsverbandes, Brücke-Itzehoe e. V., Anker e. V. im Kreis Herzogtum Lauenburg, Brücke Elmshorn e. V., Brücke Dithmarschen e. V. und Fähre e. V. im Kreis Plön.

Die Gesellschafter nehmen über die Gesellschafterversammlung Einfluss. Die Gesellschafterversammlung ist insbesondere zuständig für die Genehmigung des Jahresabschlusses, die Genehmigung des Jahreswirtschaftsplanes, die Bestellung und Entlassung des Geschäftsführers, den Kauf von Grundstücken, die Richtlinien für den Geschäftsführer und wichtige Einzelentscheidungen. Die entscheidende rechtliche Grundlage für die Tätigkeit der Gesellschaft wird durch die Satzung der Gesellschaft gebildet. Die Gesellschafterversammlung tritt in der Regel zwei- bis dreimal im Jahr zusammen.

Geschäftsleitung und Unterstützungsbereiche

Das Gremium *Geschäftsleitung* besteht aus dem Geschäftsführer, dem Verwaltungsleiter, dem Personalleiter und dem Leiter des Bereiches Konzeption und Entwicklung. Gemeinsam mit den Verantwortlichen für die *Unterstützungsbereiche* (Bereichsleiter, Leiter der Fachbereiche und Marketing) bildet sich das Gremium »erweiterte Geschäftsleitung«.

siehe Abbildung: Geschäftsleitung und Unterstützungsbereiche, Seite 122

Geschäftsführer

Der Geschäftsführer der agb führt die Geschäfte der Gesellschaft verantwortlich mit allen therapeutischen, kaufmännischen, verwaltungsrechtlichen und betrieblichen Anforderungen unter Beachtung der Satzung, der Gesellschafter-Beschlüsse und auf der Basis des GmbH-Gesetzes. Der Geschäftsführer ist der Gesellschafterversammlung unterstellt und verantwortlich. Der Geschäftsführer vertritt die Gesellschaft nach außen unbeschränkt. Im Innenverhältnis sind seine Befugnisse durch Satzung und Geschäftsführungsverträge geregelt. Der Geschäftsführer ist Arbeitgeber aller Mitarbeiter der agb.

Unmittelbar zugeordnete Mitarbeiter des Geschäftsführers sind der Personalleiter, der Verwaltungsleiter, der Leiter des Bereiches Konzeption und Entwicklung, der Leiter des Sekretariates in der Geschäftsstelle, die Mitarbeiter der

Unterstützungsbereiche in den Aufgaben der Bereichsleitung, der Fachgebietsleitung und des Marketing. Darüber hinaus ist der Geschäftsführer unmittelbar verantwortlich für die *Verbundeinrichtungen* Berufliche Rehabilitation und Fachdienste Arbeit sowie für einzelne neue Einrichtungen und Projekte.

siehe Abbildung Verbundeinrichtungen Seite 124

Geschäftsleitung und Unterstützungsbereiche

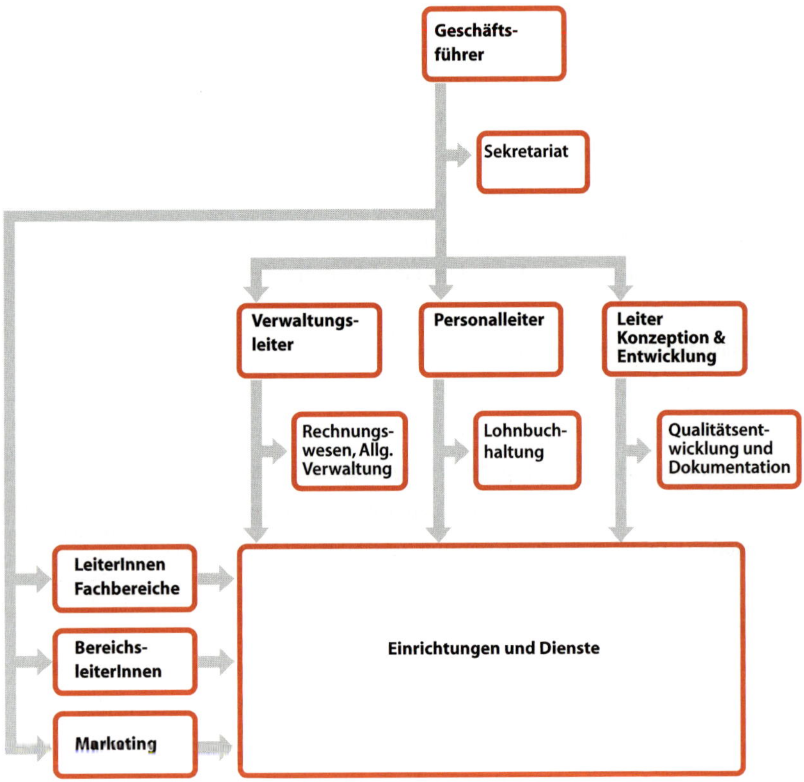

Verwaltungsleiter

Der Verwaltungsleiter ist verantwortlich für die Bereiche Finanzierung, Verwendungsnachweise, Budgetaufstellung und Kontrolle, steuerliche Fragen, Verwaltung des Anlagevermögens, Fuhrpark, Versicherungen, EDV und allgemeine Verwaltungsangelegenheiten. Dem Verwaltungsleiter direkt zugeordnet ist das Rechnungswesen sowie der Bereich Allgemeine Verwaltung.

Personalleiter

Der Personalleiter ist verantwortlich für das Personalwesen mit den Bereichen Stellenplanung, Personalentwicklung, Arbeitsrecht, Tarifrecht, Betriebsverfassungsrecht, Fortbildungsplanung und -abwicklung sowie den Bereich Arbeitssicherheit. Dem Personalleiter direkt zugeordnet ist die Personalbuchhaltung.

Leiter Konzeption und Entwicklung

Der Leiter des Bereiches Konzeption und Entwicklung ist dafür verantwortlich, dass die agb umfassende therapeutische, rehabilitative und pflegerische Angebote auf höchstem Qualitätsniveau entwickelt und betreibt. Aufgabe ist die Unterstützung der Leitungskräfte, das Qualitätsmanagement, die Vertretung gegenüber Kostenträgern sowie wichtige Einzelentscheidungen. Unmittelbar verantwortlich ist er darüber hinaus für alle Verbundeinrichtungen im Wohnbereich und im Behandlungsbereich, für den Verbund Ambulantes Zentrum Plön / Preetz sowie die Jugendhilfen in Kiel. Unmittelbar zugeordnet ist der Bereich Qualitätsentwicklung und Dokumentation. Dieser Bereich beinhaltet die Bereiche Basis- und Prozessdokumentation, die Durchführung wissenschaftlicher Untersuchungen, das Beschwerdewesen sowie der Bereich Datenschutz.

Bereichsleiter

Die Bereichsleiter koordinieren die Arbeit der agb in jeweils einer Region. Sie sind dafür verantwortlich, dass die Einrichtungen auf regionaler Ebene vernetzt arbeiten und ein aufeinander abgestimmtes, nutzerorientiertes und leicht zugängliches Angebot im Rahmen der regionalen Versorgung entwickeln bzw. erbringen. Ihre Aufgaben umfassen u. a. die Beratung und Unterstützung der Einrichtungs- und Verbundleiter in der Region, die konzeptionelle Weiterentwicklung sowie die Außenvertretung in örtlichen Gremien. Sie sind regionale Ansprechpartner für Beschwerden und kritische Ereignisse. Die Bereichsleiter leiten die regionalen Teams der Leitungskräfte und die regelmäßige Besprechung aller Mitarbeiter einer Region.

Leiter Fachbereiche

Die Leiter der Fachbereiche koordinieren die fachliche Arbeit der Einrichtungen der agb auf Landesebene. Durch Informationsvermittlung, Beratung und Projektgruppenarbeit unterstützen sie die Einrichtungsleiter in einem Fachbereich und fördern so die Weiterentwicklung der Konzeptionen. Sie leiten die *Fachausschüsse*, die in den Bereichen Wohnen, Werkstätten und Arbeitsprojekte, Fachdienste Arbeit und Behandlung / Psychotherapie gebildet sind.

Marketing

Mit dem Bereich Marketing ist eine externe Agentur beauftragt. Es ist Ziel des Marketing, die agb und das Anliegen der Gesellschaft in der Öffentlichkeit wirksam zu verankern. Dies geschieht u. a. durch die Unterstützung der Leitungskräfte bei der Öffentlichkeitsarbeit, durch die Erstellung sämtlicher Medien, die Entwicklung eines Rahmenkonzeptes für die Öffentlichkeitsarbeit und einzelne Projekte.

Verbundleiter und Einrichtungsleiter

Die Verantwortung für die Durchführung der Arbeit in den Einrichtungen liegt bei den Einrichtungsleitern. Mehrere zusammengehörende Einrichtungen bilden einen Verbund. Eine Übersicht gibt folgende Abbildung.

Verbundeinrichtungen

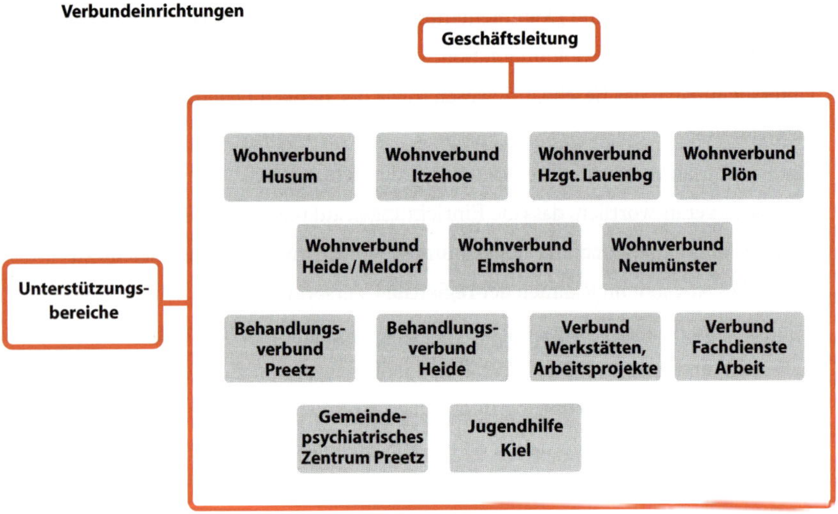

Verbundleiter

Die Verbundleiter führen einen Einrichtungsverbund. Sie sind dafür verantwortlich, dass die Einrichtungen vernetzt und nutzerorientiert arbeiten, leicht zugänglich sind und ein qualitativ hochwertiges integriertes Angebot wirtschaftlich erbringen. Unmittelbar zugeordnet sind die Einrichtungsleiter. Zu den Aufgaben gehören die fachliche Weiterentwicklung der Angebote, in den Wohneinrichtungen auch die Organisation und Leitung von Eingangs- und Krisenbereichen und der Bereitschaftsdienste, Einzelaufgaben von grundsätzlicher Bedeutung für den Verbund sowie die Budgetplanung, -umsetzung und -kontrolle.

Einrichtungsleiter

Die Einrichtungsleiter führen ihre Einrichtungen selbstständig und in eigener Verantwortung. Sie sind dafür verantwortlich, dass die Einrichtungen ein nutzerorientiertes, leicht zugängliches und qualitativ hochwertiges Angebot durch motivierte und kompetente Mitarbeiter erbringen. Zu den Aufgaben gehören die Umsetzung der Konzeption, die Verantwortung für die Durchführung der Hilfemaßnahmen, die Dienst- und Fachaufsicht über alle Mitarbeiter der Einrichtung, die Förderung der Mitarbeiter und die Budgetvorbereitung und -einhaltung. Sie leiten das Einrichtungsteam.

Hierarchieebenen

Es gibt in der agb also vier unterschiedliche Hierarchieebenen mit zur Zeit insgesamt 64 zugeordneten Leitungsaufgaben und Verantwortungen. Diese Leitungsfunktionen werden von 42 unterschiedlichen Personen ausgeübt. Es ist möglich und sogar erwünscht, dass Mitarbeiter Leitungsaufgaben auf unterschiedlichen Hierarchieebenen gleichzeitig einnehmen oder zusätzlich zu ihren Leitungsfunktionen Unterstützungsaufgaben wahrnehmen. Auf diese Weise bleibt die Anzahl der Leitungskräfte überschaubar und es entsteht kein »Wasserkopf«. Darüber hinaus werden die unterschiedlichen Perspektiven berücksichtigt, die aus den verschiedenen Verantwortungsbereichen herrühren.

Die Aufgaben der Führungskräfte

Bei der Umsetzung der Ziele, der Konzeptionen und der übertragenen Aufgaben übernehmen alle Mitarbeiter ein hohes Maß an Selbstverantwortung. Damit ist ein großer Bedarf an Austausch und Kooperation verbunden. Die innerbetriebliche Kommunikation soll offen, direkt und lösungsorientiert sein. Jede Mitarbeiterin und jeder Mitarbeiter soll einfachen Zugang zu den Informationen bekommen, die für die Erfüllung der jeweiligen Aufgaben benötigt werden.

An die Führungskräfte werden von allen Seiten hohe Erwartungen gestellt: von ihren Vorgesetzten, von ihren Mitarbeiter, von den Nutzer, von Kostenträgern und anderen Kooperationspartnern. Sie haben die Aufgabe, die Ziele der Organisation umzusetzen, ihre Mitarbeiter zu fördern und ihnen Unterstützung bei

der fachlichen Weiterentwicklung, bei der Erfüllung ihrer Aufgaben, bei der Übernahme von Verantwortung und bei ihren Initiativen zu geben. Sie beteiligen die Mitarbeiter an wichtigen Entscheidungen.
Aufgaben und die damit verbundenen Verantwortungen sollen soweit wie möglich an die Ebenen delegiert werden, die diese am besten erfüllen können. Es gibt (nur) so viel Leitung wie notwendig, um die übergeordneten Aufgaben und Ziele bearbeiten und weiterentwickeln zu können. Die Zusammenarbeit zwischen Leitung und Mitarbeitern basiert auf klaren Zuständigkeiten, auf Verantwortungsübernahme für die übertragenen Aufgaben und auf Vertrauen.
Die Leitungskräfte in der agb unterstützen und fördern die Mitwirkungsmöglichkeiten ihrer Mitarbeiter und die teamorientierte Zusammenarbeit. Sie besetzen unter Mitwirkung der Teammitglieder Stellen mit fachlich geeigneten Mitarbeitern. Sie informieren die Mitarbeiter bzw. die Teams, sodass diese selbstständig gemäß ihrer Aufgaben handeln können.
Die Leitungskräfte sorgen für eine Betriebsatmosphäre, in der Kritik und Anerkennung gleichermaßen und selbstverständlich gepflegt werden und sich entfalten können. Die Arbeitsbeziehung ist von gegenseitiger Wertschätzung geprägt. Wissen, Erfahrungen und Fähigkeiten werden aktiv zur Verfügung gestellt.
Um den Führungskräften der agb Gelegenheit zur Entwicklung ihrer Fähigkeiten zu geben und um Reflexionsmöglichkeiten zu schaffen, nehmen sie an regelmäßigen Coachinggruppen für Führungskräfte in der agb teil.

Die Umsetzung der OE: Beispiel Angebote im Wohnbereich

Auch für den Wohnbereich hatten wir 1998 Leitlinien formuliert (siehe oben), aus denen strategische Planungen abgeleitet wurden:

- alle Wohnbereiche werden als regionale Verbundsysteme mit ambulanten, teilstationären und stationären Elementen organisiert,
- jedes Verbundsystem steht unter einheitlicher Leitung,
- jedes Verbundsystem verfügt über eine Einheit zur kurzfristigen Aufnahme und zur Krisenintervention,
- jedes Verbundsystem ist jederzeit unkompliziert und kompetent zu erreichen,
- jedes Verbundsystem ist in der Lage, Rehabilitationsdiagnostik und -planung kompetent anzubieten,

- jedes Verbundsystem bietet abgestufte Hilfen zur individuellen und kontinuierlichen Betreuung, zur Tagesstruktur, zur Hilfe im Wohnumfeld, zur Tagesstrukturierung, zur Freizeitgestaltung und zur Krisenintervention,
- die Hilfen stehen an sieben Tagen in der Woche und auch nachts zur Verfügung,
- jedes Verbundsystem ist in der Lage, Sucht- und Psychose-Patienten und Menschen in besonderen Lebenssituationen (z. B. Frauen mit Kindern) angemessen zu betreuen,
- Betreuungsabbrüche und dauerhafte Verlegungen in andere Einrichtungen oder Krankenhäuser werden besonders dokumentiert und ausgewertet.

Aus diesen Zielvorstellungen waren Maßnahmen für die Jahre 1998 und 1999 abgeleitet worden. Dazu gehörten die Bildung eines »Fachausschusses Wohnen« als Gremium der Verbund- und Einrichtungsleiter und die Arbeit von Projektgruppen in jeder Region zur Planung der regionalen Umsetzung. Mitte 2000 wurde der erreichte Stand ausgewertet und zwischen Geschäftsleitung und Wohnverbundleitungen diskutiert. Die Umsetzung ist in einigen Regionen weitgehend erfolgt. In anderen Regionen wurden erste grundlegende Schritte eingeleitet. Für die Jahre 2000 und 2001 planen wir die Überprüfung der Leitlinien, die Begleitung der Umsetzung der Ziele in den einzelnen Wohnverbünden, die Entwicklung eines Rahmenkonzeptes »Sucht und Psychose« zur integrierten Betreuung, die Umsetzung der Leitlinien zur Betreuung von Frauen und ein Modellvorhaben in einer Region. In diesem soll erprobt werden, auf welche Weise Menschen mit besonderem Hilfebedarf ambulant in der Gemeinde betreut werden können. Es soll herausgefunden werden, wie sich Vorgehen und Ergebnisse im Vergleich zu einer anderen Region unterscheiden, in der die agb gerade ein Wohnheim für Menschen mit besonderem Betreuungs- und Pflegebedarf im Rahmen des Wohnverbundes in Betrieb genommen hat. Dem Aspekt der regionalen Vollversorgung wird dabei besonderes Gewicht zugemessen.

Die Maßnahmen werden durch die Abteilung Dokumentation und Qualitätssicherung begleitet und besonders ausgewertet. Im Wohnbereich werden Untersuchungen durchgeführt zu den Themen:

- Doppeldiagnose »Sucht und psychische Erkrankungen«,
- Vergleichsstudie »Wohnheim – ambulant betreutes Wohnen« bei Menschen mit chronischen Verläufen,

- Katamnese entlassener Wohnheim-Bewohner und
- Inanspruchnahme von Krisen- und Bereitschaftsdiensten durch Bewohner von Wohneinrichtungen.

Perspektiven

Ich habe in diesem Text versucht, die Entwicklung der agb als gemeindepsychiatrische Organisation und insbesondere die Aufgabe der Führungskräfte bei der Entwicklung der Organisation zu beschreiben. Der Bericht ist aus meiner Perspektive als Geschäftsführer geschrieben. Aus der Sicht eines anderen Mitarbeiters hätten sich sicher andere Schwerpunktsetzungen ergeben.
Die Wirklichkeit einer Organisation ist keine feste Größe. Sie wird in den Köpfen aller Mitarbeiter, Nutzer und anderer Personen, mit denen die Organisation in Beziehung steht, ständig neu geschaffen. Die Perspektiven sind nicht gleich, deshalb können sich auch die Bilder und Vorstellungen unterscheiden. Gerade die schwer messbaren »weichen« Faktoren bestimmen die Abläufe in einer Organisation. So wie man sich endlos darüber streiten kann, ob ein Glas halb voll oder halb leer ist, so können auch die Auseinandersetzungen in einer Organisation den Charakter endloser Streitigkeiten bekommen. Werte und Leitlinien können hier Orientierung geben. Die Führungskräfte haben es in der Hand, ob quälende oder kreative Lernprozesse entstehen. In einer gut ausgerichteten Organisation gibt es Entwicklungsräume für Mitarbeiter und Teams.
Peter M. SENGE[4] ist der Meinung, dass Organisationen nur lernen, wenn die einzelnen Menschen etwas lernen, Fachwissen und Kompetenzen erwerben und ihre Persönlichkeit entwickeln. Dazu gehöre es, persönliche Visionen zu entwickeln, sie umzusetzen und seine wahren Ziele in einem kontinuierlichen Prozess immer weiter zu klären. Die Lücke zwischen Vision und gegenwärtiger Realität erzeuge Spannung. Eine »lernende Organisation« sei u. a. dadurch gekennzeichnet, dass sie in der Lage ist, diese Spannungszustände auszuhalten und sie kreativ zu nutzen.
Zwischen Vision und Wirklichkeit klaffen in der Psychiatrie immer noch große Lücken. Die gemeindepsychiatrischen Organisationen haben sich auf den Weg

4 Die Fünfte Disziplin, Kunst und Praxis der lernenden Organisation, Stuttgart: Klett-Cotta, 1996

gemacht, die alten vereinfachenden institutionellen Antworten auf komplexe menschliche Probleme (durch die Reduzierung auf somatische Kategorien und die Leistungserbringung durch psychiatrische Großinstitutionen) durch neue komplexe Antworten (gemeindepsychiatrischer Verbund, integrierte individuelle Komplexleistungen) zu ersetzen. Auf diesem Weg sind wir deutlich vorangekommen. Wir sind aber von den Visionen noch weit entfernt. Wenn wir unsere Ziele nachhaltig erreichen wollen, dann ist es notwendig, für die neuen Angebote neue Organisationsformen zu entwickeln. Die alten institutionellen Muster greifen nicht. Gefragt sind kleinteilige, lernfähige und hoch qualifizierte Strukturen auf regionaler Ebene, die individuelle Dienstleistungen flexibel und unkompliziert erbringen können und die gleichzeitig über eine starke, verlässliche und stabile Basis verfügen. Die agb und andere Träger in der Gemeindepsychiatrie stehen vor der großen Herausforderung, ihre Aufbau- und Ablauforganisation in diesem Sinne weiterzuentwickeln.
In den letzten Jahren wurde mir immer wieder deutlich, dass wir als Organisation über große Potenziale verfügen, die wir nicht annähernd nutzen. Unsere Stärken liegen in unserer multidisziplinären Fachlichkeit, in der Motivation und Qualifikation der Mitarbeiter, in den vielfältige Vernetzungen und Verbindungen mit dem Gemeinwesen, in der Akzeptanz der Angebote bei den Nutzern, in der Erfahrung mit kleinteiligen integrierten Angeboten, in der dezentralen Struktur und in der Lernbereitschaft der Mitarbeiter. Große Entwicklungsaufgaben sehe ich insbesondere darin, dass die Organisation lernt, mit mehr Zielgerichtetheit Leitideen nutzerorientiert zu entwickeln, sie in praktisches Handeln umzusetzen, die Zielerreichungen regelmäßig zu überprüfen und die Ergebnisse in offenen und kreativen Lernschleifen nutzen, um Entwicklungen anzustoßen. Wenn es gelingt, in diese Entwicklungsprozesse alle Mitarbeiter auf allen Ebenen der Organisation einzubeziehen, dann brauchen wir keine Angst vor der Zukunft zu haben. Wir werden in der Lage sein, uns auf die neuen Herausforderungen einzustellen, und unsere Werte und Ideen bei der Gestaltung der Zukunft aktiv einzubringen.

Organisationsentwicklung in der Klinik

Ewald Rahn

Inhaltsübersicht

131 **Vorüberlegungen**

131 **Zur Organisationsgeschichte der Psychiatrischen Klinik**

135 **Aktuelle Kennzeichen der Organisationsentwicklung in der Psychiatrischen Klinik**

136 **Theoretische Modelle der Organisationsentwicklung**

138 **Organisationsmodelle für die Psychiatrische Klinik**

141 **Ebenen der Organisationsentwicklung**
141 Rahmengrößen der Klinik
142 »KundInnenstruktur« der Klinik
144 NutzerInnen- und Angebotsperspektive
145 Aufbau- und Ablauforganisation von Kliniken
149 Ressourcen (Betriebsmittel, Budgets, Personalausstattung)
150 Qualitätssicherung

154 **Ziele, Methoden und Prinzipien der Organisationsentwicklung**
154 Ziele
154 Methoden
156 Prinzipien

157 **Instrumente der Organisationsentwicklung**

Vorüberlegungen

Die Veränderungen in der Wirtschafts- und Unternehmensstruktur, die Entwicklung der EDV und des Organisationswissens kennzeichnen eine Dynamik, die nach Wirtschaftsunternehmen das Gesundheitswesen und jetzt auch die psychiatrische Klinik erfasst. Nun hat es im psychiatrischen Krankenhaus immer schon Organisationsentwicklung gegeben (immerhin war die Psychiatriereform zu einem wesentlichen Teil eine Organisationsreform) und vieles angeblich Neue entpuppt sich bei näherer Betrachtung als Etikettenwechsel. Trotzdem stellen die veränderten gesellschaftlichen, wirtschaftlichen und organisatorischen Rahmenbedingungen die Kliniken heute vor Fragen, deren Beantwortung auch eine soziologische oder organisationswissenschaftliche Sicht erfordert. Die Beschäftigung mit Organisationsentwicklung mag zunächst fremd erscheinen, sie erschließt aber bei näherer Betrachtung viele Chancen, die Arbeit gehaltvoller und erfolgreicher zu gestalten.

Die Organisationsentwicklung ist eine Aufgabe *aller* MitarbeiterInnen, wie auch die Qualitätssicherung nur als gemeinsam getragener Prozess funktioniert. LeiterInnen tragen bei der Förderung und Steuerung der Entwicklungsprozesse jedoch eine besondere Verantwortung. So kommen gerade sie heute ohne organisationswissenschaftliche Kenntnisse nicht aus. Die Kliniken sind sehr von Traditionen geprägt, zudem wird in der Ausbildung therapeutischer Berufsgruppen in der Klinik organisationswissenschaftliches Wissen nur wenig (etwa bei den Stationsleiterlehrgängen der Pflegeberufe) oder gar nicht (wie etwa im Medizinstudium) vermittelt. Diese Wissenslücken begründen auch das zunehmende Primat der Verwaltung in den Kliniken und damit eine subtile Verschiebung der Verantwortung und der Machtverhältnisse.

Zur Organisationsgeschichte der psychiatrischen Klinik

Der gegenwärtige Stand der Entwicklung muss auf dem Hintergrund der Geschichte des psychiatrischen Krankenhauses reflektiert werden. Jede (neue) Leitung findet also ein Muster von Traditionen, Erfahrungen, Erwartungen, neuen Ideen und Aufgabenstellungen vor, aus dessen dialektischer Spannung die Organisationsentwicklung energetisiert wird. Die Geschichte von Organisationen wird heute in der Regel als ein fortlaufender Prozess der Differenzierungen beschrieben. Dabei gehört das psychiatrische Krankenhaus in all seinen Varianten zu einer der älteren Organisationen, sodass hier Entwicklungen nachgezeichnet werden können, die für andere, jüngere Institutionen paradigmatisch sein können.

Ein wesentliches Motiv der Reformbewegung in der Psychiatrie zielte auf eine veränderte Rolle des Krankenhauses. Zentraler Begriff war der »Hospitalismus« und seine handlungssorientierte Variante »die Enthospitalisierung«. Andere Schlagwörter wie etwa »Gemeindepsychiatrie« hatten eine ähnliche Zielrichtung. Dabei war die Klinik zunächst nicht als totale Institution gedacht, sondern entwickelte sich in Anlehnung an die somatische Medizin und der Idee nosologischer Krankheitsmodelle. Hier sollten Ursachen von Krankheiten und geeignete Behandlungsformen erforscht und entwickelt werden. Es gab aber auf der anderen Seite die von der Idee der (christlichen) Fürsorge getragene Tradition des Asyls. Aus beiden Leitideen, also aus einer spannungsreichen Gemengelage, entstand das psychiatrische (Fach-)Krankenhaus als in sich geschlossene Einheit. Diese Organisationsform hatte sicherlich auch deswegen eine gewisse Stabilität, weil damit eine gesellschaftliche Aufgabe erfüllt wurde, nämlich die Betreuung und auch Absonderung chronisch seelisch Kranker und Behinderter. Alle Versuche, in diesem Rahmen die Lebensbedingungen der Betroffenen zu verbessern, führten dabei paradoxerweise auch zu einer Verfestigung der Eigenweltlichkeit der Institution. Leitung definiert sich aus dieser Konstruktion heraus: Der Leiter ist Arzt und denkt in klinischen Kategorien und er ist fürsorglich, was im Stil der Zeit mit patriarchalisch gleichgesetzt werden kann.

Fragen, die für das traditionelle psychiatrische Krankenhaus konstitutionell waren, sind heute nach wie vor aktuell. Was geschieht etwa mit denen, die trotz Behandlung nicht außerhalb des psychiatrischen Krankenhauses leben können und die eine intensive durch Behandlungselemente ergänzte Fürsorge brauchen?

Die Kritik am psychiatrischen Krankenhaus war also einer der wesentlichen Ansatzpunkte der Reformbewegung. Voraussetzung für die Reform war die Entwicklung neuer Behandlungsmethoden – beispielsweise die Entdeckung von Psychopharmaka – und eine veränderte Sichtweise bei sozialen Fragen. So konnten die psychiatrische Behandlung und die Fürsorge in einem neuen emanzipatorischeren Sinn formuliert werden. Zudem wurden im Rahmen des zunehmenden Wohlstandes dazu auch die materiellen Grundlagen geschaffen.

Im Inneren der psychiatrischen Kliniken hatte die Reformbewegung bald Konsequenzen, die man ideengeschichtlich als Krise des medizinischen Modells verstehen kann. Dies führte zur Integration neuer Berufsgruppen in die Psychiatrie wie PsychologInnen, ErgotherapeutInnen, SozialarbeiterInnen etc., aber auch zu anderen Leitfiguren. Der Klinikleiter war immer noch Arzt, hatte aber soziologische und psychologische Kenntnisse und war von Reform-Ideen motiviert. Die hierarchische Struktur des Krankenhauses erleichterte paradoxerweise diese rasche Veränderung der Leitungsziele. In vielen Fällen trafen neue »progressive« LeiterInnen auf traditionell ausgerichtete Organisations- und Personalstrukturen. Außerhalb des Krankenhauses kam es zu einem rasanten Aufbau von ambulanten und komplementären Institutionen, dies erhöhte aber den Koordinierungsbedarf. In den meisten Regionen entstanden dazu Psychosoziale Arbeitsgemeinschaften. Kommunale Einrichtungen entwickelten Psychiatriepläne, um die Aufgaben zu verteilen und Aufgabenfelder abzustecken. Immerhin wurde in den Kliniken versucht, durch Teilung in Behandlungs- und Langzeitbereiche, die Asyl und Behandlungsfunktion der Klinik zu trennen, eine Reihe von psychiatrischen Abteilungen an Allgemeinkrankenhäusern wurden eröffnet (seither existieren »neue« psychiatrische Abteilungen und »alte« Fachkrankenhäuser nebeneinander) und in den Fachkrankenhäusern wurde durch eine Subsektorisierung eine Abteilungsstruktur gebildet. Zudem sind Tageskliniken zu einem festen Bestandteil des Angebotes geworden. Nicht mehr die Größe einer Einrichtung, sondern die Personalausstattung, die Fallzahlen, die Aufenthaltsdauer, der Versorgungsstandard und Ähnliches galten von nun an als Maßstab für die Bedeutung einer klinischen Einrichtung. Die Finanzierung der MitarbeiterInnen im Rahmen der PsychPV (Psychiatrie Personalverordnung) markiert in diesem Sinne einen gewissen Endpunkt dieses Entwicklungsschrittes. Der Wandel führte zum Anstieg des Kommunikations- und Koordinierungsbedarfs und zu einem entsprechenden Wandel der Leitungsaufgaben. Dies erforderte eine Ausdifferenzierung der Leitungsstrukturen mit einer Aufwertung der Pflege und der Verwaltung. Überall entstanden **Leitungsteams**.

Der Ausbau und die Phase der strukturellen Differenzierung ist in gewisser Weise abgeschlossen, obwohl einige Fragen offen bleiben. Werden die Langzeitbereiche der Fachkrankenhäuser mit der Zeit verschwinden und wird eine einstufige klinische Versorgung ausreichen oder sind für bestimmte Gruppen Spezialangebote notwendig?

Der Abschluss der Differenzierung trifft zeitlich mit dem Ende des Zuwachses an materiellen Ressourcen zusammen. Heute steht die stationäre Versorgung unter dem Diktat der Kosten. Fragen der Effektivität und der Qualität bekommen seitdem einen höheren Stellenwert. Die Behandlungen werden komprimiert und beschleunigt. Aus der Langzeitbehandlung wird eine Intervalltherapie. Fragestellungsorientiertes Handeln ist gefragt – eine Tendenz, die sich auch in der veränderten psychiatrischen Diagnostik widerspiegelt. Die Auswirkung auf die Leitungsaufgaben sind weitreichend, weil Prozessbegleitung und Prozess-Steuerung zu zentralen Aufgaben werden. Die Beschleunigung der Prozesse führt folgerichtig auch zu Überlegungen nach spezifischeren Aktivitäten – Spezialisierung ist ja nichts anderes als die Reduktion auf die tatsächlich oder vermeintlich wirksamen Interventionen. Aus der Notwendigkeit der Vernetzung (Kooperation) und der Entwicklung spezifischer Interventionsformen resultiert die dialektische Spannung, aus der heute Leitungsaufgaben resultieren.
Die skizzierte Entwicklung der psychiatrischen Kliniken findet sich als Surrogat in der eigenen Einrichtung wieder. Ausgangspunkt für Überlegungen zur Organisationsentwicklung ist daher im Sinne eines zyklischen Modells die Analyse, in welcher Entwicklungsphase sich die eigene Organisation befindet.
Die Entwicklung einer Organisation ist ein fortlaufender Prozess. Organisationen sind nur dann stabil, wenn sie sich in einer dialektischen Weise fortlaufend bewegen, um die ausgebildeten Traditionen zu sichern oder an andere Kontextbedingungen anzupassen (**Lernende Organisationen**).

Beispiel: Das veränderte Bild psychiatrischer Krankenhäuser in der Öffentlichkeit beeinflusst das Inanspruchnahme-Verhalten von PatientInnen. So erhöhte sich die Zahl der PatientInnen, die nicht an einer der klassischen psychiatrischen Erkrankung litten und die mit anderen Erwartungen in die Klinik kamen. Diesem Anspruch stand an vielen Orten ein eklatanter Mangel an vor allem psychotherapeutischen Wissen entgegen. Auch aufgrund des Mangels an ÄrztInnen wurden in den Kliniken verstärkt PsychologInnen eingestellt, die in den Kliniken nach einem eigenen Rollenverständnis suchten. Aus dieser Situation heraus entstanden in vielen Kliniken so genannte Psychotherapiestationen als eine Form der Spezialisierung. Damit wurde die Differenzierung zwischen psychotherapeutischer und psychiatrischer Behandlung auch in der Klinik nachvollzogen, verbunden mit der Hoffnung, ein zusätzliches, das Image fördernde Angebot zu etablieren. In der Pionierphase dieser Entwicklung konnten dadurch neue Aspekte eingebracht werden. Die Entwicklung der Diagnostik und Therapie weist aber mittlerweile auf die Notwendigkeit einer stärkeren Methodenintegration hin. Die Unterscheidung zwischen psychiatrischer und psychotherapeutischer Sichtweise löst sich in diesem Kontext auf. Dies tangiert aber direkt das Selbstverständnis der Psychotherapiestationen, die jetzt ihre Rolle auf eine neue Weise im Gesamtgefüge finden müssen.

Aktuelle Kennzeichen der Organisationsentwicklung in der psychiatrischen Klinik

Als Ergebnis der Geschichte lassen sich in der psychiatrischen Klinik Tendenzen finden, die eine gewisse Analogie zur gesamtgesellschaftlichen Entwicklung zeigen:

1 **Die veränderte Position der psychiatrischen Klinik als Folge der zunehmenden Differenzierung der psychosozialen Versorgung**
Heute sind Kliniken ein Instrument in einem Konzert von Hilfen für psychosoziale und psychiatrische Problemstellungen. Daraus resultieren Unübersichtlichkeit, Konkurrenz und die wachsende Notwendigkeit zur Kooperation. KlientInnenbezogene Fragestellungen weisen meist über die Grenzen der eigenen Organisation hinaus und haben eine größere Komplexität, zumal der Anspruch einer größtmöglichsten Integration der PatientInnen (KlientInnen) die Beachtung des sozialen Netzes erforderlich macht.

2 **Die Beschleunigung der Arbeitsprozesse**
Die Kliniken sind mittlerweile weitgehend von ihren Asylfunktionen enthoben worden. Immer kürzer werdende Verweildauern und zunehmender Kostendruck führen zu einer erheblichen Verdichtung der therapeutischen Prozesse. Zudem erhöht sich der Rechtfertigungsdruck auf die Kliniken, warum im Einzelfall nicht auch alternative und kostengünstigere Betreuungsformen möglich sind.

3 **Verkleinerung der Organisationseinheiten**
Die Enthospitalisierung, die Subsektorisierung der Fachkrankenhäuser, die Eröffnung von Abteilungen an Allgemeinkrankenhäusern führen insgesamt zu immer kleineren Organisationseinheiten. Vormals ausgegliederte Funktionen – wie etwa die Arbeitstherapie – müssen wieder in den allgemeinen Ablauf integriert werden. Dies erhöht die Ansprüche an die Flexibilität.

4 **Höhere Anforderungen der KundInnen**
Zu den KundInnen einer psychiatrischen Klinik gehören nicht nur die potenziellen PatientInnen, sondern auch Angehörige, Kostenträger und Zuweiser. Jeder dieser KundInnengruppen hat eigene, nicht selten gegenläufige Inter-

essen. Da viele Fragestellungen jetzt in der ambulanten und komplementären Versorgung bearbeitet werden können, ändert sich auch die Zusammensetzung der PatientInnengruppen in den psychiatrischen Kliniken. Diese Strukturverschiebung bei der Nachfrage hat direkte Auswirkungen auf die Angebote, etwa bei der Psychotherapie. Die PatientInnen und auch die Angehörigen sind über diese Möglichkeiten heute wesentlich besser informiert, was zu veränderten Erwartungen an die Klinik führt.

5 **Die Renaissance klinischer Konzepte**

Die Mehrdimensionalität seelischer Erkrankungen lassen eine einfache Übertragung klinischer Konzepte – etwa die der somatischen Medizin – nicht zu. Auf der anderen Seite weist die Entwicklung der gesamten psychosozialen Versorgungslandschaft und des Gesundheitswesens den psychiatrischen Kliniken eher wieder klinische Aufgaben im engeren Sinne zu. Daher steigt der Druck auf die Kliniken, sich aus der Versorgung schwer kranker und behinderter psychisch Kranker zurückzuziehen. Folge ist die Tendenz, dass sozialpsychiatrische Fragestellungen in der Klinik an Bedeutung verlieren und gerade in der universitären Psychiatrie kaum noch eine Rolle spielen.

Zwei weitere Aspekte sind zu bedenken:

- die zunehmende Transparenz der Arbeit psychiatrischer Kliniken für Außenstehende und
- dass viele Kliniken im wirtschaftlichen Sinne auf gesättigten Märkten operieren.

Beide Aspekte sind als direkte Folge der veränderten gesellschaftlichen Funktion im Grunde zu begrüßen, führen aber zu einem erheblichen Anpassungsdruck bis hin zu existenziellen Bedrohungen einzelner Organisationen. In der Konsequenz müssen sich die Kliniken in der Öffentlichkeit neu positionieren, wozu auch eine neue Definition des gesellschaftlichen Auftrages gehört. Dabei muss die Aufmerksamkeit der Gesellschaft für psychiatrische Fragestellungen erhalten bleiben, um einer erneuten Verelendung psychisch kranker Menschen entgegenzuwirken.

Theoretische Modelle der Organisationsentwicklung

Wie aber lassen sich theoretisch die Merkmale von Organisationen im Allgemeinen und der Kliniken im Besonderen im Spiegel dieser Tendenzen erfassen?

Zunächst lassen sich Organisationen unter der Perspektive der Kommunikation betrachten. Organisationen bestehen aus einem System interagierender Gruppen. Sie geben den Raum und die Regeln vor, in dem die Kommunikation stattfindet und vergegenwärtigen die Interessen all jener, die nicht da sind. Die Informationsverarbeitung ist aus dieser Sicht eine der Hauptaufgaben innerhalb von Organisationen. Leitung muss die Interaktion zwischen den einzelnen Gruppen gewährleisten. Informationen entstehen dabei nicht nur aus den Aufgabenstellungen einer Organisation, sondern werden auch durch die Organisation selbst erzeugt. Für die Informationsverarbeitung muss ein großer Teil der Ressourcen eingesetzt werden, sodass der Kommunikationsstil auch deren Verteilung beeinflusst. Häufig wird der Kommunikationsstil im Rahmen der Leitungsaufgaben unter dem Gesichtspunkt des Führungsstils betrachtet. Die dazu entwickelten Modelle sind aber oft zu wertend und sollten durch eine eher faktorielle Sichtweise der Kommunikationsstruktur ersetzt werden. Dabei spielen inhaltliche Aspekte der Kommunikation (Arbeitsklima, Milieu, Kontrolle- und Machtfragen) ebenso eine Rolle wie die Kommunikationsstruktur (Klarheit der Absprachen, Koordination der Arbeitsabläufe etc.).

Beispiel: Die MitarbeiterInnen einer Station nehmen Spannungen in der Arbeitsatmosphäre wahr, fühlen sich unzufrieden und beklagen die mangelnde Kommunikation der Berufsgruppen untereinander. Es wird gefordert, die gemeinsamen Besprechungen auszudehnen, damit die einzelnen therapeutischen Schritte besser aufeinander abgestimmt werden. Nachdem dies geschehen ist stellen die MitarbeiterInnen nach einiger Zeit fest, dass sich durch diese Strategie nichts an dem Unbehagen geändert hat. Die Mitglieder des Teams müssen feststellen, dass sich nur der Umfang, aber nicht die Qualität der Kommunikation verändert hat.

In der Klinik lassen sich viele Elemente unter dem Gesichtpunkt der Informationsverarbeitung betrachten, beispielsweise das Team als Raum für koordiniertes und soziales Handeln.

Eine andere Perspektive ist eine spieltheoretische Sicht. Strukturen von Organisationen haben auch den Charakter von Spielregeln, die von den beteiligten AkteurInnen genutzt werden, um individuelle Ziele und Bedürfnisse umzusetzen. Die Leitungsaufgabe besteht aus der Entwicklung und der Kontrolle der Spielregeln mit dem Ziel, die Position des einzelnen Mitarbeiters / der Mitarbeiterin im Kontext der Organisation zu optimieren. Die Bedeutung dieser Perspektive wird deutlich, wenn man sich die Lage eines Patienten in der Klinik vergegenwärtigt. Dieser nimmt in der Regel nicht die Organisation als Ganzes wahr, nicht einmal das Team als Gesamtheit, sondern meist lediglich die persönlichen therapeutischen Kontakte zur Bezugspflegeperson und zur Therapeutin. So stellt die therapeutische Beziehung einen zentralen und **primären Prozess** in der Klinik dar. Die Organisation bildet dazu einen mehr oder wenig unterstützenden Kontext. Die Qualität der Leitung in der Klinik lässt sich dabei danach beurteilen, wie sie den einzelnen Mitarbeiter / die Mitarbeiterin in der Lage versetzt, die Aufgabenstellungen im Rahmen dieses primären Prozesses zu meistern. Damit hängt auch die Frage zusammen, inwieweit Ressourcen der MitarbeiterInnen aktiviert und wie sehr diese durch sekundäre Prozesse – etwa durch die Beschäftigung mit internen Konflikten innerhalb der Organisation – absorbiert werden.

Beispiel: In Teams wird häufig der Gesichtspunkt der Spaltung diskutiert, wobei in der Regel eine Situation gemeint ist, in der unterschiedliche Haltungen gegenüber einem Patienten in einen tatsächlichen oder vermeintlichen Widerspruch zueinander geraten. Die Lösung einer solchen Konstellation wird oft in Operationen gesehen, die Haltungen gegenüber einem Patienten wieder zu vereinheitlichen (»an einem Strang ziehen«). Oft kommt es dabei zur offenen oder verdeckten Kritik an dem Patienten (weil er das Team spaltet). Die Leitung oder auch die SupervisorInnen werden dann aufgefordert, die Kohärenz des Teams wiederherzustellen. Dabei gehen aber regelmäßig wichtige Informationen verloren, weil Aspekte des Patienten damit ausgeklammert werden. Es ist daher eine besondere Leistung eines Teams, wenn unterschiedliche Positionen toleriert und für den therapeutischen Prozess genutzt werden können. Leitungskräfte sind daher gefordert, den Wert der einzelnen Haltung zu würdigen.

Die skizzierten theoretischen Zugänge zu Organisationen bilden jeweils einen Teil des Geschehens ab und haben so beide ihre Berechtigung.

Organisationsmodelle für die psychiatrische Klinik

In den medizinischen Fachgebieten hat die Psychiatrie auch aus arbeitsorganisatorischer Sicht eine Sonderrolle. Nicht umsonst ist sie als eines der letzen Fächer in die Klinik eingeführt worden. Sie war lange Zeit durch eine Reihe von Unheilbarkeits-Mythen belastet, die bis in die heutige Zeit nachwirken. Auf der anderen Seite fanden sich hier schon früh Überlegungen zur Kommunikation und zur Teamarbeit.

Nun stellt sich die Frage, welches Modell die Komplexität dieser Organisation am ehesten abbildet und die Formulierung von angemessenen Entwicklungszielen erlaubt. Das **klinische Modell** enthält die Elemente Diagnostik, Therapie und Verlauf. Aus diesen Elementen definiert sich die Aufgabenstellung, nämlich Krankheiten zu heilen, zu bessern oder Verschlimmerungen zu verhüten. Voraussetzung ist, dass dies nur mit den Mitteln des Krankenhauses möglich gemacht werden kann, auch wenn diese im Allgemeinen recht vage formuliert sind (ständig rufbereite ÄrztInnen, häufige Zustandsänderungen der PatientInnen usw.). Viele Arbeitsabläufe in einer Klinik lassen sich direkt oder indirekt aus diesem Modell herleiten. Die Unschärfen in der Definition sind Anlass für Konflikte, etwa mit den Kostenträgern oder dem ambulanten und komplementären Bereich. Dieses Modell legt auch auf eine subtile Weise die sozialen Rollen der beteiligten Personen und deren Verhaltensoptionen fest. Die Voraussetzung für die Teilnahme als PatientIn ist die Definition einer Erkrankung und von (möglichst schweren) Krankheitssymptomen. Auf diese wird, meist kausal verknüpft, mit einer Behandlung (Therapie) reagiert. Die Therapie rechtfertigt sich aus der Symptomatik, aber auch aus dem Erfolg der Therapie. Nun resultiert die Inanspruchnahme einer Klinikbehandlung nicht alleine von der Schwere der Symptomatik und aus der Diagnose, sondern auch aus anderen Faktoren.

Beispiel: Ein Patient wird mit einem Erregungszustand in die Klinik eingeliefert. Die Aufnahmeärztin stellt die Diagnose eines »dementiellen Syndroms«. Bei Nachfrage wird deutlich, dass die Angehörigen mit der Pflege des Patienten in der Vergangenheit zunehmend überfordert waren und zuletzt immer gereizter auf den Patienten reagiert hatten. Als der Angehörige unbekleidet auf die Straße gelaufen war, fühlten sich die Angehörigen nicht mehr in der Lage, die Versorgung aufrechtzuerhalten. Daher waren sie mit dem Vorschlag des Hausarztes einverstanden, den Angehörigen zur medikamentösen Neueinstellung in die Klinik zu bringen.

Aber auch die kausale Verknüpfung von therapeutischer Strategie mit den Symptomen ist in der Regel nicht so eindeutig, wie es das klinische Modell suggeriert, da die Krankheitsbewältigung und die Reaktion des sozialen Netzes wesentlich den Erfolg der Therapie mitbestimmen.

Das klinische Modell definiert das Krankenhaus als Ort der Professionalität. Kennzeichen der **Professionalisierung** einer Organisation ist die Leitdifferenz, nach der sich die Organisation ausrichtet. Das hier verhandelte Gut ist die Gesundheit und die Leitdifferenz ist die Unterscheidung zwischen gesund und krank. Die Professionalität der Psychiatrie war dabei immer umstritten. Von außen, weil viele seelische Leidenszustände nicht als Krankheiten gesehen wurden (etwa die Suchterkrankungen) oder von innen, weil sich ReformpsychiaterInnen mit dem Krankheitsbegriff schwer taten. Die gegenwärtige Entwicklung in den USA macht deutlich, wie bedeutsam die Professionalisierung insgesamt für die Organisationsentwicklung ist, denn dort ist eine Tendenz auszumachen, psychiatrische Fragestellungen auf die sozialen Hilfesysteme zu verlagern, also in einem gewissen Sinne zu entprofessionalisieren.

Die Grenzen des klinischen Modells erklären, dass gerade in der klinischen Psychiatrie ein individueller Zugang zu den Betroffenen gefordert wird. Dabei soll auch die Subjektivität des Einzelnen berücksichtig werden. Nach einer solchen Vorstellung ist aber nicht mehr die Krankheit, sondern die Bearbeitung des individuellen Schicksals der NutzerInnen und die Bereitstellung von sozialen Erfahrungsräumen Ziel der Organisation. Das psychiatrische Krankenhaus wird damit zu einer Art **Beraterfirma**. Die Aufgabe ist, den PatientInnen und ihren Angehörigen Informationen zur Verfügung zu stellen, damit die vorhandenen Probleme besser gelöst werden können. Bei dem oben genannten Beispiel könnte man sich einen solchen Zugang durchaus vorstellen. In diesem Modell finden sich auch die vielfachen Aufgaben wieder, die einer Klinik im Rahmen der Vernetzung mit anderen Angeboten zuwachsen – etwa bei der Betreuung von Heimen. Ein solches Modell braucht weniger Kausalverknüpfungen, denn Erfolg ist, wenn eine geeignete Information gegeben *und* aufgenommen wurde. Entscheidend ist, welche Konsequenzen die Erfahrungen des Patienten auf sein zukünftiges Verhalten hat. Ein therapeutisches Verfahren ist in diesem Modell nur dann hilfreich, wenn es dem Patienten auch entsprechend vermittelt werden kann. Auch wenn in einem solchen Modell der einzelne Patient bedeutsamer wird, ist die Umsetzung ohne ein gleichzeitig formuliertes Krankheitsmodell nicht denkbar.

In den letzten Jahren werden Krankenhäuser auch als **Dienstleistungsunternehmen** betrachtet. Nach diesem Modell werden PatientInnen zu KundInnen, die eine Leistung (Therapie) nachfragen. Maßstab für den Erfolg ist die Nachfrage nach und die Zufriedenheit mit der Dienstleistung. Dieses Modell macht die psychiatrische Therapie zur Ware und erschließt für die Organisationsentwicklung Ideen, wie sie in anderen Dienstleistungsbereichen entwickelt wurden, beispielsweise bei der Öffentlichkeitsarbeit. Aber auch hier finden sich Grenzen u. a. durch die komplexe KundInnenstruktur der Klinik (PatientIn, Angehörige, Zuweiser, Kostenträger). Die Folge ist, dass sich die Nachfrage nicht so eindeutig bestimmen lässt, wie es für ein reines Dienstleistungsmodell notwendig wäre.

Alle dargestellten Modelle erklären daher nur Teilaspekte, sodass abhängig von der jeweiligen Fragestellung auf unterschiedliche Modelle zurückgegriffen werden muss.

Ebenen der Organisationsentwicklung

Unter Berücksichtigung dieser theoretischen Überlegungen kann der Zugang zu den Fragestellungen der Organisationsentwicklung auf verschiedenen Ebenen erfolgen:

Rahmengrößen der Klinik

Eine Klinik ist immer ein Element eines Netzwerkes und hat darin mehr oder weniger klar definierte Aufgabenstellungen. In der Regel sind diese als Pflichtversorgungsauftrag für eine bestimmte Region definiert. Dafür werden der Klinik im Rahmen einer dualen Finanzierung (Staatliche Versorgungsplanung und Investitionen bei durch Krankenkassen finanzierten Regelbetrieb) Planbetten zugeteilt, die sich an einer Bettenmessziffer orientieren (Betten pro 1000 Einwohner), die sich in der Spanne von etwa 0,4–0,8‰ bewegt. Die Planbettenzahl ist aber lediglich eine Orientierungsgröße, denn die tatsächlich vorgehaltenen Behandlungsplätze einer Klinik werden vielmehr durch die *budgetierten* Betten bestimmt. Dabei handelt es sich um eine mit den Kostenträgern ausgehandelte Größe, die sich aus Fallzahlen und durchschnittlicher Aufenthaltsdauer ergibt. Kommt es zu abweichenden Fallzahlen oder Aufenthaltsdauern, werden Ausgleichzahlungen fällig und das Budget in der nächsten *Pflegesatzverhandlung* angepasst. Nicht alle Kliniken und Abteilungen sind vollständig in die Pflichtversorgung integriert. Entweder sind bestimmte Fragestellungen ausgenommen (zwangseingewiesene, forensische PatientInnen etc.) oder die Klinik hat eine spezialisierte Aufgabenstellung (etwa Drogenentwöhnung). In einem solchen Fall ändert sich selbstverständlich die regionale Zuordnung und auch die Kostenträgerstruktur.
Der so definierte Rahmen gibt aber nur unvollständig die Aufgabenstellung und die Inanspruchnahme einer Klinik wieder, sodass noch andere Kriterien herangezogen werden müssen, wie etwa die Größe und Art der Versorgungsregion (Stadt-Land, Verkehrswege, soziale Strukturen etc.), der Infrastruktur und der Entwicklungsstand der ambulanten und komplementären Versorgung,

der Anteil der überregionalen Aufnahmen etc. Aus der Betrachtung der Versorgungsregion und der Integration der Klinik in das Versorgungsnetz ergibt sich auch die *Gemeindenähe*, womit sich die psychiatrische Klinik in erster Linie als kommunale Einrichtung auszeichnet. Diese kommunale Orientierung wurde bei den traditionell überregional operierenden Fachkrankenhäusern durch Verkleinerung erreicht und ist für die psychiatrischen Abteilungen selbstverständlich.

Wichtig für die innere Verfassung der Klinik ist auch deren Trägerschaft. Hier finden sich gemeinnützige Träger, Kommunen, kommunale Zweckverbände, private Träger etc. und auch verschiedene Rechtsformen (GmbH, Stiftung usw.). All diese Varianten haben einen Einfluss auf die Entscheidungsstrukturen innerhalb einer Klinik und deren ökonomischer Spielräume.

»KundInnenstruktur« der Klinik

Psychiatrische Krankenhäuser haben eine komplexe KundInnenstruktur. Zunächst ist die Gruppe der psychiatrischen PatientInnen inhomogen, weil sich diese durch unterschiedliche Krankheiten, soziale Entwicklungen und Persönlichkeiten auszeichnen. Zwischen den PatientInnen finden daher fortwährend soziale Ab- und Aufwärtsvergleiche statt. Durch die starke Gruppenbezogenheit der Arbeit sind damit Lerneffekte möglich, aber auch Konflikte der PatientInnengruppen untereinander programmiert. Viele Fragen ergeben sich daher aus Überlegungen, unter welchen Bedingungen Lerneffekte erreicht werden können, ohne die PatientInnen mit destruktiven sozialen Konflikten zu belasten. An manchen Orten wird versucht, diesem Problem durch Spezialangebote zu begegnen (etwa durch Depressionsstationen), andere lehnen gerade diese Eingrenzung ab. Noch viel stärker als in der somatischen Medizin bilden die Angehörigen eine weitere wichtige KundInnengruppe, weil sie nicht nur Mitbetroffene sind, sondern auch einen bedeutsamen Teil der sozialen Unterstützung repräsentieren, ohne die eine Sicherung der Therapieergebnisse nicht gelingen kann. Das Verhältnis zu den Angehörigen ist aber nicht ohne potenzielle Spannungen, weil einige entwicklungspsychologische Theorien dem sozialen Kontext des / der PatientIn eine Mitverantwortung an der Entstehung von seelischen Krankheiten zuschreibt und weil es um die Wertigkeit der sozialen Beziehungen zwischen Angehörigen und TherapeutInnen eine gewisse natürliche Konkurrenz gibt.

Eine weitere Referenzgruppe, die in einem allgemeineren Sinn als KundInnen betrachtet werden können, sind die kooperierenden HelferInnen und helfenden Institutionen, die mit der Klinik zusammen das Netz der Hilfen bilden. Quantitativ bilden hier nach wie vor die ambulant behandelnden ÄrztInnen und psychologischen PsychotherapeutInnen die wichtigste Gruppe, gefolgt von den sozialpsychiatrischen Diensten und den komplementären Einrichtungen. Nach Einführung des Betreuungsgesetzes sind hierzu noch die gesetzlichen BetreuerInnen getreten. Das Verhältnis zu all diesen Personen und Institutionen ist durch eine Mischung aus gegenseitiger Abhängigkeit und partieller Konkurrenz geprägt. Die Abhängigkeit resultiert aus den jeweiligen Überweisungsmodi und den Erfordernissen gemeinsamer Krisenbewältigung. Die Konkurrenz ist das Ergebnis von zahlreichen Aufgabenüberschneidungen und der Verteilungskämpfe gemeinsam genutzter materieller Ressourcen. Die gegenseitige Abhängigkeit begründet dabei den Kooperations- und die Konkurrenz den Koordinationsbedarf. Nicht in allen Regionen sind funktionale Instrumente vorhanden, um die damit verbundenen Fragestellungen zu klären und den Ausgleich von Interessen zu gewährleisten. Die Verantwortung für die Koordination der Angebote liegt prinzipiell bei den Gemeinden, also in kommunaler Verantwortung. Für die Kooperation – die ja meistens fallbezogen erfolgen muss – ist die Verantwortung nicht eindeutig, auch wenn das Konzept des »Case Management« genau dieses Anliegen hat.

Eine für die Kliniken zunehmend wichtigere Gruppe sind die Kostenträger (Krankenkassen, Rentenversicherer, Sozialhilfeträger etc.) und deren assoziierte Einrichtungen wie etwa der Medizinische Dienst der Krankenkassen. Das hängt zum einen damit zusammen, dass die Krankenhausbehandlungen einen wesentlichen Kostenfaktor darstellen und das im Krankenhauswesen noch erhebliche Rationalisierungsreserven vermutet werden. Kostenträger, die selbstverständlich den Regeln der Wirtschaftlichkeit unterliegen, befinden sich dabei in einem strukturellen Dilemma, weil sie die Anliegen der PatientInnen nach optimaler Behandlung und die der Gesamtgruppe der Versicherten nach Kostenbeschränkung zu vertreten haben. Aus diesem Dilemma heraus ist es verständlich, dass die Kostenträger zunehmend versuchen, wirtschaftliche Risiken auf die Krankenhäuser oder auf die korrespondierenden Kostenträger zu verlagern. Psychiatrische Fragestellungen mit ihrer Mischung aus somatischen, psychologischen und sozialen Faktoren sind besonders anfällig für derartige Konfliktkonstellationen, zumal die Gesetzgebung zunehmend den direkten Einfluss der Kostenträger auf die internen Abläufe der Klinik erlaubt.

NutzerInnen- und Angebotsperspektive

Im Krankenhaus kann zwischen einer NutzerInnen- (oder auch KundInnen-) und einer Angebotsperspektive unterschieden werden.

Welchen Einfluss diese unterschiedlichen Perspektiven auf die Organisation haben, wird bei der Betrachtung von psychiatrischen Versorgungskliniken und psychosomatischen Rehakliniken deutlich. Letztgenannte haben meist keinen lokalen Versorgungsauftrag und sind entweder auf die Zuweisung durch Kostenträger oder ausschließlich auf die überregionale Nachfrage angewiesen. Daher müssen sie ein Angebot entwickeln, dass eine überregionale Nachfrage auslöst. Durch die Entwicklung von Aufnahmekriterien schützt sich eine Klinik davor, mit Problemen konfrontiert zu werden, die dem Angebot nicht entsprechen. Die PatientInnen drücken dabei durch ihre Nachfrage bereits eine bestimmte Motivation aus. Dieses Organisationsprinzip ist bei einer psychiatrischen Versorgungsklinik nicht durchgehend möglich. Hier muss auch mit PatientInnen gearbeitet werden, die gegen ihren Willen oder fremdmotiviert in die Behandlung kommen oder wegen der Schwere ihrer Erkrankung nicht in der Lage sind, ein derart strukturiertes Angebot aufzunehmen. Oft muss zunächst eine Behandlungsmotivation erreicht werden. Eine idealtypische Organisationsform für eine solche KundInnenorientierung ist eine Sektorstation, auf der alle PatientInnen aus einer Region aufgenommen werden. Menschen mit Suchterkrankungen, Demenzen, Depressionen, Psychosen usw. bilden hier eine soziale Gemeinschaft. Es ist leicht auszumalen, dass bei einer solchen Station andere Milieufaktoren wirksam sind, als auf einer Station, auf der hauptsächlich beispielsweise dementielle Erkrankungen behandelt werden. Gerade für die psychiatrische Versorgungsklinik werden wegen der Vor- und Nachteile beider Perspektiven Kompromisslösungen gesucht. Diese Frage wird unter dem Begriff der Spezialisierung sehr kontrovers diskutiert, zumal bei der Art der Spezialisierung unterschiedliche Kriterien angelegt werden (Alter, Schwere der Erkrankung, Art der Erkrankung, Grad der Behinderung, Kostenträger etc.).

Aufbau- und Ablauforganisation von Kliniken

Ein traditioneller Zugang zur Organisationsstruktur ist die Analyse und Planung der Aufbau- und Ablauforganisation. Mit Aufbauorganisation ist die Stellung der MitarbeiterInnen zueinander, also die hierarchische Struktur der Organisation gemeint. Unter Ablauforganisation wird die Abfolge und Koordination der einzelnen Arbeitsgänge verstanden, die dann in einem direkten Weg zur Arbeitsplatzbeschreibung führen.

Zur Aufbauorganisation

Bei der Aufbauorganisation sind traditionell die Berufsgruppen Pflegedienst und ÄrztInnen tragende Säulen. An dieser Grundkonstellation orientieren sich meist die anderen Berufsgruppen. Die formale Position der ÄrztInnen ist besonders stark, weil die Krankenhausbehandlung vornehmlich als ärztlich geleitete Aktivität definiert ist. Auf der anderen Seite ist der Pflegedienst organisatorisch meistens relativ unabhängig und stellt oft mit der Pflegedienstleitung einen Teil der Betriebs- oder Geschäftsleitung. Die Entscheidungs- und Leitungskompetenzen sind in der psychiatrischen Klinik arbeitsteilig angelegt, was zu Leitungskonflikten führen kann. Zudem ist der Einfluss und die Bedeutung der Verwaltung im Krankenhaus gestiegen. Die Leitungsstruktur auf der oberen Ebene wird in der Regel durch ärztliche, pflegerische und VerwaltungsleiterInnen gebildet. In größeren Kliniken findet sich eine mittlere Leitungsebene in Form von Abteilungen. Traditionell waren die Kliniken in einem Liniensystem relativ hierarchisch gegliedert. Zentrales Organisationselement ist dabei die Verantwortung, die hauptsächlich bei den ÄrztInnen angesiedelt ist. ÄrztInnen und Pflegedienst haben zudem noch unterschiedliche Leitungsstrukturen. Die Leitung im Pflegebereich arbeitet stationsbezogen (Stationsleitung), die darüber angeordnete Leitungsebene (Pflegedienstleitung) hat meist keine unmittelbaren Aufgaben im primären Arbeitsfeld. Beim ärztlichen Dienst arbeiten die Leitungen meist nicht stationsbezogen (OberärztInnen), haben jedoch oft noch Aufgaben in primären Arbeitsfeldern (ambulante Behandlungen, PrivatpatientInnen etc.). Die anderen Berufsgruppen sind mehr oder weniger auf der Stationsebene angesiedelt (beispielsweise die Ergotherapie) und verfügen nur in größeren Organisationen über eigene Leitungs- und Organisationsstrukturen.

Nach wie vor ist die Beschäftigungsdauer unterschiedlich. ÄrztInnen sind in aller Regel über Zeitverträge eingestellt und müssen nach Abschluss ihrer Facharztausbildung die Klinik verlassen, wenn sie nicht als OberärztInnen oder Chef-

ärztInnen angestellt werden. Zudem rotieren die ÄrztInnen im Rahmen ihrer Ausbildung innerhalb der Klinik. Auch in den anderen Berufsgruppen gibt es Rotationen, die aber viel weniger geplant sind und bei denen vor allem individuelle Motive eine Rolle spielen. Einen Einfluss auf die Aufbauorganisation haben zudem die verschiedenen Arbeitszeiten. In den letzten Jahren und angestoßen durch die Psychiatriereform haben Stabstellen an Bedeutung gewonnen, beispielsweise in Form von Qualitätszirkeln und Qualitätssicherungsprojekten. Zuletzt soll noch die Supervision als ein besonderes Element genannt werden, weil Supervision über die Beratungsfunktion hinaus in manchen Fällen nachgefragt wird, um Leitungsdefizite in der Organisation auszugleichen.
Zusätzlich hat auch der Träger des Krankenhauses einen Einfluss, vor allem durch die Auswahl der Leitungskräfte. Hierbei spielen ökonomische Überlegungen, Statusfragen aber auch die weltanschauliche Ausrichtung des Trägers eine Rolle.

Kernprozesse im Krankenhaus

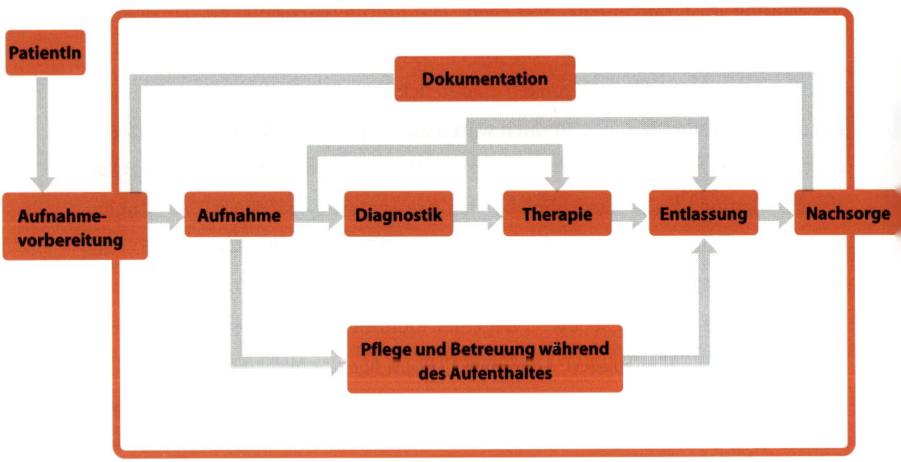

Zur Ablauforganisation

Bei der Ablauforganisation lassen sich Kernprozesse abgrenzen, auf deren Basis sich die internen Abläufe abbilden, aber es lassen sich auch zahlreiche Schnittstellen beschreiben (etwa zu Zuweisern, Kostenträger, Verwaltung, Technik etc.). Alle Kernprozesse können aus unterschiedlichen Perspektiven im Hinblick auf ihre Funktionalität betrachtet werden:

1 Aus der Perspektive der PatientInnen und der Angehörigen

Die KundInnen des Krankenhauses (PatientInnen, Zuweiser, Kostenträger etc.) tragen ihre Interessen an das Krankenhaus heran. Dabei folgen vor allem die PatientInnen, die Zuweiser (Vorbehandler, -betreuer) und die Angehörigen Vorinformationen. Solche Vorinformationen wie Zuständigkeit, AnsprechpartnerIn, Spezialisierungsgrad, Image prägen wiederum die Erwartungen. Die Komplexität dieser Interessen soll im Hinblick auf die Aufnahmevorbereitung an einem Beispiel verdeutlicht werden:

Ein Allgemeinarzt ruft an der Pforte einer Klinik an und möchte einen Patienten anmelden, der sich gegenwärtig in seiner Praxis befindet und sehr unruhig sei. Der Pförtner vermittelt den Anruf an den Dienst habenden Arzt. Dieser fragt den Hausarzt unter anderem danach, ob der Patient freiwillig in die Klinik kommen wolle. Als der Hausarzt angibt, der Patient stehe einer Aufnahme skeptisch gegenüber, besteht der Dienstarzt darauf, dass der Patient entweder freiwillig zur Aufnahme kommen oder mit einem Beschluss überwiesen werden müsse. Im weiteren Verlauf des Gespräches erwähnt der Hausarzt das Alkoholproblem des Patienten. An diesem Punkt interveniert der Dienstarzt mit der Bemerkung, dass er dann nicht über die Aufnahme entscheiden könne, weil dafür die »zentrale Suchtaufnahme« zuständig sei und zusätzlich eine Kostenzusage der Krankenkasse vorliegen müsse.

Das Beispiel verdeutlicht, wie stark kommunikative Elemente die Kernprozesse prägen und dass Informationen eine große Rolle bei der Orientierung spielen. Gerade psychiatrische PatientInnen und deren Angehörigen haben ein hohes Bedürfnis nach sozialer Sicherheit und Orientierung. Es ist daher hilfreich, die Ablauforganisation an diesen Bedürfnissen zu orientieren. Dies kann beispielsweise durch ein Bezugspersonensystem verbessert werden. Viele Therapieerfolge gehen zudem an den Schnittstellen wieder verloren, weil die Betreuungskontinuität nicht ausreichend gesichert ist.

2 Aus der Sicht kooperierender Einrichtungen und Personen

Auch die zuweisenden und nachsorgenden Einrichtungen sind mit der Klinik verbunden. Es geht um die Vermittlung von Informationen, Erfahrungen, Hypothesen und Konzepten. Gerade in einem gegliederten System überschneiden sich zwischen den Einrichtungen eine Reihe von Funktionen, etwa die unterschiedlichen Grade der Asylfunktion. Daher kann die Rolle des Krankenhauses nur über die Unterschiede zu anderen Angeboten definiert und transparent gemacht werden, z. B. bei der Intensität oder der Art der Betreuung. Den kooperierenden Einrichtungen werden die dazu notwendigen Informationen auf unterschiedliche Weise zur Verfügung gestellt. Die größte Bedeutung haben aber immer wieder die informellen oder persönlichen Kontakte der MitarbeiterInnen untereinander. Die Kooperation ist aber nicht nur an den Schnittstellen (Aufnahme und Entlassung) von Bedeutung, sondern auch bei den diagnostischen und therapeutischen Prozessen. Wird beispielsweise während einer Therapie ein bestimmtes Krankheitsmodell vermittelt, so ist zu bedenken, ob dieses Modell auch von den nachsorgenden Einrichtungen mitgetragen wird.

3 **Aus der Sicht der Kostenträger**

In den letzten Jahren ist die Rolle der Kostenträger für die Ablaufprozesse im Krankenhaus kontinuierlich gestiegen. Dies gilt insbesondere für die Dokumentation der Abläufe, weil daraus ein Mehraufwand resultiert. So nehmen die Auseinandersetzungen um Kostenzusagen, Nachweis der Krankenhausbehandlungsbedürftigkeit etc. einen immer größeren Raum ein. Die Dokumentation verliert dabei unter Umständen sogar die Funktion als Informationsinstrument für interne Abläufe.

4 **Aus der Sicht der MitarbeiterInnen**

Die Bedeutung der Ablauforganisation einer Klinik auf die Arbeitszufriedenheit der MitarbeiterInnen und die Arbeitsatmosphäre wird unterschätzt. Durch den komplexen Aufbau und die vielfältigen Schnittstellen in einer Klinik entsteht ein enormer Koordinations- und Informationsbedarf. Die Kliniken verfügen nicht selbstverständlich über ein funktionales Informationssystem, sondern über traditionell gewachsene Informationsstrukturen. Die Abläufe sind vielfach nicht klar voneinander getrennt, einzelne Abläufe unscharf definiert und die Aufgabenstellungen unzureichend formuliert. Diese potenziellen Bruchstellen erhöhen den Aufwand, der für Abstimmungen aufgebracht werden muss, und Informationen bekommen so den Charakter der Störung (ständig klingelndes Telefon, Nachfragen, Desinformation etc.). Gänzlich chaotisch können die Abläufe dann werden, wenn PatientInnen von der Informationsflut überfordert sind, wie es beispielsweise auf geschlossenen Stationen der Fall sein kann. Dann wird oft auf einfache Interaktionsmuster zurückgegriffen, die eine übersichtliche Ordnung wiederherstellen (etwa mit Hilfe von Aggressivität).

Probleme in der Ablauforganisation können also in erheblichen Umfang zu Stress führen. Fatal ist gelegentlich, dass die implizit entstandenen Arbeitsabläufe von den MitarbeiterInnen früher oder später als selbstverständlich wahrgenommen werden und dass es recht mühsam sein kann, diese Abläufe funktionaler zu gestalten (»Das haben wir schon immer so gemacht«).

Beispiel: Auf einer Fachstation zur Behandlung von seelisch kranken geistig Behinderten kommt es im Vergleich zu anderen Stationen zu erheblich mehr und zeitlich ausgedehnteren Fixierungen. Diese werden durch die Schwere der Störungen der PatientInnen gerechtfertigt. Tatsächlich finden sich auf der Station einige sehr verhaltensauffällige PatientInnen unter anderem mit erheblichen Selbstverletzungstendenzen. Die Inanspruchnahme von außerstationären Therapien ist gering. Auch das wird mit dem Schweregrad der Störungen gerechtfertigt. Die MitarbeiterInnen sind durch die ständige Unruhe und die Gewaltbereitschaft der PatientInnen sehr belastet. Die Station gilt als unbeliebt, die Ausfallzeiten sind hoch, die Station schiebt eine große Anzahl von Überstunden vor sich her. Die Begleitung der PatientInnen zu den Therapien und die Durchführung von Aktivitäten außerhalb der Station sind nur mit Mühe aufrechtzuerhalten. Viele Veranstaltungen werden abgesagt, weil bei Notfällen auf der Station die MitarbeiterInnen zur Krisenintervention eingesetzt werden müssen. Die Ansprüche der Leitung, dass mehr strukturierte Aktivitäten stattfinden müssen, führt zu Unverständnis im Team, weil sich die Teammitglieder damit überfordert fühlen. Die Situation spitzt sich für die Station krisenhaft zu, nachdem bei einer besonders verhaltensauffälligen Patientin die Krankenkasse die Kosten ablehnt, weil offensichtlich keine geplante Behandlung stattfände. In der Folge entsteht im Team eine Diskussion über die Zielsetzung der Therapie. Es fällt auf, dass die Bewältigung der Aggression auf der Station zum allein strukturierenden Element geworden ist. Nachdem mit großer Mühe Alternativen aufgebaut wurden, wird beobachtet, dass die Fixierungen um ein Vielfaches gesenkt werden konnten.

Ressourcen (Betriebsmittel, Budgets, Personalausstattung)

Ein wesentliches Ergebnis der Psychiatrie-Enquete war die bessere materielle und personelle Ausstattung, auch wenn im Bauboom der siebziger und achtziger Jahre viele architektonische Sünden begangen wurden, einige psychiatrische Abteilungen in wenig geeigneten Räumen untergebracht sind und somatische Kliniken heute generell über einen höheren Standard verfügen. Da größere Investitionen inzwischen ausbleiben, beschränken sich die Überlegungen meistens auf Standardverbesserungen wie dem Einbau von Nasszellen und der weiteren Reduktion von Mehrbettzimmern. Dabei kann der Wunsch des Klinikträgers nach mehr PrivatpatientInnen bei der Durchsetzung solcher Wünsche

als Argument dienen. Da in der Psychiatrie die Personalkosten den größten Anteil ausmachen, sind die Möglichkeiten der Kostensenkung insgesamt begrenzt. In vielen Kliniken gibt es eine Tendenz, therapeutische MitarbeiterInnen vermehrt im Rahmen des Controllings in die Kostenfragen einzubeziehen, um damit mehr Transparenz zu erreichen. Meistens geschieht dies durch so genannte zweckgebundene Budgets, etwa für Fortbildung.
Die Personalstruktur der psychiatrischen Klinik richtet sich nach der Psychiatrie-Personalverordnung (PsychPV). Die PsychPV engt die Variationen der Personalstruktur relativ ein, sichert aber auf der anderen Seite quantitativ die Personalausstattung der Kliniken. Die Bezugsgrößen für die PsychPV sind einerseits eine PatientInnentypologie und andererseits die psychiatrische Station. Dieser Ansatz hat einen mehr oder weniger subtilen Einfluss auf die Struktur der Klinik.

Qualitätssicherung

Mit dem Begriff der Qualitätssicherung ist eine weitere Perspektive für die Ebene der Organisationsentwicklung eingeführt worden. Das Ziel ist hier zunächst die Definition von Qualitätsstandards als eine Art Normierung psychiatrischen Handelns. Dieser Ausgangspunkt ist inzwischen durch Überlegungen ergänzt worden, die das Problemlösungsmanagement betreffen, etwa in Form von Qualitätszirkeln, wobei meistens mit einer deduktiven Methode gearbeitet wird (Analyse des Problems, Entwicklung einer Problemlösung, Kontrolle der Problemlösung). Als beschreibende Technik lassen sich hiermit Merkmale herausarbeiten, die als Ausgangspunkte für die Organisationsentwicklung genutzt werden können. Im Allgemeinen wird beim Qualitätsbegriff zwischen Struktur-, Prozess- und Ergebnisqualität unterschieden. Im Folgenden sollen dazu bedeutsam erscheinende Merkmale herausgearbeitet werden.

Struktur

Im psychiatrischen Krankenhaus lassen sich nach einem Zwiebelschalenmodell eine Reihe von sozialen Räumen unterscheiden. Ausgangspunkt ist das Individuum mit seinen Bedürfnissen und Erwartungen, aus denen heraus die jeweiligen Motive für eine Behandlung erwachsen. Der Dialog zwischen HelferIn und PatientIn bildet dabei den zentralen Interaktionsbereich, den eigentlichen Primärprozess der psychiatrischen Arbeit. Dieser ist vom jeweiligen Rollenverhalten geprägt. Die Interaktion wird von den Eigenheiten und Problemen der

PatientInnen bestimmt, aber ebenso durch die Eigenschaften der Helfenden wie Empathiefähigkeit, Ausbildung und Erfahrung.

Strukturelle Ebene der Klinik

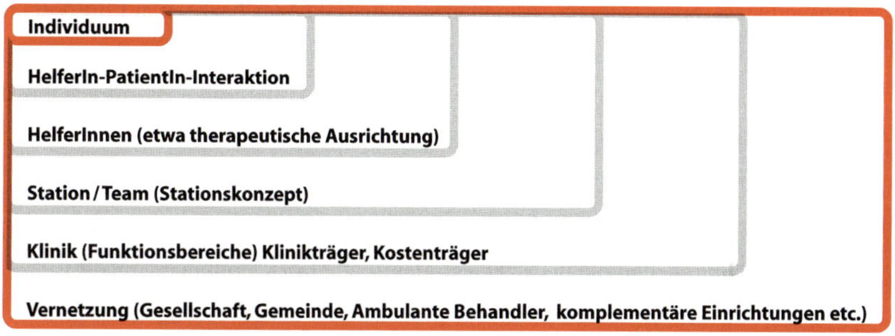

Die Station bildet den Ort, an dem diese HelferIn-PatienIn Interaktion stattfindet und ist damit Kumulationspunkt und Resonanzraum. Hier findet weitere Interaktion statt (PatientIn-PatientIn, HelferIn-Angehörige, Helferin-Helfer, Team). Wegen dieser Erweiterung und weil auf der Station die eigentlichen Primärprozesse stattfinden, stellt die Station die zentrale Struktur dar. Es lassen sich eine Reihe von Strukturmerkmale einer Station beschreiben, z. B. den Grad der Integration des gesamten therapeutischen Prozesses, der Anteil der Primärprozesse am Gesamtarbeitsaufkommen, die Übersichtlichkeit der Arbeitsvorgänge, die Rollenverteilung der beteiligten Personen und die Qualität der Interaktion. Die Arbeit auf den Stationen kann auf unterschiedliche Weise spezialisiert sein, wobei sich diese auf verschiedene Aspekte beziehen kann wie Art, Schwere und Chronifizierungsgrad der Erkrankung, Kostenträgerschaft, offene oder geschlossene Station, Behandlungs- oder Krisenintervention, Art der Verhaltensauffälligkeit, Komorbidität und vieles andere mehr.

Auf der gleichen Strukturebene wie die Stationen finden sich mehr oder weniger selbstständig operierende Therapieeinheiten wie Ergotherapie, Musiktherapie, Sozialdienst etc. Diese Einheiten verfügen oft über eigene Zugangsfilter und Leitungsstrukturen. Der Grad der Unabhängigkeit dieser Einheiten ist ein Strukturmerkmal, wobei auch eine personelle und räumliche Integration in die Station denkbar ist.

Die Abteilung bildet die nächste Ebene, wobei diese auf mehreren Stationen die Teilaspekte des Arbeitsauftrages abarbeiten. Der Spezialisierungsgrad der einzelnen Stationen ist von der Abteilungsstrategie und der damit zusammenhängenden Aufgabenteilung abhängig. Auf der Abteilungsebene findet sich die mittlere Leitungsebene. Die Abteilungen sind – abhängig von der Gesamtgröße der Klinik – wiederum untereinander differenziert, entweder inhaltlich (Gerontopsychiatrie, Suchtmedizin, Allgemeinpsychiatrie) oder bezogen auf die Versorgungsregion (Sektorisierung). Die Funktionen auf der Abteilungsebene umfassen die Koordination und Planung der Angebote, aber auch die Pflege der Schnittstellen (Zuweiser, kooperierende Einrichtungen etc.).

Die nächste Stufe der Struktur ist die Klinik, wobei bei kleineren Einheiten Abteilung und Klinik identisch sein können. Bestandteil der Klinik ist die Geschäftsführung, in der alle wichtigen strategischen Entscheidungen gefällt werden. Neben der ökonomischen und personalen Verantwortung müssen auf dieser Ebene weitere Schnittstellen gepflegt werden, etwa die zum Krankenhausträger, zur Gemeinde, zu den Kostenträgern, zu Interessenverbänden etc. Außerdem müssen Strategien des Konfliktmanagements erarbeitet, Fortbildungsangebote geplant sowie die Öffentlichkeitsarbeit koordiniert werden.

Prozesse und Prozess-Steuerung

Die Therapie ist der zentrale Prozess in der Klinik. Dieser Begriff ist im Alltag keinesfalls einheitlich und trennscharf definiert. Therapie im engeren Sinne sind aber nur Maßnahmen, die gezielt zur Veränderung der gesundheitlichen Situation des Patienten durchgeführt werden. Dabei kann zwischen allgemeinen – wie etwa die Herstellung einer therapeutischen Beziehung – und speziellen Maßnahmen wie die Durchführung eines symptombezogenen therapeutischen Verfahrens unterschieden werden. Bei PatientInnen, die einer klinischen Behandlung bedürfen, sind die Störungen in der Regel so vielschichtig, dass der therapeutische Prozess eine Art Komplexleistung darstellt, die einem Fallverständnis folgt.

Aspekte der Fallkonzeption

- **Störungsaspekt**
- **Ressourcenaspekt**
- **Beziehungsaspekt**
- **motivationaler Aspekt**

Diese grundsätzliche Fall-Orientierung bedeutet nicht, dass die einzelnen Elemente der Therapie nicht verfahrensorientiert sein können. Es lassen sich eine Reihe von Merkmalen angeben, die den therapeutischen Prozess kennzeichnen und zur Beurteilung der Prozessqualität dienen können. Dazu gehören die Begründung für die Therapie und das zugrunde gelegte Krankheits- und Therapiemodell. Nicht immer sind diese Modelle im psychiatrischen Alltag explizit formuliert, liegen aber trotzdem jeder therapeutischen Aktivität zugrunde. Die Anwendung dieses Modells auf den »Fall« erfordert einen Planungsschritt, sodass die Therapie einen geplanten Prozess darstellt. Aus dem Modell und der Planung lassen sich die Begründung für die Therapie herleiten. Der Patient / die Patientin und dessen / deren Angehörige können in diesen Prozess in unterschiedlicher Weise einbezogen sein. Die Therapie ist zeitlich strukturiert, es kann eine Anfangs- und Planungsphase von einer Behandlungs- und Beendigungsphase unterschieden werden. Weil eine Reihe von Personen in diesem Prozess aktiv sein müssen, handelt es sich auch um einen koordinierten Prozess. Während der Therapie sind immer wieder Rückkopplungen und Reflexionen notwendig, sodass die Therapie auch ein kontrollierter Prozess ist. All diese Merkmale können in unterschiedlicher Weise und Qualität realisiert werden, einige Merkmale können besonders betont sein, andere vernachlässigt werden.

Ergebnisqualität

Die Krankenhausbehandlung ist grundsätzlich auf einen Erfolg ausgelegt, wobei der Erfolg als Veränderung definiert wird. Nun hat es sich als außerordentlich schwierig erwiesen, den Erfolg psychiatrischer Therapie zu bestimmen und genau so schwierig erscheint es, den Erfolg zu messen. Daher ist es verständlich, dass als Erfolgskriterien immer wieder Teilkriterien herangezogen werden. Zum Beispiel wird aus der Belegung (Fallzahlen) auf die Akzeptanz und den wirtschaftlichen Erfolg einer Klinik geschlossen. Die Fallzahl kann aber nur unter Berücksichtigung der Mehrfachaufnahmen betrachtet werden. Mehrfachaufnahmen können gleichzeitig die Bindung der PatientInnen an die Klinik signalisieren. Ein weiteres Maß für den Erfolg stellt die Verweildauer dar. Auch hier müssen die Mehrfachaufnahmen berücksichtigt werden, weil sich deren Zahl bei Verkürzung der Verweildauern erhöht. Verkürzte Verweildauern können ein Hinweis auf eine nachlassende Akzeptanz des Angebotes sein (Therapieabbrüche). Kürzere Verweildauern können auch bedeuten, dass bestimmte PatientInnen (etwa mit einer starken Chronifizierung) nicht mehr in der Klinik behandelt werden oder eine Behandlung nicht mehr nachfragen. Sie können bedeuten, dass PatientInnen mit Restsymptomen entlassen werden und die Problematik in den ambulanten Bereich verlagert wird. Oft wird die PatientInnenzufriedenheit als Maß für den Behandlungserfolg herangezogen. Der Plateau Effekt ist aber hier recht hoch und die Zufriedenheit korreliert nicht unbedingt mit den Langzeiteffekten einer Behandlung. Andere nehmen die Anzahl und Art der besonderen Vorkommnisse und die der Therapieabbrüche als negatives Kriterium für die Ergebnisqualität. Auch hier lassen sich Einwände und Einschränkungen finden. Insgesamt bleibt also die Frage des Erfolges einer stationären Behandlung unbefriedigend beantwortet. Möglicherweise sind die Fortschritte, die PatientInnen und ihre Angehörigen bei der Bewältigung der Erkrankung gemacht haben, der zuverlässigste Maßstab des Erfolges. Dazu gehört die Vermittlung eines Problemlösungsmodells, das Erarbeiten konkreter Schritte zur Lösung und eine optimistische Perspektive.

Ziele, Methoden und Prinzipien der Organisationsentwicklung

Ziele der Organisationsentwicklung

All diese verschiedenen Facetten des Systems »psychiatrische Klinik« machen deutlich, wie sehr organisatorische und therapeutische Aspekte zusammenwirken. Welche Ziele können bei der Organisationsentwicklung verfolgt werden? Ziele können sein:

- Stärkung der Primärprozesse und der patientInnenbezogenen Arbeit
- Schaffung einer angemessenen Kommunikationsstruktur
- Entwicklung zur »lernenden Organisation«
- Entwicklung von ressourcenorientierten Behandlungsansätzen
- Sicherung der Vielfalt von Behandlungsoptionen innerhalb der Klinik

Methoden der Organisationsentwicklung

Die Beeinflussung der Organisationsentwicklung im Hinblick auf die Ziele macht zunächst methodische Überlegungen notwendig.

Deduktive Methode

Die Deduktive Methode wurde bereits bei den Überlegungen zur Qualitätssicherung erwähnt, sie findet sich aber auch bei anderen Themen, etwa bei der Pflegeplanung. Diese Methode setzt eine kausale Begründungskette voraus (Erkenntnis, Handlung, Veränderung). Der Charme dieser Methode liegt in ihrer Klarheit, auch wenn gerade in einer psychiatrischen Klinik nur wenige Prozesse tatsächlich einem reinen deduktiven Modell folgen. Eine weitere Stärke ist, dass einzelne Schritte nachvollziehbar und damit erlernbar werden, und dass gemeinsame Haltungen (common sense) entwickelt werden können. Ein deduktives Vorgehen empfiehlt sich also vor allem da, wo ein identifizierbares Problem vorliegt, und bei dessen Lösung möglichst viele MitarbeiterInnen in die Überlegungen einbezogen werden sollen.

Dialektische Methode

In den Vorüberlegungen wurde an vielen Stellen deutlich, dass die jeweilige Organisationsform einem subtilen Gleichgewicht zwischen Gegensatzpaaren entspricht. Beispiele für solche Gegensatzpaare sind:

Individuum versus Gruppe
Programmorientierung versus Fallorientierung
Sicherheit versus Entwicklung
Problemorientierung versus Ressourcenorientierung
Spezialisierung versus Universalität

Im Gegensatz zur deduktiven Methode ergibt sich hier keine Lösung, sondern die Entwicklung und Reifung wird im Kontext der Konfrontation mit strukturellen Konflikten gesehen. Die Lösungen führen im Sinne der dialektischen Methode immer zu einer Eigenschaft der Einrichtung. Dies erklärt, warum ganz unterschiedliche Organisationsformen nebeneinander existieren können und gleichfalls gute Arbeitsergebnisse möglich sind. Die Aufgabe der Leitung im Rahmen dieser Methodik ist es, auf diese strukturellen Konflikte hinzuweisen und die MitarbeiterInnen zu ermuntern, sich den damit verbundenen Auseinandersetzungen zu stellen.

Systemische Methode

Die Systemwissenschaft setzt sich mit Wechselwirkungen (zirkulären Prozessen) auseinander. Es sind eine Reihe sinnvoller Strategien entwickelt worden, die vor allem die Störung von automatischen maladaptiven Abläufen und die Erhöhung der Fähigkeit zum Dialog betreffen. Weil gerade Teamarbeit sich durch solche Wechselwirkungen auszeichnet hat sich die systemische Methode insbesondere bei der Supervision von Teams bewährt. Auch LeiterInnen können sich bei der Reflexion der Arbeitsabläufe und -inhalte der Systemischen Methode bedienen (beispielsweise im Rahmen des »Reflektierenden Teams«).

Prinzipien der Organisationsentwicklung

Ganz im Sinne der dialektischen Methode hängt es sehr von den Ressourcen und vom Umfeld einer Klinik ab, welche Organisationsform günstig ist. Eine kleine psychiatrische Abteilung in einer ländlichen Region hat andere Stärken als ein großes Fachkrankenhaus mit mehreren Abteilungen in einer Großstadt. In beiden Einrichtungen müssen daher andere Schwerpunkte gewählt werden, um die jeweilige Organisation stark zu machen und den MitarbeiterInnen eine positive berufliche Identität zu vermitteln. Diese beiden Kliniken müssen sich also unterscheiden, um etwa gleich gute Behandlungsergebnisse zu erzielen.

Aufbauend auf den Zielen ist ein Schritt bei der Förderung der Organisationsentwicklung die Definition von Prinzipien. Als Beispiel dazu soll im Folgenden die Entwicklung der eigenen Abteilung nachgezeichnet werden:

> **Ausgangslage:** Das Krankenhaus ist eine ehemalige Großklinik (mehr als 1000 Betten) in ländlicher Region mit einem ursprünglich fast 200 km umfassenden Einzugsbereich. Wie anderswo verkleinerte sich der Einzugsbereich im Laufe der letzten Jahre durch die Öffnung von psychiatrischen Abteilungen erheblich. Zuletzt wurde wie in anderen Kliniken der Langzeitbereich in ein Heim umgewandelt (Pflege- und Förderzentrum) und die Klinik in Abteilungen gegliedert (Gerontopsychiatrie, Allgemeinpsychiatrie, Suchtmedizin, Suchtmedizin Rehabilitation) mit insgesamt ca. 380 Betten. Dieser Differenzierungsprozess war der Ausgangspunkt für die Organisationsentwicklung der Abteilung Allgemeinpsychiatrie. Die Klinik hatte mit erheblichen strukturellen Problemen zu kämpfen wie schlechtes Image, geringe Belegung (60 Prozent), Personalabbau, hoher Krankenstand etc. Diese Probleme betrafen vor allem die Allgemeinpsychiatrie, die insgesamt sechs Stationen umfasste. Von den sechs Stationen waren zwei geschlossene Stationen (Aufnahmestation und Station zur Behandlung geistig Behinderter), zwei so genannte Sektorstationen und eine Psychotherapiestation. Letztere wurde erst nach der Gliederung in Abteilungen diesem Bereich zugeschlagen, sie gehörte vorher zum Rehabilitationsbereich. Externe Therapien wie etwa die Ergotherapie waren in selbstständigen Abteilungen zusammengefasst. Die PatientInnen wurden dort angemeldet und die Plätze nach Anmeldung verteilt. Musiktherapie fand nur auf der Psychotherapie statt. Die meisten PatientInnen befanden sich in der Arbeitstherapie. Da durch die Öffnung einer weiteren Abteilung der Einzugsbereich nochmals verkleinert werden sollte, war auch die Perspektive der MitarbeiterInnen eher negativ (Zeitverträge, drohende Defizite etc.).

Auf dieser Basis wurden durch die Leitung folgende Prinzipien zur Organisationsentwicklung aufgestellt:

Schwerpunktbildung: Jede Station hat einen therapeutischen Schwerpunkt, der sich entweder an bestimmten Diagnosegruppen oder nach definierten Merkmalen der PatientInnen richtet. Aufnahme- oder allgemeine Stationen entfallen.

Stationsorientierung: Die Station ist die zentrale Organisationseinheit. Alle therapeutischen und personellen Ressourcen sind auf die Station bezogen. Die Zahl aller ausgelagerten Funktionseinheiten wird auf ein Minimum reduziert.

Gruppenorientierung: Auf allen Stationen sind die PatientInnen Gruppen zugeordnet. Das therapeutische Angebot ist auf die jeweiligen Gruppen ausgerichtet. Die Zuteilung zu den Gruppen erfolgt nach Aufnahme oder nach definierten Kriterien.

Orientierung an Therapeutischen Leitverfahren: Soweit möglich orientiert sich die Station an einem Leitverfahren, nach denen sich die Inhalte der einzelnen Angebote ausrichten.

Programmorientierung: Das Angebot – Einzeltherapie, Gruppentherapie, Musiktherapie etc. – für die Gruppe ist in einem Programm zusammengefasst. Individualisierte Indikationen entfallen.

Phasenorientierung: Die Behandlung ist in Aufnahme-, Behandlungs- und Entlassungsphase gegliedert. Das Programm ist auf diese Phasen abgestimmt.

Mit Hilfe dieser Prinzipien entwickelte sich in relativ kurzer Zeit eine völlig veränderte Abteilungsstruktur, z. B. Auflösung der Sektorstationen und zum Teil radikal veränderte Arbeitsabläufe. Es ist leicht vorstellbar, dass damit eine erhebliche Dynamik ausgelöst wurde, die aber in Hinblick auf die oben genannten Krisenparameter (Belegung, Krankenstand, Zufriedenheit der MitarbeiterInnen) positive Auswirkungen hatten. Die Aufgabe der Leitung in diesem Prozess lag vor allem darin, diese Prinzipien aufzustellen und an die MitarbeiterInnen zu vermitteln.

Instrumente der Organisationsentwicklung

Zur Förderung der Organisationsentwicklung können abhängig von der Fragestellung eine Vielzahl von Instrumenten eingesetzt werden, von denen einige im Folgenden vorgestellt werden sollen. Grundsätzlich lassen sich die Instrumente nach ihrem Effekt in solche unterscheiden, die mehr die Position des / der einzelnen Mitarbeiters / in stärken und jene, welche die Interaktion verbessern.

Leitbild und Menschenbild

In jeder Klinik orientieren sich die MitarbeiterInnen an einem Menschenbild oder einer Art Klinikphilosophie. Die Leitideen setzen sich meistens aus positiven und negativen Elementen zusammen, wobei aus dem Selbstverständnis der

HelferInnen heraus die negativen Elemente oft verleugnet werden. Daher enthalten die explizit formulierten Leitbilder einer Klinik häufig recht ideale Menschenbilder und Ideen. Aber gerade in der Psychiatrie ist eine positive Grundhaltung gegenüber der Arbeit und auch gegenüber den Menschen eine Voraussetzung für den Erfolg. Eine Leitbilddiskussion mit dem Ziel einer gemeinsamen Identität kann unter Umständen hilfreich sein, wenn dabei eine genügend selbstkritische Haltung entwickelt werden kann.

Entwicklung einer therapeutischen Haltung

Eine Variante der Leitbildentwicklung ist die Diskussion über therapeutische Haltungen. Diese können und sollten sich unterscheiden, um die therapeutische Vielfalt zu gewährleisten und den unterschiedlichen Problemstellungen und Krankheitsbildern gerecht zu werden. Der therapeutischen Haltung liegt in der Regel ein Krankheitsmodell zugrunde. Dabei sind immer auch an die strukturellen Kopplungen zu denken, die sich zwischen dem HelferInnenteam und der PatientInnengruppe herstellen.

> **Beispiel:** Es gibt verschiedene Ansätze zur Behandlung der Borderline-Persönlichkeitsstörung, die entweder auf dem Modelle der inkonstanten Objektbeziehungen oder auf dem Modell der emotionalen Instabilität beruhen. Dementsprechend werden unterschiedliche Symptomkomplexe in den Vordergrund geschoben, wie Spaltung oder unangemessene Reaktionen. Diese Modelle koppeln sich natürlich strukturell mit der Teamatmosphäre. Aus der einen Perspektive werden die Teammitglieder darauf achten, dass die Teamkohärenz gewahrt bleibt, aus der anderen Perspektive wird die Diskussion über angemessene Reaktionen fokussiert werden.

Konzeptionalisierungen

Ein bedeutsames Planungs- und Strukturierungsinstrument können Konzepte darstellen, jedoch nur wenn die Konzeptionen konkret und praxisnah formuliert werden. Sie können mehrere Funktionen haben.

- Strukturierung der Behandlung
- Abgrenzung der Aufgabenstellung intern und extern
- Nutzung der Ressourcen
- Orientierung der MitarbeiterInnen
- Transparenz, Gliederung und Qualifizierung der Abläufe
- Rahmen für die Erfolgskontrolle

Die Konzeptionen können sich unterscheiden in:

- Theoriegeleitete Konzeptionen

- Verfahrensgeleitete Konzeptionen
- Interventionsgeleitete Konzeptionen
- Kriterienorientierte Konzeptionen
  - Beschwerde- und symptomorientierte Kriterien
  - Problemorientierte Kriterien

Konzepte müssen vor allem auf der Stationsebene entwickelt werden. Die Aufgabe der Leitung liegt hier mehr in der Definition der Aufgabenstellungen und der Rahmenbedingungen.

Entwicklung von Standards und Leitlinien

Eine Variante des Konzepts ist die Formulierung von Standards oder Leitlinien. Solche Instrumente sind vor allem bei sich wiederholenden Arbeitsabläufen hilfreich, etwa bei Verlegungen, Aufnahmen und Entlassungen. Leitlinien können ebenfalls bei häufig vorkommenden Entscheidungen eingesetzt werden, etwa bei dem Einsatz von Medikamenten. Ein weiterer Vorteil von Leitlinien besteht darin, dass deren Grundlagen auch den PatientInnen als Information weitergegeben werden können.

Entwicklung von Behandlungsprogrammen und Wochenplänen

Eine Form der Konzeptentwicklung ist die Entwicklung eines Behandlungsprogramms und die Gliederung der zeitlichen Abläufe auf der Station. Oft wird argumentiert, dass im Rahmen der Fallkonzeption individuelle Behandlungspläne notwendig sind. Diese »individuellen Behandlungspläne« halten aber meistens einer kritischen Überprüfung nicht stand, weil sich doch nur eine begrenzte Anzahl von Behandlungsplänen findet (unbewusste Normierung). Eine strikte Individualisierung der Behandlungspläne führt zu einer erheblichen Zunahme der Informationsmenge und eventuell zur Chaotisierung (Doppeltermine, Orientierungsprobleme). Zudem können für viele Therapieformen keine spezifischen Indikationen angegeben werden (etwa für die Bewegungstherapie), sodass grundsätzlich alle PatientInnen an dieser therapeutischen Aktivität teilnehmen können. Derartige Angebote sind daher eher als spezifisch ausgestaltete therapeutische Erfahrungsräume zu betrachten, wobei eine Besonderheit der stationären Behandlung ist, dass den PatientInnen eine solche Vielfalt von Erfahrungen ermöglicht werden kann. Auch muss auf eine gerechte Verteilung des therapeutischen Angebotes geachtet werden. All dies spricht für die Zusammenfassung der einzelnen therapeutischen Elemente in Behandlungsprogramme. Die Zusammenfassung der PatientInnen in feste Gruppen ist eine zusätzliche Möglichkeit zur besseren sozialen Orientierung und zur Reduktion von Störungen. Wichtig dabei ist die zeitliche Planung der Abläufe, um die optimale Nutzung der Ressourcen zu sichern. Daher müssen gerade die Wochenpläne mit großer Sorgfalt entwickelt werden. Das kann z. B. dadurch geschehen, in dem die einzelnen Berufsgruppen Arbeitskontingente (etwa Therapieeinheiten) für ein Programm zur Verfügung stellen und sich die Teammitglieder in einem Baukastensystem den Wochenplan mit dem Ziel zusammenstellen, zu einem klaren und möglichst überschneidungsfreien Plan zu kommen. Zur zeitlichen Gliederung sollte das Programm in ein Kern- und ein Gesamtprogramm geteilt werden. In der Aufnahmephase kann man sich auf das Kernprogramm beschränken, um den PatientInnen die ersten Schritte und die Kontaktaufnahme zu erleichtern. Auch in der Entlassungsphase dient das Kernprogramm dazu, die Bindung von PatientInnen an die Station zu sichern. Die verbleibende Zeit kann für Wiedereingliederungsmaßnahmen eingesetzt werden (etwa eine Arbeits- und Belastungserprobung). Wochenpläne sollten den PatientInnen als Orientierungshilfe zur Verfügung stehen.

Kommunikationsinstrumente (Informationssysteme)

Überlegungen zur Kommunikationsstruktur sind wichtige Elemente bei der Organisationsentwicklung. Kommunikation hat dabei inhaltliche (Atmosphäre, Kontrolle) und strukturelle Aspekte (Stellungnahme, Bezugnahme). Es ist im Sinne der Organisationsentwicklung zunächst hilfreich, die Kommunikationsstrukturen zu überdenken und festzulegen. Dazu können beispielsweise Besprechungsstandards dienen, in denen die Zielsetzung der Interaktion festgelegt werden, etwa als Therapieplangespräch, Teamsitzung etc. Um nicht verschachtelten Kommunikationsstrukturen Vorschub zu leisten, ist bei jeder Kommunikationsform die Teilnehmergruppe sorgfältig zu überlegen. Beispielsweise gehören in eine Therapieplanungsbesprechung alle am therapeutischen Prozess arbeitenden Berufsgruppen. Bei der Planung von Besprechungen sind auch die zeitlichen Limitierungen zu beachten und immer wieder einzufordern. Jede Information kann potenziell eine Störung darstellen, aber auch das Fehlen von Informationen stört den Arbeitsablauf. Viele Informationen werden heute in der Klinik schriftlich weitergegeben oder in ähnlicher Form durch EDV erfasst. Hier ergeben sich eine Vielzahl von Möglichkeiten, die Informationsmenge zu reduzieren, etwa durch Vermeidung von Doppelerfassungen, Wiederverwendung von bereits erfassten Informationen, Reduktion von Wegezeiten etc. Nur

durch eine kritische Überprüfung des Informationssystems einer Klinik ist es möglich, den eher steigenden Anteil von Verwaltungs- und Dokumentationstätigkeiten entgegenzuwirken.
Noch sehr viel bedeutsamer ist die Reflexion über die inhaltliche Qualität der Informationen. Überprüft man beispielsweise die Indikationen auf den schriftlichen Anmeldungen zur Beschäftigungstherapie, wird man viel nichts sagende Allgemeinplätze finden. Ähnliches findet sich auch bei der Therapieplanung.

Personalentwicklung und Mitarbeiterführung

Die MitarbeiterInnen sind die wichtigste Ressource eines Krankenhauses. Eine Orientierung an den Primärprozessen bedeutet, die MitarbeiterInnen, die unmittelbar mit den PatientInnen arbeiten, in eine möglichst optimale Position zu bringen. Aus dieser Perspektive stellt Leitung eine Art Dienstleistung dar. Dabei können die Ressourcen der MitarbeiterInnen sehr unterschiedlich sein im Hinblick auf die Belastungsfähigkeit, die Sensibilität, die Zuverlässigkeit usw. Da es keine ideale TherapeutInnenpersönlichkeit gibt, ist es wichtig, dass die MitarbeiterInnen sich untereinander in ihren Eigenschaften unterscheiden. Störungen sind meistens dadurch verursacht, dass die Aufgabenstellung den Ressourcen des Mitarbeiters oder der Mitarbeiterin nicht entspricht. Wertschätzung ist ein zentrales Element der MitarbeiterInnenführung in der Psychiatrie, vor allem weil die Krise (auch in der Beziehung zu den PatientInnen) im Grunde ein Wirkfaktor der Therapie darstellt. Auf der Basis der Wertschätzung können und müssen kritische Rückmeldungen erfolgen. Ein wichtiges Element der Personalführung ist die Achtung vor den Aufgabenstellungen der verschiedenen Berufsgruppen und die Integration von weniger engagierten, ängstlichen und gesundheitlich labilen MitarbeiterInnen. Zudem müssen ältere und neue MitarbeiterInnen integriert werden.

siehe Beitrag PE von Günther Wienberg u. a., Seite 196

Leitungsstile

Ähnlich wie bei TherapeutInnenpersönlichkeiten gibt es keine ideale Leitungspersönlichkeit. Durch den traditionell hierarchischen Aufbau der Klinik sind teilweise sehr verästelte Leitungsstrukturen entstanden. Im Sinne der Leitung als Dienstleistung sind solche starken Verästelungen eher kontraproduktiv (Stichwort flache Hierarchie). Durch den hohen Kommunikationsaufwand werden viele LeiterInnen in den Kliniken in Besprechungen und Beratungen zeitlich gebunden. Gelegentlich kommt dabei die Präsenz vor Ort zu kurz.

Fort- und Weiterbildung

Ein nach wie vor wichtiges Instrument der Organisationsentwicklung ist die Fort- und Weiterbildung der MitarbeiterInnen. Ein Kennzeichen einer lernenden Organisation ist daher, wie sehr der Gedanke einer ständigen Fortbildungsbereitschaft implementiert ist. Dabei kann zwischen allgemeinen Fortbildungen (etwa in Gesprächsführung) und speziellen Weiterbildungen (etwa in einem bestimmten therapeutischen Verfahren) unterschieden werden. Es ist wichtig, dass der Fortbildungsstand zwischen den MitarbeiterInnen nicht zu inhomogen ist. Spezielle Weiterbildungen sollten erst dann verstärkt werden, wenn auf breiter Basis Grundelemente der therapeutischen Arbeit vermittelt worden sind. Fortbildungen haben auch den Sinn, sich auf dem Laufenden zu halten, beispielweise durch den Besuch von Kongressen und Vortragsveranstaltungen. Eine weitere Möglichkeit ist das Knüpfen von Kontakten innerhalb der Klinik oder zwischen den Kliniken im Rahmen von Partnerschaften und zum Zwecke des Erfahrungsaustausches. Die Effizienz der Fort- und Weiterbildungsmaßnahmen ist entscheidend davon abhängig, wie die gewonnenen Erkenntnisse sich in der Praxis wiederfinden und umgesetzt werden.

Projektorientiertes Vorgehen

Nicht alle Fragestellungen in einer Klinik lassen sich im Rahmen des Routinebetriebes abarbeiten. Daher bietet sich oft ein projektorientiertes Vorgehen an. Dieses Vorgehen hat den Vorteil, dass immer wieder neue Teams gebildet werden können und der Aufwand zeitlich begrenzt werden kann. Zudem können bei einem Projekt die MitarbeiterInnen neue Rollenerfahrungen machen. Beispielsweise ist die Entwicklung und Überarbeitung des Informationssystems gut durch ein projektorientiertes Vorgehen zu leisten, ebenso die Auseinandersetzung mit einer speziellen therapeutischen Fragestellung und vieles andere mehr. Der Erfolg eines Projektes ist sicherlich von einer günstigen Zusammensetzung der Arbeitsgruppe abhängig, aber auch von der Formulierung der Fragestellung. Die Regel ist, je konkreter die Frage formuliert wird, umso klarer kann die Beantwortung sein. Der Erfolg von Projekten ist aber auch von der Unterstützung der Leitung abhängig.

Evaluation von Kenngrößen

Einige Fragestellungen und Entscheidungen lassen sich nur auf der Basis von Daten treffen. Tatsächlich hat die Tendenz zur Datensammlung in den Krankenhäusern erheblich zugenommen (Basisdokumentation, Belegungsstastiken etc.). Es besteht die Gefahr, dass die Daten zwar erhoben, aber nicht ausgewertet werden (Datenfriedhöfe) oder dass für Entscheidungen Daten zweifelhafter Qualität herangezogen werden.

> **Beispiel:** In der Klinik wird auf Initiative des arbeitsmedizinischen Dienstes ein so genannter Gesundheitszirkel gebildet. In diesem Gesundheitszirkel wird die Hypothese gebildet, dass die Gesundheit (bzw. Krankheit) der MitarbeiterInnen mit dem Stress am Arbeitsplatz zusammenhängt. Im Zirkel wird daraufhin ein Fragebogen entwickelt und an die MitarbeiterInnen verschiedener Stationen verteilt. Der Rücklauf beträgt 120 Bögen. Bei der statistischen Auswertung durch einen Fachmann fällt auf, dass der Fragebogen minimalen statistischen Anforderungen nicht entspricht und daher auch keine zuverlässige Aussage aufgrund der Daten getroffen werden kann. Die Arbeit des Zirkels (immerhin zwölf Monate) führt damit zu keinem Ergebnis.

Es ist bereits am Anfang zu bedenken, ob die Daten dauernd oder stichpunktartig erfasst werden sollen. Der Einsatz von Evaluationstechniken ist daher nur dann sinnvoll, wenn vorher die Fragestellung, die Erhebungsmethode und die Auswertung sorgfältig überdacht werden.

Formen der externen Beratung und Supervision

Ein weiteres Element der Organisationsentwicklung ist die externe Beratung, auf die oftmals gerade bei größeren Entscheidungen zurückgegriffen wird (etwa bei der Veränderung der Rechtsform einer Klinik). Diese externe Beratung ist in der Regel teuer. Ähnlich wie bei anderen Instrumenten ist dabei die Art der Fragestellung bzw. des Auftrages für den Erfolg besonders wichtig. Die externe Beratung kann notwendige Entscheidungen der Leitung nicht wirklich ersetzen. Sehr viel etablierter in der Psychiatrie ist die Supervision als Möglichkeit der Außenperspektive. Supervision ersetzt aber nicht die Leitung, sondern schafft nur zusätzlich Reflexionsräume und fördert damit die Fantasie und Kreativität der einzelnen MitarbeiterInnen.

Schlussbemerkung

Die Organisationsentwicklung im psychiatrischen Krankenhaus ist mit vielen komplexen Fragen verbunden, die deutlich die Notwendigkeit zeigen, dass innerhalb der psychiatrischen Versorgung nicht nur über die Inhalte, sondern auch über die Form, wie die Inhalte realisiert werden, nachgedacht werden muss. Nachdem mittlerweile die einzelnen Elemente der Versorgung und des Angebotes an Kontur gewonnen haben und umfangreich realisiert wurden, werden in Zukunft die Prozesse innerhalb der einzelnen Einrichtungen viel mehr in den Mittelpunkt rücken, weil sich hier die größten Entwicklungsmöglichkeiten erschließen. Von diesen Veränderungen wird das Psychiatrische Krankenhaus in besonderer Weise betroffen sein. Es ist zu erwarten, dass sich in wenigen Jahrzehnten die Landschaft vollständig gewandelt haben wird. Jeder Entwicklungsschritt erfordert ein verändertes Leitungsverhalten, wobei sich der Schwerpunkt sicherlich vom »Machen« zum »Steuern« verschieben wird. Für dieses veränderte Leitungsverhalten wird organisationswissenschaftliches Wissen von zunehmender Bedeutung.

Organisationsentwicklung unter systemischer Blickrichtung

Ergebnisse eines Praxisforschungsprojektes und Empfehlungen für die psychiatrische Führungskraft

Elisabeth Nicolai, Nadja Hirschenberger,

Jochen Schweitzer, Gunthard Weber

Wie werden systemische Ideen im Alltagsbetrieb psychiatrischer Organisationen umgesetzt? An welchen Indikatoren erkennt man, dass eine Klinik oder ein Wohnheim »systemisch arbeitet« – außer dass der Chef / die Chefin es behauptet? Wie unterscheidet sich in der Psychiatrie eine »systemische« von anderen Organisationsentwicklungspraktiken?

Diesen Fragen waren wir von April 1997 bis Mai 2000 auf der Spur. In dem Praxisforschungs-Projekt[1] »Systemische Organisationsentwicklung in Psychiatrischen Einrichtungen« an der Universität Heidelberg[2] bündelten und vernetzten wir gemeinsam mit Führungskräften aus zwölf Psychiatrischen Einrichtungen im Bundesgebiet innovative Ideen von Beratungs- und Forschungsmethoden, um Organisationsentwicklungsprozesse in den beteiligten Einrichtungen anzustoßen, zu beraten und zu evaluieren.

1 Das Praxisforschungs-Projekt »Systemische Organisationsentwicklung in Psychiatrischen Kliniken« hat sich zum Ziel gesetzt, den Stand der Kunst systemischen Arbeitens im Klinikalltag zu dokumentieren und Anstöße für eine Weiterentwicklung zu geben. Dabei stellte sich zunächst die Frage, welches Indikatoren für eine systemische Praxis im Klinikalltag sind und wie man im »sozialen System Psychiatrische Einrichtung« systemische Weiterentwicklungen, unabhängig von einzelnen Personen, anstoßen kann. Mit der in diesem Projekt entwickelten »Reflexionsliste zur Prozessgestaltung in Psychiatrischen Einrichtungen« erfassen wir systemisches Arbeiten auf vier Ebenen. Neben der Vorstellung der Reflexionsliste, werden in diesem Artikel erste Ergebnisse aus deren Anwendung berichtet, um daran beispielhaft den Stand der Kunst systemisch-psychiatrischen Arbeitens darzustellen und zu diskutieren.

2 Zum Projektkonzept: Hirschenberger et al. 1998, in: Brunner, Bauer, Volkmar

Unsere Zielsetzung ist, Ideen aus der systemischen Therapie und Beratung in den Einrichtungen so zu verankern, dass sie sich als Organisationsmerkmale verselbstständigen, und unabhängig von einzelnen Personen zu einer Systemeigenschaft werden – also nicht (nur) als »Hobby« einzelner MitarbeiterInnen mit diesen kommen und ggf. wieder verschwinden. Eine solche Organisationsentwicklung sollte nach unserem Verständnis

- die KundInnenorientierung
- das systemisch-kontextuelle Krankheitsverständnis
- den institutionellen Trialog zwischen PatientInnen, Angehörigen und BehandlerInnen
- sowie die gemeinsame Suche nach Ausgängen aus langzeitigen Psychiatriekarrieren fördern.

Auf der Organisationsebene sollte das Projekt

- durch systemische Selbstreflexion zu verschleißärmeren Kooperationsformen beitragen
- durch am Autopoiesekonzept[3] orientierte vermehrte Selbststeuerung die Arbeitszufriedenheit der MitarbeiterInnen erhöhen
- und durch eine an KundInnenwünschen orientierte Qualitätsentwicklung das wirtschaftliche Überleben der beteiligten Kliniken in gesundheitsökonomisch schwierigen Zeiten sichern helfen.

Solche zunächst abstrakt-globalen Ansprüche haben wir durch konkrete Indikatoren operationalisiert, sodass ein externer Beobachter, der die Einrichtung besucht, aufgrund von Interviews mit Schlüsselpersonen und von teilnehmender Beobachtung charakteristischer Veranstaltungen einschätzen kann, ob und in welcher Weise sie dort im Alltag verwirklicht werden.

Ergebnis dieser Operationalisierungsversuche ist die »Reflexionsliste zur systemischen Prozessgestaltung«. Diese erfasst systemisches Arbeiten auf vier Ebenen:

1 in der klinischen Praxis mit PatientInnen / KlientInnen und Angehörigen / Bezugspersonen

3 Autopoiese (griech.: Selbsterzeugung): Bei allen Lebewesen sind deren Komponenten zu einer sich selbst erzeugenden Organisation verknüpft ... Sie reproduzieren ständig die Elemente, aus denen sie bestehen, mit Hilfe der Elemente, aus denen sie bestehen. (v. SCHLIPPE; SCHWEITZER 1996, S. 68)

2 in der internen Kooperation, also im Umgang mit und zwischen den MitarbeiterInnen
3 in der Organisations- und Leitungskultur
4 im Umgang mit der relevanten Umwelt, d. h. Überweiser, Finanziers, anderen Facheinrichtungen

Im Einzelnen erfasst die Reflexionsliste die folgenden Themen:

Systemisch-psychiatrische Arbeit mit PatientInnen und Angehörigen

- Systemisches Sprechen über »Krankheit und Gesundheit«
- Verhandeln über Sinn, Inhalt und Dauer des Aufenthaltes
- Wahlmöglichkeiten im Behandlungsmenü
- Reflexionssettings für Familien, Angehörige und Beteiligte
- Systemisches Verhandeln über Handlungsoptionen in schwierigen Situationen

MitarbeiterInnenpartizipation im Alltagsbetrieb

- Einflussverteilung von MitarbeiterInnen in Teamsitzungen
- Entscheidungsspielräume für MitarbeiterInnen
- MitarbeiterInnenbeteiligung bei der Organisationsentwicklung

Leitungskulturen

- Personalentwicklung: Ressourcennutzung und Förderung von Kompetenzen
- Reflexions-Settings: Supervision, Teamberatung, Coaching
- Gegenseitiges Feed-back zwischen Leitungskräften und MitarbeiterInnen

Organisationsform

- Dezentrale Budget- und Personalverantwortung
- Interne Informationspolitik, Transparenz und Dialogangebote

Reflexions- und Kooperationskultur mit verschiedenen Umwelten

- Einladungen an die Umwelt, der eigenen Einrichtung Feed-back zu geben
- Regionales Fallmanagement
- Netzwerkvereinbarungen mit anderen Einrichtungen

Die Reflexionsliste kann als Selbst- und Fremdreflexionsinstrument für Einrichtungen und ihre Leitungskräfte dienen, die sich über ihre eigene systemische Praxis und Entwicklungsmöglichkeiten klarer werden wollen und dazu eine Beobachtungsrückmeldung ihrer Arbeitsprozesse und deren Reflexion als eine mögliche Intervention nutzen möchten.

Zur qualitativen Evaluation des Instrumentes wurden in den beteiligten Einrichtungen zwischen Mai 98 und Januar 99 zwei- bis dreitägige Besuche mit der Reflexionsliste durchgeführt.[4] Die Besuche bestanden aus Interviews mit verschiedenen Gruppen von MitarbeiterInnen, Angehörigen und PatientInnen sowie teilnehmenden Beobachtungen »typischer Veranstaltungen« (z. B. Gruppentherapie, Chefarztvisite, Fallbesprechungen). Die abschließende mündliche Rückmeldung über die Interview- und Beobachtungsergebnisse entwickelte sich im Verlauf der Besuche zu einer zentralen Intervention. Im vorliegenden Beitrag stellen wir unsere inhaltlichen Ergebnisse zum »Stand der Kunst« in der Umsetzung systemischer Ideen in den zwölf Einrichtungen entlang der Themen der Reflexionsliste dar.[5]

Systemisch-psychiatrische Arbeit mit PatientInnen und Angehörigen

Systemisches Sprechen über Krankheit und Gesundheit

Die Art, wie über PatientInnen und Angehörige gesprochen wird, scheint davon abzuhängen, in welchen Erklärungswelten sich die BehandlerInnen bewegen. Wo einer oder mehrere der BehandlerInnen eine systemische Ausbildung hatten, fand man eher ein ressourcenorientiertes Sprechen über PatientInnen und Angehörige.

> In einem Sozialpsychiatrischen Dienst z. B. wurde in Teamsitzungen kaum pathologisierend über PatientInnen gesprochen. Vieles von dem, was PatientInnen erreicht hatten und was sie taten, um ihre Autonomie zurückzugewinnen, wurde gewürdigt. Beispielsweise wurde selbstkritisch über folgendes Dilemma des eigenen professionelle Handelns reflektiert: Sollte man das Vorgehen eines Patienten, der sich mit großer Zielstrebigkeit und Durchsetzungsvermögen seinen eigenen Rückzug in die vermutliche Isolation – und damit in die langfristig größere Abhängigkeit – organisiert, als autonome Entscheidung unterstützen, oder sollte man versuchen, ihn zu seinem eignen Wohl von diesen Bestrebungen abzuhalten und ihn wieder mehr nach außen zu orientieren, was längerfristig mehr Unabhängigkeit bedeuten könnte?

4 Besucherin war regelmäßig Elisabeth Nicolai, teilweise begleitet von Jochen Schweitzer, Gunthard Weber, Nadja Hirschenberger.

5 Die *forschungs- und interventionsmethodischen* Erfahrungen mit der Reflexionsliste beschreiben wir an anderer Stelle (Schweitzer, Weber, Nicolai, Hirschenberger, noch unveröff.).

Auf der Station eines Psychiatrischen Krankenhauses plädierte man für die Anerkennung der PatientInnenrealität:

> »Tja, was Frau XY betrifft, – unsere schöne Idee mit der Tagesklinik, da hat sie uns erklärt, dass das für eine Russlanddeutsche nix ist, sie will zu ihrer Familie nach Hause!«

Die Art wie über PatientInnen gesprochen wird, scheint maßgeblich vom ätiologischen Erklärungsmodell und vom Institutionstyp beeinflusst. Biologisch-medizinisch geprägte Erklärungsmodelle scheinen wenig anschlussfähig für die Idee der Sinnhaftigkeit von Symptomen. Der Institutionstyp scheidet zwei Welten: In sozialpsychiatrischen Diensten, die in einem freiwilligen Kontext mit weniger Kontrollaufgaben arbeiten, wird fast zwangsläufig mehr mit als über PatientInnen gesprochen. In Einrichtungen der Akutversorgung mit starker Kontrollfunktion scheinen Defizite und das Sprechen darüber vordergründiger.

Mancherorts praktiziert man »zweierlei Ressourcenorientierung«: Einerseits wird sehr auf die Kompetenzen geachtet. Tritt aber keine Symptomveränderung ein, wird der / die PatientIn u. U. als kränker gesehen, als er / sie sich selbst erlebt, nun gilt es, ihm / ihr *Krankheitseinsicht* zu vermitteln.

Bei der Teamsitzung einer Tagesklinik wird über einen Patienten mit bisher guten Fortschritten diskutiert:

> »Herr X will nicht zum Reha-Berater, das hört sich für ihn nach Krankheit an, da will er sich nicht einordnen.«
> »Das ist aber unrealistisch, ihm fehlt die Krankheitsakzeptanz.«
> »Er will eben die Krankenrolle nicht einnehmen, dabei ist er einer der Kränkesten. Vielleicht sollten wir ihn noch behalten, ihm Zeit für weitere Entwicklungen lassen.«

Die Vermittlung von Krankheitseinsicht scheint für PatientInnen, Angehörige und Behandler als zentrales Konzept entlastend: keiner ist »schuld«, außer der »Krankheit«, die es gemeinsam medizinisch zu bekämpfen gilt. Gleichermaßen generiert diese Sichtweise bei PatientInnen und Angehörigen wenig neue Ideen, was sie in Krisensituationen aktiv tun könnten, außer – gemäß dem Zitat einer Angehörigen – »Medikamente einzunehmen oder gleich wieder in die Klinik«.

Fazit: Wer etwas Neues tun soll, braucht das nötige Know-how! Das biomedizinische Krankheitsmodell ist vielen KlinikmitarbeiterInnen vertrauter als eine systemische Sichtweise. Die Konsequenzen, die sich aus dem Anspruch einer systemischen Betrachtung von PatientInnen und Angehörigen ergeben, schildern MitarbeiterInnenInnen z. T. eher verwirrend als attraktiv. Wenn sie einen ressourcen- und lösungsorientierten Umgang mit PatientInnen und deren Symptome pflegen sollen, scheinen unterstützende interne Weiterbildungsmaßnahmen zu systemischen Methoden, (beispielsweise Hypothesenbildung, positive Konnotation eines Symptoms, u. v. m.) unbedingt notwendig. ■

Verhandeln über Sinn, Inhalt und Dauer des Aufenthaltes

Je nach dem Arbeitskontext scheint es MitarbeiterInnen mehr oder weniger möglich, zu verhandeln statt zu instruieren. Die zugrunde gelegten Vorstellungen über psychiatrische Erkrankungen und der Behandlungskontext bestimmen auch hier, welche Handlungsmöglichkeiten sich die BehandlerInnen einräumen. In freiwilligen Kontexten wie z. B. in Wohnheimen oder im Sozialpsychiatrischen Dienst, ist man zwangsläufig viel geübter darin, Wünsche und Vorstellungen zu erfragen, als in Klinikkontexten und – zugespitzter noch – in der Akutversorgung. Hier werden die PatientInnen oftmals in einem nicht »verhandlungsfähigen Zustand« aufgenommen und die Umstände, die verhandelt werden könnten, wie beispielsweise Dauer und Sinn des Aufenthaltes, scheinen durch den akuten Anlass offensichtlich gegeben und gleichzeitig auch dadurch begrenzt.

Fazit: Verhandeln an sich scheint im Trend zu sein: Keine der besuchten Einrichtungen erteilte dem Gedanken eines grundsätzlichen Aushandelns eine vollkommene Absage, um ausdrücklich einem instruktiven Interaktionsstil den Vorzug zu geben. So geht es also weniger um das *ob*, als um das *wie* und *wozu.* LeiterInnen, die KundInnenorientierung als Markenzeichen ihrer Einrichtung sehen, sollten die selbstverständliche Verhandlungskultur mit PatientInnen an der Klinik ebenso pflegen, wie beispielsweise die Zufriedenheit mit der Küche oder ein freundliches Ambiente für BesucherInnen. Ernst gemeintes Aushandeln dient darüber hinaus der eigenen Arbeitserleichterung, wenn die Vorstellungen der PatientInnen und Angehörigen zur effektiven Abstimmung von Behandlungsstrategien genau erfragt und für den Behandlungserfolg genutzt werden. ■

Wahlmöglichkeiten im Behandlungsmenü

Zwei Extreme bestehen darin, entweder keinerlei Wahlfreiheit im Behandlungsmenü zu lassen und alles in einem Behandlungsplan festzulegen oder völlige Wahlfreiheit zu gewähren, sodass die PatientInnen an jedem Tag neu entscheiden, woran sie teilnehmen wollen. Dazwischen gibt es ein häufig anzutref-

fendes Modell, bei dem man den PatientInnen Vorschläge macht, über die dann verhandelt wird. Vorwiegend in klinischen Kontexten scheint die Vorstellung, PatientInnen mehr Autonomie und Entscheidungsfreiheit zuzubilligen, große Verunsicherung zu produzieren. Man möchte sich das professionelle Heft nicht gänzlich aus der Hand nehmen lassen und zudem »sind die PatientInnen ja nicht zum Vergnügen in psychiatrischer Behandlung«. (Zitat eines Arztes) Viel mehr als das Behandlungsprogramm scheint das professionelle Selbstverständnis zur Disposition zu stehen. Wer ist eigentlich der Fachmann, wenn PatientInnen sich selbst ihre Behandlung wählen?
Der Unterschied zwischen Kliniken und außerklinischen Einrichtungen ist allenthalben gegenwärtig. Kliniken sehen sich einem größeren Rechtfertigungsdruck ausgesetzt, was, wie viel und welcher Qualität ihre Versorgung ist. Rückte die Teilnahme an therapeutischen Angeboten mit ihrer Unverbindlichkeit in die Nähe der Volkshochschule, so fürchtet man, könnte das Auswirkungen auf die Pflegekosten haben. Ein anderer Aspekt, der zu viel des Guten (Wählens) unattraktiv macht, liegt in der Gefahr verschärfter Teamdynamiken: wie gekränkt reagieren einzelne Teammitglieder, wenn die Nachfrage der PatientInnen auf dem freien Markt bestimmt, ob beispielsweise eher die Ergotherapie oder die Tanztherapie zum Renner oder zum Ladenhüter der Saison wird!

> Eine Tagesklinik modifizierte ihr Konzept nach Erfahrungen mit umfassender Wahlfreiheit in den Behandlungsangeboten. Ausgangsidee war zunächst die Voraussetzungen größtmöglicher Autonomie für die PatientInnen zu schaffen. Später hinterfragte man kritisch, ob die Selektion von Möglichkeiten und eine verbindliche Entscheidung nicht eher eine gesellschaftliche Realität abbildet, als der Schein täglicher Wahlfreiheit.

Die PatientInnen selbst lieben eine generelle Wahlfreiheit meist ebenso wenig wie die völlige Bevormundung durch fremdbestimmte Therapiepläne. PatientInnen einer Depressionsstation drückten es so aus:

> »Wir müssen hier an Angeboten teilnehmen. Man kann schon mitbestimmen, was einem gut gefällt und was nicht, aber im Bett liegen bleiben gibt's nicht. Das ist gut so, weil im Bett liegen und an die Decke starren, das haben die meisten von uns zu Hause auch gemacht. Deshalb sind wir ja hier, dass wir da raus kommen. Wir kriegen einen Therapieplan, da geht man erst und dann kann man auch sagen, wenn's einem nicht liegt. Manche Therapiegruppen muss man sich erst mal anschauen, damit man darüber urteilen kann.«

Fazit: Positive Erfahrungen mit dem Konzept der Wahlfreiheit macht offensichtlich, wer eine kundInnenorientierte Verhandlungsführung mit einem vorselekierten Angebot verbindet. PatientInnen fassten das kurz und bündig: »Die machen Vorschläge, wir wählen aus.« LeiterInnen sollten daher in den Einrichtungen die Verhandlungskultur durch die Bereitstellung von Zeit zum Besprechen und Verhandeln der Behandlungsmöglichkeiten und Therapieangebote, und die entsprechenden Räumlichkeiten und personelle Ausstattung zu deren Umsetzung unterstützen. PatientInnen suchen einerseits spezifische fachkundige Hilfe, andererseits bestehen bei den Fachleuten Erfahrungen darüber, was hilft und was nicht. Wenn BehandlerInnen einseitig KundInnen- bzw. PatientInnenwünsche erfüllen, vernachlässigen sie diese impliziten Anliegen von PatientInnen. ■

Reflexionssettings für Familien und Angehörige

Angehörige beklagen häufig – auch in klinischen Einrichtungen mit systemisch ausgebildeten Leitungskräften – einen Mangel an Beratung und Einbindung. Man bietet wenig Settings an, in denen Familien gemeinsam reflektieren können. So genannte Angehörigenvisiten machen häufig (nicht überall) keinen wesentlichen Unterschied zum traditionellen Umgang mit Angehörigen und PatientInnen. Viele Fachleute sitzen einem oder zwei eingeschüchterten Angehörigen – gemeinsam mit oder auch ohne der Indexpatientin – gegenüber und »klären etwas auf«. Die Angehörigenvisite wird eher als eine Informationsveranstaltung wahrgenommen denn als ein Forum gemeinsamer Reflexion von Sichtweisen, Zusammenhängen und Perspektiven.

Es bleibt unerklärt, warum in sehr vielen Einrichtungen und Kliniken MitarbeiterInnen Familientherapie für sinnvoll halten, sie aber dennoch nicht durchführen! Möglicherweise fehlen innerhalb der Einrichtungen und auch nach außen zu den Kassen klare Zeit- und Kosteneinheiten, die abgerechnet werden können. Auf Seiten der Angehörigen ist der Wunsch nach mehr Gesprächsmöglichkeiten unüberhörbar. Das »Werben« der Einrichtungen um die »KundInnen« scheint hier für allmähliche Veränderungen zu sorgen.

> In verschiedenen Angehörigenrunden wurde das Engagement und die menschliche und professionelle Zuverlässigkeit der BehandlerInnen eines Psychiatrischen Krankenhauses sehr gelobt. Man wünschte sich allerdings noch mehr Familiengespräche.

> Deutlich registrieren Angehörige, dass »sich da im Lauf der Jahre schon was verbessert hat« aber – mancherorts – könnte es doch noch mehr sein. »Es sind noch nicht alle Ärzte draufgekommen, dass es mit Angehörigen besser geht als ohne.«

In den außerklinischen Einrichtungen schienen Absprachen mit Angehörigen über ihre Wünsche an Begleitung, Beratung und Unterstützung schon seit längerer Zeit üblich.

Wo sich PatientInnen auf lange Verweildauern einrichten, wie etwa in Dauerwohnheimen, wollten Angehörige nicht fortlaufend zu Gesprächen eingeladen werden. Sie wollten eher ihren »Frieden und ihre Ruhe wiederfinden, nachdem ja nun ein guter und verlässlicher Lebensplatz für den Angehörigen gefunden sei«.

Fazit: Im Grundsatz ist die Einbindung der Angehörigen erstrebenswert, im Einzelfall will sie sorgfältig geprüft sein. LeiterInnen sollten daher nicht die Entscheidung über intensive oder minimalistische Angehörigenarbeit, sondern die Auftragsklärung mit Angehörigen und PatientInnen und deren Bedürfnisse in den Vordergrund stellen. Dort, wo Angehörige die Behandlung der PatientInnen als etwas Vorübergehendes oder Kurzfristiges sahen, wo man erwartete, dass man bald wieder im gemeinsamen Haushalt zusammenleben werde, war der Gesprächsbedarf höher und wurde z. T. zu wenig befriedigt. Diejenigen Angehörigen, die erwarteten, zukünftig nicht mehr mit ihren psychisch erkrankten Familienmitgliedern zusammenzuleben, wollten institutionelle Kontakte eher peripher pflegen. ■

Verhandeln in Konfliktsituationen

Das Verhandeln in Konfliktsituationen ist in Einrichtungen oftmals schwer zu thematisieren. Natürlich wird man keinen Kontext finden, in dem nicht in einer Krisensituation mit einem Patienten gesprochen würde, aber wie kommuniziert man nun das Spezifische des systemischen Verhandelns? Die Idee, mit dem Verhandeln Verantwortung zurückzugeben, indem man mit *den Betroffenen* über verschiedene Entscheidungsmöglichkeiten, die *sie* haben und den Folgen, die sich daraus ergeben, spricht, ist nicht leicht operationalisierbar. Die Grenze zu dem mehr verbreiteten Androhen von Konsequenzen ist auch aus BehandlerInnenperspektive oftmals fließend.

Unterschiede ließen sich deutlicher über die Praxis z. B. von Fixierungen als über die eigene Einschätzung erfahren. KlinikmitarbeiterInnen verschiedener Kliniken mit vergleichbarer Klientel berichteten über sehr unterschiedliche Fixierungshäufigkeiten, die sie jeweils aus der Einrichtungslogik als notwendig und unvermeidlich einschätzten.

> MitarbeiterInnen einer Klinik berichteten beispielsweise von einer ganzen Reihe von Maßnahmen, die vor einer Fixierung oder Zwangsmedikation als Repertoire zur Verfügung stünden. Im Rahmen des Bezugspflegesystems gingen einer solch drastischen Maßnahme Gespräche zwischen BezugspflegerIn und PatientIn voraus, man wechsele z. B. auch das Umfeld, gehe spazieren oder Ähnliches, und nehme auf diese Weise wahr, dass sich Krisen oftmals lösen ließen.
> In einer anderen Klinik fühlten sich die MitarbeiterInnen überschwemmt von einer Flut von KrisenpatientInnen, die von anderen Stationen zu ihnen abgeschoben würden, und dort mehr oder weniger ruhig gestellt werden müssten. Dieses Handling von Konfliktsituationen störte die MitarbeiterInnen auch wegen des entwürdigenden Umgangs mit den PatientInnen und der Kontrollbelastung für das Personal. Verhandeln war hier nicht oberstes Handlungsprinzip und entsprechend schätzten die MitarbeiterInnen auch die Anzahl der Fixierungen hoch ein.

Fazit: Für die Ver-Handlungsspielräume von MitarbeiterInnen scheinen Strukturen entscheidend, die den Handlungsdruck niedrig halten, damit Zeit für die Prüfung und Entwicklung mehrerer Optionen bleibt. Für die Leitungskraft bedeutet das, sowohl bei der Belegung als auch bei der personellen Versorgung zu berücksichtigen, dass MitarbeiterInnen genügend Zeit und Power haben, um sich auf Verhandlungsprozesse mit PatientInnen einlassen zu können. ■

MitarbeiterInnenpartizipation im Alltagsbetrieb

MitarbeiterInnen berichten von einer ganzen Anzahl an Beteiligungsmöglichkeiten in Projekt- und Arbeitsgruppen. Solche Foren scheinen zunächst Gelassenheit zu verbreiten: man kann ja über alles reden. Die Erfahrungen, was davon hinterher umgesetzt wird, entscheiden dann über die Zufriedenheit von MitarbeiterInnen und deren Motivation, sich weiter zu beteiligen.
Im Zuge von Qualitätssicherung ist MitarbeiterInnenbeteiligung ein Muss. Man nimmt am ISO Verfahren teil oder macht gerade EFQM, Projektgruppen zu Themen der Einrichtung werden gebildet. Das ist zu begrüßen, wenn es zum Ziel hat, MitarbeiterInnen aktiv die Einrichtungsgeschicke mitbestimmen zu lassen. Öfter entsteht jedoch der Eindruck, dass mit solchen Maßnahmen etwas abgearbeitet werden muss, was im Zeichen der Zeit verlangt ist. Viele erleben ihre Beteiligung als lästige Pflicht, weil sie Vorlagen erarbeiten, über die andere (häufig anders) entscheiden, oder schon entschieden haben.

»Man wird wohl gefragt, über Dinge nachzudenken, aber dann stellt sich heraus, dass sie längst entschieden waren.«
MitarbeiterInnen einer Einrichtung erklärten ihre Unlust zu weiteren Projekten der OE unter ihrer Beteiligung so: »Wenn man mit einem Projekt fertig ist, hat sich alles wieder geändert und ist gar nicht mehr relevant.«

Fazit: MitarbeiterInnen schätzen die Beteiligungsmöglichkeiten an der Organisationsentwicklung, solange der Zeit- und Energieaufwand in einer angemessenen Relation zu der professionellen Hauptaufgabe steht. Leitung sollte für das Interesse an der Mitgestaltung werben und es nicht verordnen. Eine Organisation profitiert vom Ideenreichtum und Engagement ihrer Mitglieder nur dann, wenn sie die Zielerreichungsplanung ihrer Organisationsentwicklung so einrichtet, dass die Ideen auch tatsächlich in nennenswertem Umfang umgesetzt werden. ■

Einflussverteilung in Teamsitzungen

Pflegerische Kräfte sind die eigentliche Konstante auf den Stationen. In Stationsbesprechungen beobachteten wir oft, dass Pflegekräfte von der Häufigkeit der Redebeiträge und von der Entscheidungspräsenz her die dominante Rolle einnahmen. AssistenzärztInnen, die während ihrer Ausbildung auf »Stationstournee« selten länger als ein halbes oder maximal ein Jahr an derselben Stelle verweilen, sprachen selbst davon, dass aus ihrer Sicht die Pflegekräfte mit Dienstzeiten von bis zu 20 Jahren auf einer Station die konstanten Personen seien.

Die ÄrztInnen einer großen psychiatrischen Abteilung eines Krankenhauses beschreiben sich selbstkritisch als teilweise schlecht organisierte Gruppe. Regelmäßige Treffen würden aus den eigenen Reihen oft abgesagt, sodass ihre Zusammenkünfte den Charakter der Beiläufigkeit hätten. Auch von anderen Berufsgruppen und der Leitung habe man das Gefühl »dass man nicht so gepflegt wird: es kommt irgendwie immer anders, es ist nie so ganz durchsichtig – man ist eben einer, der so passager auf Station ist«.

Trotzdem fühlen sich Pflegekräfte in manchen Situationen von den ÄrztInnen in ihrer Kompetenz übergangen. Entscheidungen, die Pfleger anders treffen würden, geben zu Vermutungen Anlass, dass diese damit *»nur ihre Macht ausspielen«*. Die ÄrztInnen dementieren verwundert: sie träfen sowieso keine Entscheidung, ohne die Pflegenden zu fragen.

Die Position der ÄrztInnen ist zu wenig geklärt: leiten sie ein multiprofessionelles Team oder sind sie geachtete SpezialistInnen, willkommene Gäste, die nicht dauerhaft zum Team gehören?

Fazit: Befriedigende Arbeit kann nur entstehen, wenn alle Berufsgruppen Verantwortungs- und Zuständigkeitsbereiche haben und in ihrer Kompetenz gewürdigt werden. In der Praxis sollte man verstärkt nach Modellen suchen, die den ÄrztInnen trotz ihrer vorübergehenden Zugehörigkeit zu den Stationen ein Ankoppeln ermöglichen, ohne die Pflegedienstkräfte wieder in die Rolle der AnweisungsempfängerInnen zurückzuversetzen. Vor allem in Kliniken sollten die LeiterInnen auf verschiedenen Ebenen (OberärztInnen oder ChefärztInnen) darauf achten, die AssistenzärztInnen in ihrer Funktion als StationsärztInnen gemäß ihrer jeweiligen Berufserfahrung und Leitungskompetenz sorgfältig zu begleiten. Hausinterne Fortbildungen zum Thema Leiten und Leitungskompetenz könnten eine Lücke schließen zwischen dem Anspruch, den ÄrztInnen wie selbstverständlich in Leitungsfunktionen erfüllen sollen und der Tatsache, dass das Medizinstudium dazu kaum Kompetenzen vermittelt. ■

Entscheidungsspielräume für MitarbeiterInnen

Größere Entscheidungsspielräume findet man in den außerklinischen Behandlungskontexten, bei denen medizinische Entscheidungen ausgelagert sind. Ängste, wer für was im Falle eines Falles Verantwortung hat, scheinen in Kliniken das Handeln der Professionellen bis ins Detail zu bestimmen.

Traditionelle Hierarchien oder Entscheidungs- und Handlungskompetenzen neu zu verteilen oder umzuorganisieren, wird dort als unmöglich oder irrelevant verworfen.

> »Das ist bei uns kein Thema. Bestimmte Entscheidungen müssen die ÄrztInnen treffen, die stehen uns (der Pflege) rechtlich nicht zu, da kommt man hinterher in Teufels Küche und die ÄrztInnen wollen das auch nicht, weil sie ja letztlich dafür den Kopf hinhalten müssen.« (Zitat eines Pflegers)

Ermutigend stellte sich bei der 11. Tagung der »Arbeitsgemeinschaft systemisches Denken im psychiatrischen Alltag« eine österreichische Klinik mit einem Konsultationsmodell vor:

> Nach einem berufsgruppenübergreifenden BezugspflegerInnenkonzept ist jede/r Mitarbeiter/in für eine Anzahl von PatientInnen verantwortlich. Das Team dient als Beratungsforum, die Medikation wird mit den ÄrztInnen abgesprochen, aber über

Entlassung, Verlegung, usw. entscheiden im akuten Fall die BezugspflegerInnen. Die Klinik hat sich verbindlich auf diese Strukturen festgelegt, mit der Konsequenz, dass die Verantwortlichen alle Rechtsfolgen mit den behandelnden MitarbeiterInnen auf allen Hierarchieebenen gemeinsam tragen.
In einer anderen Klinik haben solche Bestrebungen gerade zu großem Protest geführt. PsychologInnen, ErgotherapeutInnen, Tanz- u. MusiktherapeutInnen fürchten um ihre Arbeitsplätze: »Wenn PflegedienstmitarbeiterInnen nun auch Entspannungsgruppen leiten oder Familiengespräche führen, sind wir ja bald überflüssig.« Auch in der Pflege herrschte Skepsis, ob man damit nicht in die völlige Überforderung hineingelobt werde: »Wenn wir die Pflege machen und alles andere auch, was arbeiten dann eigentlich die anderen noch?«

Fazit: Multiprofessionelle Teams bieten zunächst die Chance, lange tradierte, z. T. starre Berufsgrenzen in den gemeinsamen Handlungsfeldern durchlässiger zu machen. Wichtig sind dabei zwei Fragen: 1. Wie gestaltet man den bisher eher ängstlichen Umgang mit der ärztlichen Verantwortung? 2. Wie schützt man die Berufsgruppenidentität und schafft Sicherheit über die Arbeitsplätze?
Je stärker die gemeinsame Bindung verschiedener Berufsgruppen an eine professionelle und therapeutische Identität, desto gemäßigter sind die Fantasien über grobe Fehlentscheidungen (z. B. eines PflegedienstmitarbeiterInnen), die man als rechtsverantwortlicher Arzt dann zu tragen hätte. Verbindliche Konzepte und die Qualifikation darin machen das Risiko für alle Beteiligten im klinischen Alltag überschaubar und erleichtern das Vertrauen, das für die Verteilung von Verantwortung nötig ist.
Trotzdem sollten LeiterInnen differenzierte berufgruppenspezifische Aufgaben unterstützen, damit nicht Befürchtungen entstehen, man wolle lediglich teure therapeutische MitarbeiterInnen wegrationalisieren. Ein ungewöhnlicher Weg dazu könnte die Vergütung nach Aufgaben und nicht nach Berufsgruppenzugehörigkeit sein. ■

Leitungskulturen

Eine systemische Leitungskultur scheint nicht so recht auf die Beine zu kommen. In vielen Einrichtungen wünscht man sich eine klarere Leitung, die Pläne und Ideen so kommuniziert, dass sie für MitarbeiterInnen einschätzbar wird. MitarbeiterInnen wollen offene Auseinandersetzungsmöglichkeiten und Einflussmöglichkeiten bei Entscheidungen. Ein passiver Leitungsstil erzeugt auch Unzufriedenheit: Entscheidungen ziehen sich in die Länge, alle scheinen bei allem mitzureden, wobei unklar bleibt, wer die letzte Entscheidung trifft. Müssen sich Leitungskräfte zwischen Selbstorganisation und Steuerung entscheiden, wenn es darum geht, systemisches Arbeiten in der eigenen Klinik zu etablieren?

Fazit: Systemisches Leiten heißt zum einen, Strukturen in den Kliniken zu schaffen, die systemisches Arbeiten, im Sinne flacher Hierarchien, berufsgruppenübergreifender Verteilung breiter und vor allem klar abgegrenzter Entscheidungsverantwortung begünstigen. Zum anderen heißt es aber auch, Verbindlichkeiten zu schaffen und klare Aussagen in Bezug auf das Leitbild und die therapeutische Ausrichtung der Klinik zu treffen, an der sich MitarbeiterInnen orientieren, aber auch reiben können. ■

Personalentwicklung

Personalentwicklung und Leitung sind eng miteinander verbunden. Was immer man unter Personalentwicklung verstehen mag, es gibt sie jedenfalls in der einen oder anderen Form in jeder Einrichtung!

So verwundert es auch nicht, dass sich unter dem Stichwort Personalentwicklung bei MitarbeiterInnen einer Psychiatrischen Klinik verschiedene Eindrücke, Beschreibungen und Ideen sammeln: man sieht die Zahl an Halbtagskräften steigen, verbunden mit einer Verschlechterung der Arbeitsbedingungen. Andererseits werden viele positive Bemühungen gesehen, z. B. berufsbezogene Projektgruppen zu gründen, Fortbildungen intern und extern anzubieten, die allen Berufsgruppen offen stehen.

Personalabteilungen sehen häufig einen Schwerpunkt im Bereich Fort- und Weiterbildungen, der Organisation interner Veranstaltungen und der Bereitstellung von Supervision. In einer psychiatrischen Abteilung eines Allgemeinkrankenhauses pflegte man eine Jobrotation zwischen verschiedenen Stationen und der Tagesklinik, was die MitarbeiterInnenInnen als interessant und bereichernd schilderten. Jobrotation blieb aber ansonsten eine Seltenheit.

Fazit: Personalentwicklung kann eine Leitung weitergehend fördern, wenn sie unter dem Stichwort »Wissensmanagement« eher die vorhandenen Ressourcen hervorholt und in optimaler – eventuell auch unkonventioneller – Weise zum Einsatz bringt, anstatt sich auf die Verwaltung bestimmter Berufgruppenkompetenzen in festgelegten Funktionen zu beschränken. In einer Kinderklinik hat eine Sozialarbeiterin, die gut reiten kann, inzwischen mit ihrem ganzen Deputat die Reittherapie übernommen, eine Pflegedienstmitarbeiterin koordiniert die Kooperation mit den abgeordneten LehrerInnen und ergänzt diese mit eigenen Schulförderungsangeboten. ■

Organisationsform

Dezentrale Budgetverwaltung

Selten werden hier wirklich wichtige Posten zur Disposition gestellt. Am ehesten findet man in außerklinischen Kontexten eine heruntergebrochene Verantwortlichkeit für die Budgetverwaltung. Möglicherweise ist in den Kliniken der Druck des herrschenden Abrechnungssystems mit einzelnen Pflegesatzposten zu groß.

> In der Verwaltung eines Psychiatrischen Krankenhauses wurde beklagt, dass die Freiräume, so klein sie auch sein mögen, doch gar nicht genutzt würden. Jede Station habe ein Budget zur Verschönerung und zur jahreszeitlichen Gestaltung erhalten, das von einigen überhaupt nicht genutzt wurde. Jetzt würde die Aufgabe wieder zentral von der Gärtnerei durchgeführt. Die MitarbeiterInnen verwarfen den Ansatz als Manöver: man habe sich entschieden, statt Blumen zu kaufen, für neue Vorhänge zu sparen. Am Ende des Jahres sei der gesparte Betrag eingezogen worden. Wenn Budgetverantwortung darin bestehe, Geld in einer vorher festgelegten Weise auszugeben, bedeute dies lediglich einen unattraktiven Mehraufwand, bei dem man sich ausgenutzt fühle, »so als wolle man das Geld für den Gärtner sparen«.

Wichtige Entscheidungen verschiedener Budgets und Ressorts bleiben zentralisiert.

Fazit: Dezentrale Budgetverwaltung wird bislang auf beiden Seiten (denen, die Budgethoheit abgeben und denen, die sie bekommen sollen), so unattraktiv beschrieben, dass sie nur wenig praktiziert wird. In außerklinischen wie in klinischen Kontexten scheint es aufgrund vorgegebener Trägerstrukturen nur in begrenztem Maße möglich, Budgethoheit, z. B. auch über Personalkosten zur Entscheidung an kleinere Einheiten wirklich umfassend weiterzugeben. LeiterInnen können über eine größtmögliche Budgettransparenz aber sehr wohl den Dialog mit den MitarbeiterInnen nutzen, um über Wünsche, Pläne und Notwendigkeiten gemeinsam zu verhandeln. ■

Interne Informationspolitik

Das Thema Informationspolitik ist überall aktuell. Unter MitarbeiterInnen scheint es drei *Wahrnehmungstypen* zu geben:

- *Der / die Misstrauische*: man wird über wichtige Dinge nicht informiert oder erst zu einem Zeitpunkt wo alles gelaufen ist, sodass man keinen Einfluss mehr darauf nehmen kann.
- *Die / der Überbeanspruchte*: man wird über alles informiert, man muss sogar abzeichnen, dass man es gelesen hat, das raubt einem Zeit für die eigentliche Arbeit am Patienten und man kann sowieso nicht bei allem mitreden.
- *Der / die Gelassene*: man bekommt nicht alle Infos, aber das ist auch ganz gut so, dann muss man sich nicht mit allem auseinander setzen.

Wie balanciert man Hol- und Bringschuld bei der Informationsverteilung so, dass MitarbeiterInnen an den Informationen interessiert bleiben und sie ihren Zweck, Transparenz zu schaffen, erfüllen?

Fazit: Der selbst erhobene Anspruch von LeiterInnen auf eine möglichst umfassende Informationstransparenz scheint unter den MitarbeiterInnen eher Unzufriedenheit hervorzurufen, da er selten einzulösen ist. Nach den Erfahrungen in den besuchten Kliniken wirken MitarbeiterInnen dort am zufriedensten, wo der proklamierte Anspruch um Transparenz auf einem mittleren Niveau bleibt. Häufig scheint die Befürchtung (die manchmal auf Erfahrung beruht!), Wichtiges würde einem vorenthalten, zum Aufblühen von Gerüchteküchen beizutragen, die die Aufmerksamkeit gerade von den begehrten Informationen ablenken. Wer es schafft, ein gelassenes Klima gegenüber der Unmöglichkeit vollständiger und unmissverständlicher Informationsübermittlung zu etablieren, hat gute Chancen, viele Informationen effektiv zu kommunizieren. Hierfür sind von der Leitungskraft bewusst Strukturen für den Dialog einzurichten. ■

Einladungen zum Feed-back an die Umwelt

Im Zuge moderner Kundenorientierungsphilosophien gibt es eine Fülle von Befragungen. Einrichtungen, die abbauen und verkleinern müssen, die um ihre Existenz fürchten, greifen dieses Instrumentarium stärker auf als diejenigen, die im Aufbau sind, expandieren oder fest im Sattel sitzen. Die einen interessieren Marktströmungen und KundInnenwünsche aus existenzieller Sicht, während die anderen die steigende Nachfrage und den Ausbauboom als Feed-back ausreichend finden.

Ein Problem bleibt die Vielzahl an KundInnen: Kostenträger, PatientInnen, Angehörige, Überweiser und eventuell noch andere. Ergebnisse und Rücklaufquoten der Befragungen hängen sehr vom Verhältnis der Befragten zur Klinik ab. Bei PatientInnen- und Angehörigenbefragungen sind die Ergebnisse oftmals sehr positiv, was aus Sicht mancher Einrichtungen den Wert ihrer guten Noten mindert.

Überweisende ÄrztInnen geben häufig nur spärlich Rückmeldungen. Zum Teil sind Telefonate und die direkte Befragung im konkreten Fall die beste Möglichkeit, ein Feed-back zu bekommen.

Fazit: Einladungen zum Feed-back an die Umwelt sind für jene Einrichtungen von Nutzen, die im Hinblick auf ihre zukunftsrelevanten Entscheidungen verunsichert sind. Die reflexive Betrachtung eigener Arbeitsweisen und vor allem deren Wirkung auf andere gibt Auskunft, welche Stärken andere entdecken, welche Wünsche unbefriedigt bleiben, was ausbaufähig oder bewahrenswert ist. ÄrztInnen und andere KooperationspartnerInnen können als eine Art kostenloser Qualitätssicherung genutzt werden. Die LeiterInnen von Einrichtungen sollten diese Kommunikations- und Feed-backschleifen mit KooperationspartnerInnen wie Überweisern, Krankenkassen, Kliniken, Sozialpsychiatrischen Diensten usw. stetig »online« halten, damit sich verschiedene Kooperationsformen und Netzwerke kontinuierlich entwickeln können. ■

Netzwerke

Viele Einrichtungen arbeiten bereits in einer losen Vernetzung mit anderen, z. B. komplementären Diensten. Einige große Krankenhäuser vernetzen sich zwangsläufig über gemeinsame Träger, die beispielsweise nur noch eine gemeinsame Apotheke unterhalten. Aufgrund von Strukturveränderungen betreiben große Einrichtungen so genanntes outsourcing.[6]

Eine Netzwerkökologie, bei der sich verschiedene Einrichtungen im Sinne eines gemeinsamen Überlebens unterstützen, nicht miteinander konkurrieren oder sich gegenseitig einverleiben, entsteht im kleinen Stil.

◎ Eine Psychiatrische Abteilung plant mit einer Reihe niedergelassener NervenärztInnen in ihrer Umgebung eine Nachsorgeambulanz, in der die Gespräche geführt werden, für die die Niedergelassenen keine Kapazitäten haben.

6 outsourcing: Dienstleistungen wie Reinigung oder Küche in einer Einrichtung werden aus Wirtschaftlichkeitsgründen externen Firmen übertragen.

- Zwei Kliniken in räumlicher Nähe, die für die gleichen – inzwischen schwindenden – PatientInnen zuständig sind, gründen gemeinsam eine Spezialabteilung zur Behandlung von SchlaganfallpatientInnen. Die eine Klinik stellt die Räume, die andere einen Teil des Personals. Gemeinsam kooperiert man mit externen Berufgruppen, z. B. LogopädInnen, PhysiotherapeutInnen, u. a. zur Versorgung der PatientInnen und finanziert spezielle medizinische Geräte.

Die allgemeinen Finanz- und Überlebensnöte mancher Einrichtungen führen zu einer vorsichtigen Annäherung an solche Modelle, wobei die Fragen von Machtverteilung, Abhängigkeit und Vorteilsnahme sehr präsent zu sein scheinen.

Fazit: Positive Beispiele gibt es dort, wo man im kleinen Stil Vernetzungen aufbaut, von denen beide Seiten wirklich profitieren und diesen Profit ohne den jeweils anderen nicht erzielen würden. Für die Leitung von Einrichtungen heißt dies, eine Erweiterung des Blickes über die eigenen Institutionsgrenzen und deren langfristige Sicherung hinaus zu entwickeln, z. B. für das »ökologische Gleichgewicht« der Institutionen in einer Region. ■

Resümee

Wir sind beeindruckt, wie stark sich KundInnenorientierung, Ressourcenorientierung und Ansätze einer systematisch betriebenen Organisationsentwicklung in den Einrichtungen etabliert haben. Folgende Themen scheinen aus unserer Sicht die »kritischen« zu sein, die Leitungskräfte im Auge behalten sollten und an denen es weiterzuarbeiten gilt:

1. Eine systemisch qualifizierte Familien / Angehörigenberatung jenseits der »Information über Krankheit und Behandlung« scheint auch in Einrichtungen mit systemisch vorgebildeten Leitungskräften weniger häufig stattzufinden als von uns erwartet, wird aber insbesondere von den Angehörigen stark gewünscht. Hier sind u. E. bessere Bedingungen zu entwickeln, insbesondere für die Finanzierung von Familienberatung / Therapie als Leistungsmodul, für hausinterne Arbeitsleitlinien (mit wem in welchen Situationen wie sprechen) und für mehr MitarbeiterInnentraining / Supervision, auch vor Ort.
2. Neben einer weit verbreiteten Fähigkeit zur »Ressourcenorientierung 1. Ordnung« (»Was kann der Patient gut?«) ist die Fähigkeit zur positiven Um-

deutung schwerer und bei nicht schnell remittierender Pathologie schwieriger zu erwerben oder zu bewahren (»Wozu ist es gut, so zu spinnen?«).

3 Die Hierarchie-Regeln in den Kliniken, vor allen Dingen für die ärztliche Leitung auf Stations- und Bereichsebene, scheinen widersprüchlich und veraltet. Insbesondere haben die AssistenzärztInnen eine extrem widersprüchliche Position – sie haben ganz viel und ganz wenig zu sagen, sind sehr wichtig und gänzlich unwichtig. Es steht an, auf Leitungsebene zu klären, ob sie in schneller Stationsrotation als hoch qualifizierte kurzzeitige Besucher SpezialistInnendienste einbringen oder ob sie die Tätigkeit multiprofessioneller Teams insgesamt leiten sollen. Wie man sie dabei begleiten, unterstützen und weiterbilden kann, ist auszuarbeiten.

4 Organisationsentwicklung sollte nach anfänglichen Begeisterungs- sowie Versuchs- und Irrtums-Phasen vermehrt selbst wieder »schlank« werden: Sie sollte die MitarbeiterInnen nicht zu sehr von ihrer eigentlichen fachlichen Arbeit abhalten, sie sollte ein Übermaß an »OE-Sprache« und an Informationsüberflutung vermeiden, ihr Tempo sollte die MitarbeiterInnen nicht überfordern.

5 Systemisch ausgebildete LeiterInnen sollten nicht nur verstören, anregen, irritieren, sondern auch klarer sagen, wie und in welche Richtung es ihrer Meinung nach in der Einrichtung laufen soll. Das betrifft insbesondere die konsequente Einführung systemischer Therapie und Beratung in der PatientInnenversorgung.

Literatur

BATESON, G. (1981): Ökologie des Geistes. Frankfurt: Suhrkamp, u. a. 580–597.

BATESON, G. (1984): Geist und Natur. Frankfurt: Suhrkamp.

BORSI, G. M. (1994): Das Krankenhaus als lernende Organisation. Heidelberg: Asanger.

GLASL, F.; LIEVEGOED, B. (1996): Dynamische Unternehmensentwicklung. Stuttgart: Paul Haupt und Verlag Freies Geistesleben.

JOHANNSEN, J. (1992): Systemische Therapie mit Älteren. In: Multimorbidität im Alter. (Hg.) HIRSCH, R. D.; BRUDER, J.; RADEBOLD, H.; SCHNEIDERH. K. Bern: Huber.

JOHANNSEN, J. (1997): Die Angehörigenvisite – ein besonderes Kooperationsmodell. Vortrag »Mitteldeutsche Psychiatrietage«, 18. / 19. April 1997, Halle / S.

KELLER, Th. (1996): Karrieren der Kooperation. Systemische Arbeitsformen im Alltag des Psychiatrischen Krankenhauses. In: KELLER, Th.; GREVE, N. (Hg.). Systemische Praxis in der Psychiatrie. Bonn: Psychiatrie-Verlag.

KLEKAMP, G.; KNIRSCH, P.; VIETEN, B. (1996): Systemische Ansätze in einer Großinstitution der psychosozialen Versorgung – »Aus der Backstube kleiner Brötchen«, in: Systema, 10. Jg., H. 2, S. 53–66.

KRÖMKER, H. (1994): Anforderungen an eine systemische Ausbildung. Zeitschrift für systemische Therapie 12 (3), 182–185.

LUDEWIG, K.; SCHWARZ, R.; KOWERK, H. (1984): »Psychotische« Jugendliche und systemische Familientherapie. Familiendynamik 9 (2), 108–125

LUHMANN, N. (1984): Soziale Systeme. Grundriss einer allgemeinen Theorie. Frankfurt a. M.: Suhrkamp.

MANTEUFEL, A.; SCHIEPEK, G. (1998): Systeme spielen. Selbstorganisation und Kompetenzentwicklung in sozialen Systemen. Göttingen: Vandenhoeck & Ruprecht.

MATURANA, U.; VARELA, F. (1975): Autopoietische Systeme: eine Bestimmung der lebendigen Organisation. In: MATURANA, U. (1982). Erkennen: Die Organisation und Verkörperung von Wirklichkeit. Braunschweig: Vieweg, 170–235.

RETZER, A. (1994): Compliance, Krankheitstheorien und familiäre Interaktion. In: Familiendynamik 19 (2), 101–121.

SCHLIPPE von, A.; SCHWEITZER, J. (1995): Lehrbuch der systemischen Therapie und Beratung. Göttingen: Vandenhoeck & Ruprecht.

SCHMIDT E. R.; BERG H. G., (1995): Beraten mit Kontakt: Handbuch für Gemeinde- und Organisationsberatung. Offenbach / M.: Burckhardthaus-Laetare.

SCHWEITZER, J.; SCHUMACHER, B. (1995): Die unendliche und die endliche Psychiatrie. Zur Dekonstruktion von Chronizität. Heidelberg: Carl Auer.

SELVINI PALAZZOLI, M.; BOSCOLO, L.; CECCHIN, G.; PRATA, G. (1977): Paradoxon und Gegenparadoxon. Stuttgart: Klett.

WATZLAWICK, P. (1981): Die erfundene Wirklichkeit. München: Piper.

WATZLAWICK, P.; BEAVIN, J.; JACKSON, D. (1969): Menschliche Kommunikation. Stuttgart: Huber.

WATZLAWICK, P.; WEAKLAND, J. (Hg.) (1980): Interaktion. Bern: Huber.

WEBER, G.; SIMON, F.; STIERLIN, H.; SCHMIDT, G. (1987): Familientherapie bei manisch-depressivem Verhalten. In: Familiendynamik 12 / 2, 139–161

WILLKE, H. (1993): Systemtheorie I. Eine Einführung in die Grundprobleme der Theorie sozialer Systeme. Stuttgart: Gustav Fischer.

WILLKE, H. (1994): Systemtheorie II. Interventionstheorie. Stuttgart: Gustav Fischer.

WILLKE, H. (1995): Systemtheorie III. Steuerungstheorie. Stuttgart: Gustav Fischer.

Organisationsentwicklungsprozesse und die Dynamik des Eisbergs

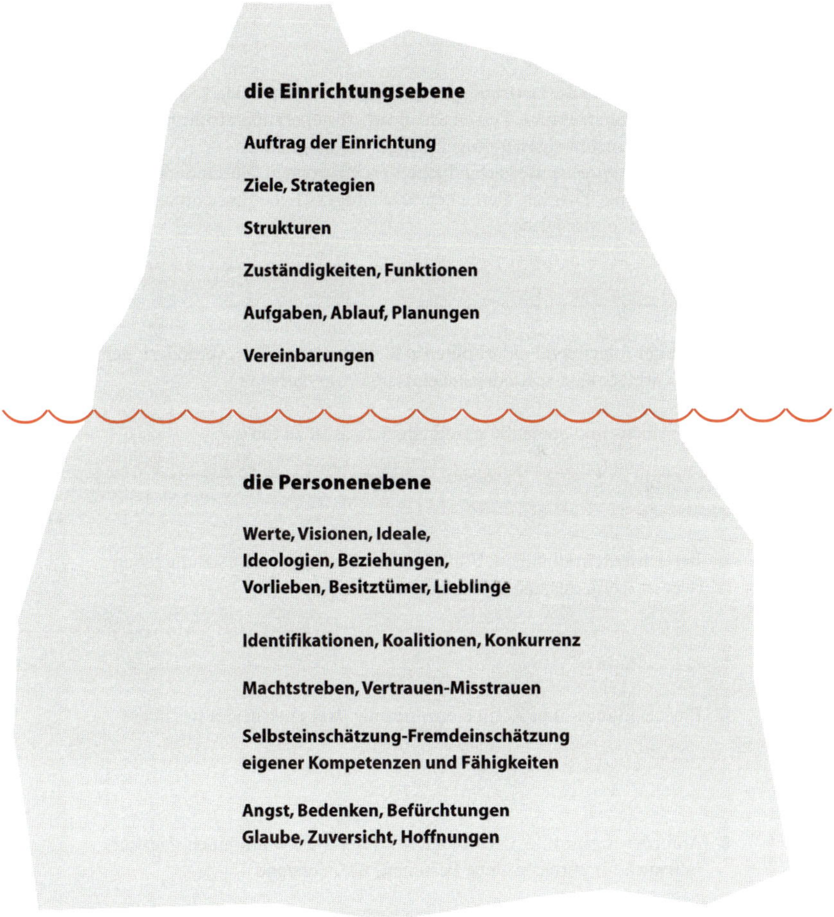

... denn zwischen dem (Verab-)Reden und dem tatsächlichen Handeln liegen die Tiefen des Meeres ...

Aspekte beider Ebenen sind für die Tragfähigkeit von Maßnahmen bei der Organisationsentwicklung zu berücksichtigen

Reflexion zur Organisationsentwicklung

In welcher Entwicklungsphase befindet sich die psychiatrische Einrichtung am ehesten?

Welcher Einrichtungszweig / welcher Bereich befindet sich in welcher Phase?

Wie ist die Struktur der Einrichtung aufgebaut, was ist klar / unklar?
z. B. die Trägerstruktur-, Personalstruktur-, Kooperationsstruktur betreffend?

- gibt es ein schlüssiges, aussagekräftiges Organigramm?
- gibt es entsprechende verbindliche Vereinbarungen, Zuständigkeitsregelungen?
- mit welchen Themen / Bereichen beschäftigt sich die Einrichtung aus welchen Anlässen immer wieder?

Welche der folgenden Felder sollten z. B. weiterentwickelt, verändert, geklärt werden, welche sind zufriedenstellend aufgebaut / geregelt?

- Aufgaben- und Stellenbeschreibungen (was ist zu tun?)

- Bereichsbeschreibungen, Funktionsbeschreibungen, Zuständigkeiten (wer ist wofür zuständig? wer vertritt wen?)

- Entscheidungs- und Kompetenzordnung (wer entscheidet worüber?)

- Anforderungsprofile, Qualifikationen (wer muss was können / leisten?) (gilt auch für ehrenamtliche Personen, z. B. Vorstand)

- Finanzen, Sachmittel, Technik (was wird wie bezahlt, was steht der Einrichtung / den Bereichen zur Verfügung?)

Welche Abläufe / Prozesse der Einrichtung sind klar / unklar?

Welche der folgenden Prozesse sollten z. B. weiterentwickelt, verändert, gestaltet werden, welche verlaufen zufriedenstellend?

- Kommunikation und Information (welche Informationswege gibt es, wie wird kommuniziert und informiert)?

- Wie entscheiden wir, wie werden Beteiligungsmöglichkeiten geschaffen (Entscheidungsregeln, Führungsstil, Beteiligungsformen)?

- Wie und mit wem kooperieren wir (NutzerInnen, Angehörige, Verbände, andere Einrichtungen, Konkurrenzanbieter, Kooperationspartner usw.)?

- Wie stellen wir MitarbeiterInnen ein?
- Wie beurteilen wir, wie kritisieren, belohnen wir?
- Wie wird intern und extern fortgebildet, gelernt, gefordert, gefördert, beraten?
- Wie gestalten wir die Arbeitsverteilung, die Zusammenarbeit und die dazugehörende Reflexionsarbeit?

Weiterführung

- Welche Bedarfsfelder für die Entwicklung der psychiatrischen Einrichtung habe ich festgestellt?

- Wie werde ich dem Veränderungsbedarf für die Weiterentwicklung Rechnung tragen?

- Welche Ziele verfolge ich damit?

- Mit wem werde ich mich zu diesen Fragen beraten?

- Wen werde ich in einen eventuellen Organisationsentwicklungsprozess einbinden, intern / extern?

Organisationsentwicklungsschleifen

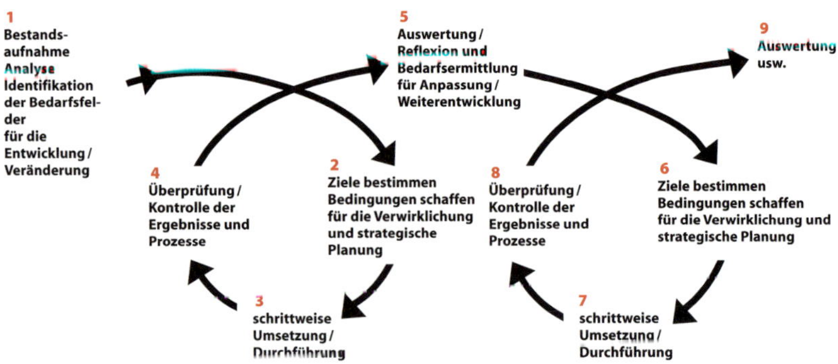
1
Bestandsaufnahme Analyse Identifikation der Bedarfsfelder für die Entwicklung / Veränderung
2
Ziele bestimmen Bedingungen schaffen für die Verwirklichung und strategische Planung
3
schrittweise Umsetzung / Durchführung
4
Überprüfung / Kontrolle der Ergebnisse und Prozesse
5
Auswertung / Reflexion und Bedarfsermittlung für Anpassung / Weiterentwicklung
6
Ziele bestimmen Bedingungen schaffen für die Verwirklichung und strategische Planung
7
schrittweise Umsetzung / Durchführung
8
Überprüfung / Kontrolle der Ergebnisse und Prozesse
9
Auswertung usw.

Leitbildmosaik

Auftrag und Ziele der Einrichtung

Der Sinn und Zweck unserer sozialpsychiatrischen Arbeit
Wozu gibt es uns? Was ist unsere Mission, Vision?
Was sind sozialpsychiatrische Ziele unserer Arbeit?
Was wollen wir mit unserer Arbeit erreichen / bewahren / bewirken?

Dienstleistungen, Angebote, Klientel / NutzerInnen / KundInnen

Was bedeutet und beinhaltet unsere NutzerInnenorientierung?
Was bestimmt unsere Angebote / Dienstleistungen?
Welche Leistungen bieten wir für wen an?

Umgang mit Qualität und Entwicklung

Wie gewährleisten und sichern wir Qualität und deren Entwicklung?
Welche Bedeutung messen wir der Qualität bei?
Welche Qualitätsprinzipien haben wir?

Zusammenarbeit

Wie gestaltet sich unsere Zusammenarbeit einrichtungsintern?
Wie gestaltet sich unsere Zusammenarbeit mit den einzelnen Einrichtungen / Abteilungen?
Wie gestaltet sich unsere Zusammenarbeit bei verschiedenen Hierarchiestufen?
Wie gestaltet sie sich mit KooperationspartnerInnen und mit den Verbänden: Verband der Psychiatrieerfahrenen / Verband der Angehörigen

Führung

Welche Führungsprinzipien gibt es in unserer Einrichtung? (z. B. Partizipation, Delegation, Beteiligung in Entscheidungsprozessen, MitarbeiterInnenorientierung, Zielvereinbarungen, Führungsstil)

MitarbeiterInnen / Personalentwicklung

Wie sichern und fördern wir die Qualifikation undKompetenzen

- in dem bestehenden Arbeitsverhältnis und dem Aufgabenfeld?
- bei sich ändernden Anforderungen?
- bei eventuellem Personalwechsel?

Organisationsgrundsätze und Einrichtungs-/Bereichsstabilität

Welche Organisationsstrukturen haben wir? (Aufbau – Ablauforganisation)
Welche Netzwerke gibt es?
Wie sichern wir die Stabilität der Einrichtung / der Bereiche?
Wie sichern wir die ökonomische Zukunft?
Welche Potenziale nutzen wir?

Ressourcen

Wie gestalten wir den Umgang mit Ressourcen? (Personal, Finanzen, Zeit, Ausstattung, Räume, Technik, Budgetgrundsätze, Wirtschaftlichkeit)

Leitvorstellungen der Arbeitsgemeinschaft Brücke Schleswig-Holstein gGmbH

Regionaler Verbund

Die Angebote der agb orientieren sich am regionalen Bedarf. Wir stehen Menschen mit psychischen Erkrankungen und Behinderungen und Menschen, deren seelische Gesundheit bedroht ist, mit einem leicht erreichbarem niedrigschwelligem Angebot zur Verfügung. Wir sind in der Lage, schnell auf die Bedürfnisse der betroffenen Menschen zu reagieren, ihnen kurzfristig die individuell notwendige Unterstützung anzubieten oder zu vermitteln. Unsere differenzierten Angebote sind miteinander vernetzt. Sie erlauben personzentrierte Hilfen. Wir leisten unseren Beitrag zur regionalen Vollversorgung. Gemeindeorientiert sollen alle Angebote auch Menschen mit schweren Beeinträchtigungen, mit Mehrfachdiagnosen oder in besonderen sozialen Situationen zur Verfügung stehen.

Die Mitwirkungsmöglichkeiten der Nutzer* der Angebote werden aktiv gefördert. Wir sind selbstverständlicher Teil des Gemeinwesens und in vielfältiger Form mit diesem verbunden. Wir nutzen natürliche Ressourcen, fördern ehrenamtliche Arbeit und arbeiten partnerschaftlich mit anderen Einrichtungen und Diensten zusammen.

Wir betreiben eine aktive Öffentlichkeitsarbeit.

Wohnbereich

Wir sind Experten für die Integration psychisch erkrankter und seelisch behinderter Menschen in den Alltag. Unsere Angebote im Wohnbereich sind alltagsorientiert, differenziert und individuell. Wir stellen uns auf die persönlichen Wünsche und Lebenspläne unserer Klienten ein. Durch die Organisation der Hilfen im Verbund ermöglichen wir auch Menschen mit schweren Beeinträchtigungen und in besonderen Lebenssituationen ein weitgehend selbstbestimmtes Wohnen in der Gemeinde. Wir sind in der Lage, Hilfesuchende kurzfristig aufzunehmen und stehen auch in Krisensituationen verlässlich zur Verfügung.

* selbstverständlich sind hier immer beide Geschlechter gemeint

Berufliche Rehabilitation

Wir sind Experten für die berufliche Förderung, Integration und Rehabilitation psychisch erkrankter und seelisch behinderter Menschen. Wir öffnen unser Angebot auch für Menschen mit anderen psychosozialen Problemen, Einschränkungen und Behinderungen. Wir setzen uns mit Initiative, Engagement und mit großer Professionalität dafür ein, dass unsere Klienten Sinnerfüllung, Anerkennung und materielle Sicherheit über Betätigung und Arbeit erhalten. Unsere Leistungen sind individuell, umfassend und differenziert. Sie umfassen auf regionaler Ebene Maßnahmen der Arbeitsdiagnostik, der Rehabilitationsplanung, des Arbeitstrainings und der beschützten Beschäftigung. Unsere Angebote sind alltags- und marktorientiert.

Fachdienste Arbeit

Wir sind Experten für die Eingliederung und Stabilisierung von Menschen mit psychosozialen Problemen, Einschränkungen sowie Behinderungen in den allgemeinen Arbeitsmarkt. Wir sind in der Lage, die Fähigkeiten und Interessen unserer Klienten und die betrieblichen Möglichkeiten und Notwendigkeiten zu beiderseitigem Vorteil zusammenzuführen. Wir bieten unseren Klienten und unseren betrieblichen Kunden individuelle, flexible, professionelle und wirksame Leistungen.

Soziale Teilhabe

Wir fördern aktiv die gesellschaftliche Integration von Menschen mit psychischen Erkrankungen und seelischen Behinderungen. Wir setzen uns in unseren Einrichtungen und Diensten mit Initiative, Engagement und großer Kreativität dafür ein, dass unsere Klienten aktiv am Leben in der Gemeinschaft teilnehmen können. Wir unterstützen unsere Klienten im kulturellen und im Freizeitbereich sowie beim Aufbau persönlicher sozialer Bezugssysteme außerhalb der Institutionen.

Beratung

Die agb verfügt über umfangreiches Wissen über alle Möglichkeiten der Prävention, Behandlung und Rehabilitation seelischer Erkrankungen und Behinderungen. Dieses Wissen stellen wir niedrigschwellig, lösungsorientiert und kompetent allen Menschen zur Verfügung, deren seelische Gesundheit beeinträchtigt oder bedroht ist. Wie Lotsen begleiten wir die Hilfesuchenden bei ihrer Suche nach dem für sie geeigneten Angebot. Unsere Informations- und Beratungsangebote stehen auch Professionellen und privaten Personen zur Verfügung, die Hilfen für andere suchen.

Behandlung und Psychotherapie

Wir unterstützen eine wohnortnahe Behandlung und Psychotherapie für unsere Nutzer, die die Eigenverantwortung fördert und sich an sozialpsychiatrischen Standards orientiert. Wir wollen erreichen, dass mehr Nutzer Zugang zu psychotherapeutischen Angeboten erhalten und sehen die Notwendigkeit, dass innerhalb eines Betreuungsverbundes eine Psychotherapie koordinierende Stelle entsteht. Es ist unsere Aufgabe, zur Transparenz der unterschiedlichen Therapiemethoden beizutragen.

Innerbetriebliche Kommunikation und Organisationsentwicklung

Die Kommunikation innerhalb der agb ist offen, direkt und lösungsorientiert. Jeder Mitarbeiter hat einfachen Zugang zu den Informationen, die sie / er für die Bewältigung ihrer / seiner Aufgaben benötigt. Die Abläufe und Strukturen innerhalb der Organisationen unterstützen die persönliche Initiative der Mitarbeiter, die Übernahme von Verantwortung, und sie fördern die nutzerorientierte Durchführung und Weiterentwicklung der Angebote. Die agb ist eine lernende Organisation.

Qualitätsentwicklung

Alle Mitarbeiter der agb verpflichten sich gegenüber den Nutzer und den Kostenträgern zu Leistungen von hoher Qualität. Im Mittelpunkt unserer Arbeit stehen die Nutzer mit ihren individuellen Bedürfnissen und Wünschen. Wir arbeiten an der fortlaufenden Verbesserung der Dienstleistungen. Unsere Arbeit ist transparent. Sie wird fortlaufend und systematisch durch unterschiedliche Maßnahmen überprüft und weiterentwickelt.

Personalwesen

Die agb ist ein attraktiver Arbeitgeber für motivierte und qualifizierte Fachkräfte. Wir bieten Arbeitsplätze mit großen Gestaltungs- und Entwicklungsmöglichkeiten sowie ein Vergütungssystem, welches die individuellen Leistungen berücksichtigt. Wir fördern die fachliche und menschliche Kompetenz unserer Mitarbeiter und ihre Bereitschaft zur Übernahme von Verantwortung.

Finanzwesen, Controlling und allgemeine Verwaltung

Alle Mitarbeiter sind für den wirtschaftlichen Erfolg des Unternehmens verantwortlich. Sie handeln zielorientiert und gehen sorgsam mit den Ressourcen um. Die Verwaltungsabläufe sind gut geordnet, einfach und effizient.

Öffentlichkeitsarbeit und Marketing

Die agb tritt öffentlich für die Anliegen und die Interessen von Menschen mit seelischen Beeinträchtigungen ein. Sie stellt der Öffentlichkeit Informationen über seelische Erkrankungen und Beeinträchtigungen und die Behandlungs- und Betreuungsmöglichkeiten zur Verfügung und versucht, Verständnis und Solidarität herzustellen. Die agb entwickelt sich zu einer »Marke« mit hohem Bekanntheitsgrad und mit positivem Image. Die in unseren Arbeitsprojekten produzierten Dienstleistungen und Waren sind marktgerecht und werden professionell vertrieben.

Baustein Personalentwicklung und MitarbeiterInnenführung

Der Mensch ist Mittelpunkt.
Der Mensch ist Mittel. Punkt.
Oswald Neuberger

Personalentwicklung in der Psychiatrie als Führungsaufgabe

Günther Wienberg, Jürgen Lempert, Margit Hullmeine

Inhaltsübersicht

197 Einführung

199 Was heißt (Personal) »Führen«?
199 Ein Führungsmodell
202 Ein Beispiel: »Grundsätze für Zusammenarbeit und Führung«

202 Personalentwicklung – ein Konzept
202 Begriffsbestimmung: Was ist Personalentwicklung?
204 Exkurs: Personalentwicklung im Non-Profit-Bereich?
211 Zielgruppen und Ziele: Für wen und wozu Personalentwicklung?
212 Aufgaben und Zuständigkeiten: Wer tut was?

215 Methoden und Instrumente der Personalentwicklung
215 Personalentwicklung in der Berufsbiografie
218 Bausteine der Personalentwicklung

222 Drei Beispiele
222 Beispiel 1: Das Mitarbeiterinnengespräch
226 Beispiel 2: Einführung von Rahmenstellenbeschreibungen für Teamleiterinnen
229 Beispiel 3: Verfahren zur Auswahl und Förderung von Führungskräften

Einführung

Führung erfordert Liebe.
Die besten Führer sind Diener.
Man führt, indem man anderen gibt.
Boyette & Boyette 1999

Dieses Zitat entstammt nicht dem traditionellen Wertekanon einer diakonischen Einrichtung, sondern der topaktuellen US-amerikanischen Managementliteratur. »Führer sind Diener«, »man führt, indem man anderen gibt …«. Was schuldet denn eine Führungskraft, eine Leiterin[1], Chefin oder Vorgesetzte den »anderen«, mit denen sie es in ihrer Organisation zu tun hat, die sie führt, leitet, denen sie vorgesetzt ist? Womit kann, womit muss sie dienen?
Zu den allerwichtigsten Dingen, die sie geben kann und die sie – wenn sie und ihre Organisation erfolgreich sein sollen – geben muss, gehören:

- Die Vermittlung einer Vision für die zukünftige Entwicklung der Organisation und die Vereinbarung von Zielen für die gemeinsame Arbeit;
- die Unterstützung »ihrer Leute«, ihr persönliches Potenzial in bestmöglicher Weise einzubringen, zu entwickeln und zur Erreichung der gemeinsamen Ziele umzusetzen.

Mit dem ersten Aspekt – Führen mit Visionen und Zielvereinbarungen – werden wir uns in diesem Beitrag nur am Rande beschäftigen.

siehe Seite 202 Personalentwicklung – ein Konzept

Mit dem zweiten Aspekt – Entwicklung und Umsetzung von Mitarbeiterinnenpotenzialen – sind wir bereits direkt beim Thema: Personalentwicklung als Führungsaufgabe.
Bevor wir richtig einsteigen ein paar Informationen zum Kontext, in dem wir die Façon von Personalentwicklung erarbeitet haben, wie sie in diesem Beitrag zum Tragen kommt. Wir denken, diskutieren und schreiben über Personalentwicklung aus der Perspektive einer Personalreferentin, eines Personalabteilungsleiters und eines Geschäftsführers der Teilanstalt Bethel in den v. Bodelschwinghschen Anstalten Bethel. Die vBA Bethel sind ein großes diakonisches

1 in diesem Text wurde in der Regel die weibliche Form gewählt, selbstverständlich sind immer beide Geschlechter gemeint.

Unternehmen der Sozialwirtschaft mit Sitz in Bielefeld. Die Teilanstalt Bethel ist der zweitgrößte Unternehmensbereich in den vBA Bethel und ihrerseits eine Komplexeinrichtung mit einem sehr differenzierten (ambulanten, teilstationären, stationären) und zunehmend dezentralen Dienstleistungsangebot für Menschen mit geistigen und mehrfachen Behinderungen (Schwerpunkt Epilepsie) sowie für Menschen mit chronischen psychischen Erkrankungen. Die Personalabteilung der Teilanstalt ist zuständig für derzeit ca. 2450 Mitarbeiterinnen (ca. 1400 Vollkräfte), wobei der Anteil von Frauen (68 Prozent) und Teilzeitkräften (56 Prozent) hoch ist.

Die Dienstleistungen der Teilanstalt Bethel refinanzieren sich ganz überwiegend aus Mitteln der überörtlichen und örtlichen Sozialhilfe (Eingliederungshilfe §§ 39/40 BSHG). Die klinische Versorgung (SGB V) der Stadt Bielefeld wird von der Psychiatrischen Klinik in den Krankenanstalten Gilead, eine Tochtergesellschaft der vBA Bethel, wahrgenommen. Innerhalb der Teilanstalt Bethel ist der Fachbereich Psychiatrie der größte Anbieter von Eingliederungshilfeleistungen für chronisch psychisch kranke Menschen in der Stadt Bielefeld.

Eine Organisation dieser Größe und mit den entsprechenden Ressourcen ist – wie wir wissen – keinesfalls repräsentativ für die Struktur der psychiatrischen Versorgung in der Bundesrepublik. Auch wenn manche der folgenden Ausführungen eher theoretischen Charakter haben, sollen sie für Leserinnen in unterschiedlichen Führungssituationen möglichst viel direkt verwertbares Handwerkszeug bzw. in praktische Personalentwicklungs-Arbeit umsetzbare Konzepte und Beispiele enthalten.

Schließlich an die geneigte Leserin eine Warnung: Verfallen Sie bei diesem Thema nicht einer der beiden Sirenen »das machen wir doch schon immer« oder »das ist für uns kein Thema«. Nach unserer Erfahrung lädt das Thema Personalentwicklung dazu wie kaum ein zweites ein. Beide Alternativen dürften aber fast immer in die Irre führen: Soweit wir sehen können, sind im Bereich der (gemeinnützigen) Sozialwirtschaft bisher kaum differenzierte Personalentwicklungs-Konzepte systematisch entwickelt und umgesetzt worden; dies gilt natürlich besonders für kleine Träger. Auf der anderen Seite: Personalentwicklung »passiert« immer und überall, wo Menschen in Organisationen zusammenarbeiten, um Produkte herzustellen oder Dienstleistungen zu erbringen. Sie kann offen oder verdeckt Thema sein, sie kann von Führungskräften systematisch betrieben werden oder unsystematisch nebenbei, qualifiziert oder weniger qualifiziert, es kann dafür Konzepte und Instrumente geben oder nicht – aber sie kann nicht »nicht Thema« sein. Die Größe der Organisation spielt dabei eine eher untergeordnete Rolle. Auch die Leiterin einer Kleinsteinrichtung mit sechs oder sieben Mitarbeiterinnen muss sich die Frage stellen: Wie kann ich »meine Leute« am besten dabei unterstützen, ihr Potenzial zu entwickeln und es im Sinne unserer gemeinsamen Zielsetzung und Aufgabenstellung einzubringen? Wenn sie sich diese Frage nicht stellt, wird sie ihrer Führungsrolle nicht gerecht; wenn sie sich ihr stellt, ist sie beim Thema.

Was heißt (Personal) »Führen«?

Ein Führungsmodell

In den vBA Bethel stützen wir uns bei der internen Weiterbildung von Führungskräften und bei anderen Konzepten der Personalentwicklung auf ein Führungsmodell, das Hinkel und Ryser (ohne Jahresangabe) für den Schweizerischen Bankverein (UBS) entwickelt haben. Wie bei anderen Denkmodellen geht es auch bei diesem nicht um wahr oder falsch, sondern um nützlich oder weniger nützlich. Uns erscheint das UBS-Modell besonders nützlich als Ordnungs- und Orientierungsrahmen zum Thema »Führung«.

Hinkel und Ryser definieren »ganzheitliches Führen« denkbar knapp als »Leiten und Entwickeln von Bereichen«. »Führen« ist in ihrem Modell also nicht beschränkt auf Personal- oder Mitarbeiterinnenführung, sondern wird als umfassender Begriff für das gesamte Aufgabenspektrum der Führungskraft gesehen und verwendet.

Die Aufgabe, einen Bereich zu *leiten*, wird vor allem darin gesehen, orientierungsgebend, steuernd, regulierend und impulsgebend mit den Mitarbeiterinnen des Bereichs definierte Leistungen zu erbringen bzw. Ergebnisse zu erzielen. Dazu gehört eine gelingende zwischenmenschliche Interaktion nach innen und außen ebenso wie das angemessene Organisieren der Arbeit bei sparsamem Ressourceneinsatz. Die Aufgabe, den eigenen Bereich zu *entwickeln*, geht nach Hinkel und Ryser noch darüber hinaus. Führung wird selbst als dynamischer Prozess verstanden und Führungsaufgaben in erster Linie als Aufgaben der Prozessgestaltung: Prozesse der Kommunikation mit Mitarbeiterinnen, Kolleginnen, Kundinnen oder auch Arbeitsprozesse und Qualitätssicherungsprozesse. Diese Prozesse sind aber nicht nur hier und jetzt zu gestalten, sie haben immer auch eine Zukunftsdimension: »Ein Arbeitsprozess, der heute noch angemessen ist, kann vielleicht morgen zu umständlich oder gar überflüssig sein. Seine Veränderung muss auf die Zukunft hin geplant und angegangen werden. Damit verändern sich auch Produkte und Serviceleistungen. Die Folge davon sind andere, neue Anforderungen an Fähigkeiten und Qualifikationen von Mitarbeiterinnen. Führung ist demnach eine ständige Entwicklungsaufgabe für den eigenen Verantwortungsbereich in einem sich laufend verändernden Umfeld.« (Hinkel und Ryser, S. 5, Hervorhebung im Original.)

Besonders zu beachten an diesem Verständnis von Führung ist u. E.: Gelingendes Führen reduziert sich nicht auf die Eigenschaften von Menschen – weder auf die von sog. Führungspersönlichkeiten und ihr »Charisma«, noch auf die von Geführten und z. B. ihre »Motiviertheit«. Führen ist vielmehr ein Beziehungsgeschehen, ein Interaktionsfeld, das ständig in Bewegung ist und das selten stetigen Charakter hat. Führung ist eher ein Ereignis bzw. eine Folge von Ereignissen, die einmal gut, einmal weniger gut gemeistert werden und (fast) täglich mit neuen Herausforderungen verbunden sind.

siehe zu diesen Aspekten auch Beiträge in Baustein ■ : Führungsverständnis

Eine weitere Möglichkeit, sich die Differenz zwischen Leiten und Führen klarzumachen, ist eine Gegenüberstellung »typischer« Verhaltensmerkmale von Leiterinnen einerseits und Führungskräften andererseits. Beispiele finden sich in der Tabelle auf Seite 236.

siehe Manual ■ ■ ■ : Leiterin oder Führungskraft? Seite 236

Solche Gegenüberstellungen sind notwendig holzschnittartig, polarisierend und damit vereinfachend. Vielleicht regt die Tabelle die eine oder andere Leserin aber doch an, sich in Bezug auf dieses Profil selbst einzuschätzen.

Wie gesagt: Das Führungsmodell von Hinkel und Ryser hat sich aus unserer Sicht als nützlich erwiesen auch für Zwecke der Führungskräfteentwicklung in einem sozialwirtschaftlichen Unternehmen wie Bethel. Wir fanden, dass sich ein Modell, das ursprünglich für eine große Bank entwickelt worden ist, ohne Probleme auf den gemeinnützigen sozialen Bereich anwenden lässt, wenn man es mit den entsprechenden Inhalten füllt. Im Übrigen beansprucht dieses Modell für verschiedene Führungsebenen anwendbar zu sein, also sowohl für die Leiterin einer kleinen Organisationseinheit als auch für Bereichsleiterinnen, Geschäftsführerinnen oder Vorstände. Auch für die Leiterin eines psychiatrischen Wohnheims mit zehn Mitarbeiterinnen stellt sich die Aufgabe, zusammen mit diesen

Mitarbeiterinnen eine (durch Anforderungen von Kostenträgern) zunehmend präziser definierte Dienstleistung unter Einsatz begrenzter Ressourcen zu erbringen. Weil sie es mit (potenziell) qualifizierten selbstverantwortlich handelnden Mitarbeiterinnen zu tun hat, wird sie dabei weniger mit Anweisungen und Kontrolle als vielmehr orientierungs- und impulsgebend agieren, sie wird mit ihren Mitarbeiterinnen Ziele und einen entsprechenden Organisations- und Ressourcenrahmen vereinbaren und nur dort steuernd und regulierend eingreifen, wo dieser Rahmen nicht eingehalten wird bzw. werden kann. Sie wird ihre Mitarbeiterinnen motivieren und die Zufriedenheit mit der Aufgabenstellung, dem Arbeitsumfeld und den Arbeitsbeziehungen gezielt fördern. Sie wird ihre Mitarbeiterinnen nach Kräften dabei unterstützen, ihr Potenzial bestmöglich umzusetzen, um die erwarteten Ergebnisse zu erreichen. Und sie wird die Interaktion mit »ihren Leuten« ebenso bewusst gestalten wie die mit dem relevanten Umfeld (Kooperierende Dienste und Einrichtungen, Angehörige, Kostenträger, Nachbarn, Politik und Verwaltung). Bei all dem ist sie mit einem sich zunehmend schneller verändernden Umfeld konfrontiert. Ständig neue Anforderungen von Kostenträgern, neue fachliche Standards, höhere Anforderungen an (und von) Mitarbeiterinnen, veränderte Erwartungen von Nutzerinnen und Angehörigen etc. bedingen, dass sich das System Wohnheim fortlaufend neu ausrichten und anpassen muss. Diesen Wandel bewusst und proaktiv (statt reaktiv) zu gestalten und dabei zugleich für alle Beteiligten ein Mindestmaß an Kontinuität und Verlässlichkeit zu wahren, ist die wichtigste Führungsaufgabe der »Heimleiterin«. Sie wird also in dem Maße erfolgreich sein, wie sie die unterschiedlichen Aspekte ihrer Führungsaufgabe (Erbringung von Dienstleistungen, Organisation von Arbeitsstrukturen und -prozessen, Kommunikation und Kooperation, Personalführung) aufeinander bezieht, sie integrierendt wahrnimmt und auf die Zukunft hin weiterentwickelt.

Wenn wir von »Führung« sprechen, meinen wir also i. d. R. nicht nur Personalführung. Die Führung von Mitarbeiterinnen ist nur ein – wenn auch sicher besonders wichtiger – Teil der Aufgabe von Führungskräften. In diesem Beitrag geht es jedoch in erster Linie um die personale Dimension der Führungsaufgabe und innerhalb dieser Dimension um die Funktion Personalentwicklung.

Ein Beispiel: »Grundsätze für Zusammenarbeit und Führung«

Es wurde bereits angedeutet: Ein recht abstraktes Führungsmodell wie das von Hinkel und Ryser bedarf der inhaltlichen Ausfüllung und Konkretisierung. So kann man die personale Dimension der Führungsaufgabe als Führungsperson inhaltlich ganz unterschiedlich auffassen und ausfüllen. Zur funktionalen Konkretisierung dienen uns in Bethel u. a. sog. Rahmenstellenbeschreibungen.

siehe Seite 227 ff.

Aber auch im Hinblick auf die Grundhaltung oder »Führungs-Philosophie« gibt es eine verbindliche Orientierungshilfe, die sich schwerpunktmäßig auf die personale und die interaktionale Dimension der Führungsaufgabe bezieht: Die »Grundsätze für Zusammenarbeit und Führung in den von Bodelschwinghschen Anstalten Bethel«.

siehe Manual ■ ■ ■: Grundsätze für Zusammenarbeit und Führung ... Seite 237

Nach einem mehrjährigen Diskussionsprozess, der alle Führungsebenen einbezog, wurden die Grundsätze zusammen mit verbindlichen Vorgaben für die Umsetzung im Frühjahr 2000 vom Vorstand beschlossen. Diese Vorgaben sehen u. a. vor:

- Alle Führungsverantwortlichen sind verpflichtet, die Grundsätze als Grundlage zur Reflexion ihres Führungsverhaltens im Mitarbeiterinnengespräch zu verwenden.
- Alle Gremien mit Führungsverantwortung sind verpflichtet, die Grundsätze in einem regelmäßigen verbindlichen Turnus zur Reflexion der eigenen Arbeit zu nutzen und dies zu dokumentieren.

Auf diese Weise soll ein Papier mit hehren Grundsätzen zum Handwerkszeug in der (personalen) Führungsarbeit werden, das sich in ganz unterschiedlichen Kontexten von Zusammenarbeit und Führung umsetzen lässt. Vielleicht lässt sich die eine oder andere Leserin dazu anregen, »Grundsätze« für ihren Führungsalltag zu formulieren und mit »ihren Leuten« zu diskutieren.

Personalentwicklung – ein Konzept

Begriffsbestimmung: Was ist Personalentwicklung?

In einer ersten Annäherung hatten wir eingangs Personalentwicklung umschrieben als Aufgabe, die Mitarbeiterinnen des jeweiligen Organisationsbereichs dabei zu unterstützen, ihre Potenziale einzubringen, zu entwickeln und im Hinblick auf die Zielerreichung der Organisation optimal umzusetzen.

Auf Seite 240 sind einige Beispiele genannt, wie der Begriff Personalentwicklung im Mainstream der deutschsprachigen Management-Literatur der letzten beiden Jahrzehnte definiert wird. Dabei ist – bei allen Unterschieden in der Nuance – eine bemerkenswerte Übereinstimmung und Kontinuität in der Begriffsverwendung feststellbar:

siehe Manual: Was ist Personalentwicklung? Seite 239

- Personalentwicklung geht es in erster Linie um die Verbesserung / Anpassung / Förderung der Qualifikation von Mitarbeiterinnen in allen Bereichen der Organisation und über alle Hierarchieebenen hinweg. Es geht aber nicht nur um Können / Kompetenzen, sondern auch um Leistung, also um die Umsetzung / den Transfer in den betrieblichen Alltag.
- »Qualifikation« kann dabei sehr unterschiedliche Kompetenzbereiche umfassen: Fachkompetenz, soziale Kompetenz, Methodenkompetenz, Selbstkompetenz; entsprechend breit ist das Instrumentarium von Maßnahmen und Instrumenten, die zur Personalentwicklung eingesetzt werden können.

siehe Seite 215 ff. Methoden und Instrumente der Personalentwicklung

- Personalentwicklung berücksichtigt sowohl die Ziele und Interessen des Unternehmens, der Organisation (z. B. betriebliches Wachstum, Überleben) als auch die Interessen und Bedürfnisse der Mitarbeiterinnen (z. B. persönliches Wachstum, berufliche Entwicklungschancen etc.) und stellt darauf ab, sie in jedem Einzelfall bestmöglich in Einklang zu bringen.
- Personalentwicklung ist ein auf die Zukunft gerichtetes Bemühen; sie versucht, die zukünftigen Anforderungen zu antizipieren und die Potenziale von Mitarbeiterinnen im Hinblick auf diese Anforderungen zu erkennen, zu mobilisieren und zu fördern.
- Personalentwicklungs-Maßnahmen können grundsätzlich sowohl innerhalb als auch außerhalb der eigenen Organisation entwickelt und umgesetzt werden. Vor allem kleinere Unternehmen / Organisationen können schon aus wirtschaftlichen Gründen nicht alles »hausgemacht« vorhalten, was zu einem umfassenden Personalentwicklungs-Konzept gehört. Sie bedienen sich deshalb externer Dienstleister, um ihren Bedarf abzudecken.
- Personalentwicklung sollte, um zielgerichtet wirksam sein zu können, nicht punktuell und isoliert, sondern nach einem einheitlichen Konzept und systematisch betrieben werden. Von Bedeutung sind hierbei v. a. die Schnittstellen zwischen strategischer Unternehmensentwicklung, Organisationsentwicklung, Qualitätsmanagement und Personalentwicklung.

Soweit eine pragmatische Definition von Personalentwicklung, wie sie aus unserer Sicht am ehesten der betrieblichen Praxis entspricht, soweit Personalentwicklung gegenwärtig überhaupt Gegenstand systematischer Bemühungen im sozialwirtschaftlichen Bereich ist. So gesehen ist mit Personalentwicklung eigentlich wenig Aufregendes, Geheimnisvolles oder gar Beängstigendes verbunden. Dennoch sind Missverständnisse im Zusammenhang mit Personalentwicklung auch nach unserer Erfahrung nicht eben selten, was vielleicht damit zusammenhängt, dass es sich dabei um ein Instrument aus »der Wirtschaft« handelt, was (vermeintlich) nicht auf den sozialen Bereich übertragen werden kann. BECK (1999) hat einige »Verständnisse« und »Missverständnisse« aufgelistet, die die von uns vertretene Begriffsbestimmung in einigen Punkten anreichern.

siehe Manual: Verständnisse und Missverständnisse von Personalentwicklung Seite 240

Exkurs: Personalentwicklung im Non-Profit-Bereich?

Veränderte Rahmenbedingungen der Sozialwirtschaft

Es spricht vieles dafür, dass Personalentwicklung auch im Bereich des Sozial- und Gesundheitswesens in den nächsten Jahren eine wesentlich größere Bedeutung erhalten wird. Die geforderten Anpassungsleistungen der Einrichtungen und Dienste im Hinblick auf ihre Effizienz und Effektivität sind enorm und dürften mit herkömmlichen Leitungskonzepten allein nicht zu erfüllen sein:

- Auch im Sozial- und Gesundheitswesen veraltet das berufliche Wissen, immer wieder rücken neue Parameter und Konzepte in den Vordergrund und die Kenntnis neuer Arbeitsweisen und Methoden ist erforderlich. Mitarbeiterinnen sind gefordert, lebenslang zu lernen und benötigen dazu die entsprechenden Voraussetzungen.
- Die in allen Bereichen spürbare Verengung der finanziellen Handlungsspielräume hat in vielen Institutionen zur Folge, dass Stellenbesetzungen nur noch im Rahmen interner Versetzungen erfolgen. Gerade hier ist ein erheblicher Aufwand zur Motivation der Mitarbeiterinnen und als Anreiz zur Weiterqualifizierung erforderlich.
- Die Anforderungen an Führungskräfte werden ständig größer, sodass es notwendig ist, deren fortlaufende Qualifizierung zu gewährleisten, aber auch sicherzustellen, dass die Mitarbeiterinnen mit guten Talenten für Führungsaufgaben an den Stellen eingesetzt werden, wo sie diese Talente einbringen können.

- Staat und Gesellschaft erwarten von Diensten und Einrichtungen der gemeinnützigen Wohlfahrtspflege eine grundlegende Neuorientierung. Sie sollen sich als Dienstleisterinnen verstehen, als Unternehmen am Markt agieren und sich dem Wettbewerb mit anderen Anbieterinnen stellen.
- Die Nutzerinnen von Diensten und Einrichtungen erwarten weniger klassische, von den Institutionen selbst bestimmte Betreuungsformen und begreifen sich immer stärker als Kundinnen mit wachsenden Wahl-, Mitwirkungs- und Selbstbestimmungsansprüchen.
- Die Mitarbeiterinnen in den Einrichtungen und Diensten müssen sich in ihrer Praxis zunehmend mit gesellschaftlichen Veränderungsprozessen auseinandersetzen, die auf die Organisation der Hilfe erhebliche Auswirkungen haben (z. B. Individualisierung).

Das Sozialmanagement ist in weiten Teilen nach wie vor und zu Recht »normatives« Management. Die gerade von gemeinnützigen Trägern der Wohlfahrtspflege hoch gehaltenen Wertevorstellungen müssen auch von Führungskräften zum Ausdruck gebracht und gelebt werden, wenn sie sich nicht mit erheblicher Akzeptanz- und Legitimationsproblemen ihrer Belegschaften konfrontiert sehen wollen. Personalentwicklung in der Sozialwirtschaft hätte kaum Erfolgschancen, ohne diese normativen und ethischen Grundlagen der jeweiligen Träger aufzugreifen. Begreift man diese Bedingungen als Chance, könnten ethisch fundierte Konzepte für den Umgang mit Menschen und ihren Talenten in der Arbeitswelt eine interessante und wertvolle Belebung erfahren.

Zur Geschichte von Personalentwicklung

Um die besonderen Bedingungen und handlungsleitenden Vorstellungen von Personalentwicklung im Sozialmanagement zu verstehen, sollten sowohl deren Wurzeln im Sozial- und Gesundheitswesen als auch die Geschichte von Personalentwicklung in der profitorientierten Wirtschaft betrachtet werden.

Personalentwicklung als eigenständige Managementaufgabe gibt es seit den 70er Jahren in fast allen Großunternehmen des Profit-Bereichs. In Klein- und in Mittelbetrieben, in Behörden, Verwaltungen und im Bereich des Sozial- und Gesundheitswesens ist Personalentwicklung jedoch noch längst keine selbstverständliche Aufgabe für Führungskräfte. Speziell im Bereich der freien Wohlfahrtspflege sind erst in jüngerer Zeit ein vermehrtes Interesse und in Einzelfällen Ansätze einer systematischen Einführung von Personalentwicklungs-Konzepten zu erkennen.

Personalentwicklung in psychosozialen und sozialpsychiatrischen Arbeitsfeldern war und ist eng verbunden mit dem weiten Feld bunter Fortbildungsangebote und einer dementsprechend großen Vielfalt von Anbieterinnen. Kaum eine Mitarbeiterin in der psychosozialen »Szene« hat in den 70er und 80er Jahren nicht angestrebt, eine Verbesserung ihrer Qualifikation auf dem Wege von (manchmal sicher auch nur vermeintlicher) »Persönlichkeitsentwicklung« zu erreichen. Neben dieser Tradition eher individuell-emanzipatorisch geprägter Formen der Qualifizierung wurden zunehmend auch Fortbildungen zur Umsetzung inhaltlich-fachlicher Ziele konzipiert. Dabei war es in der Regel ein Qualitätsmerkmal auch von fachlichen Qualifizierungen, wenn ein gewisser Anteil an »Selbsterfahrung« – die hin und wieder durchaus therapeutische Dimensionen annehmen konnte – mitgeliefert wurde. Verdienstvoll dabei war die Entwicklung einer neuen »Lernkultur«. Es ging nicht nur um Fähigkeiten und Fertigkeiten, sondern die »Person« war stets mit im Blick. Das Wissen um diese Lernbedingungen brachte Curricula hervor, in denen persönlichkeitsbildende Anteile mit fachlich-formalen Qualifikationen kombiniert wurden. Mit diesen Ansätzen aus der humanistischen Psychologie wiederum sind auch ein Teil der Grundlagen für spätere Instrumente der Personalentwicklung in der »freien« Wirtschaft gelegt worden, und manche der Organisationspsychologinnen, die jetzt in den Chefetagen großer Wirtschaftsunternehmen tätig sind, können durchaus auf Erfahrungen in »Psycho-Seminaren« zurückblicken.
Ein Beispiel für ein frühes und wichtiges Personalentwicklungs-Konzept im Bereich der Sozialwirtschaft ist die »Sozialpsychiatrische Zusatzausbildung« der »Deutschen Gesellschaft für soziale Psychiatrie«, die sich Ende der 70er Jahre zu einem bundesweiten Angebot entwickelt hatte. Sie war getragen von der Idee, dass die neuen sozialpsychiatrischen Arbeitsansätze auch dadurch umgesetzt werden sollten, dass Mitarbeiterinnen in psychiatrischen Einrichtungen für das »neue Denken« gewonnen und für eine entsprechende Tätigkeit in »neuen« oder »alten« Institutionen qualifiziert wurden. In Bethel wurde in jener Zeit eine dreijährige Fachausbildung für »Sozial- und Milieupädagoginnen« aufgebaut und angeboten, die sich ebenfalls stark am sozialpsychiatrischen Denkansatz orientierte. Diese Ausbildung hatte über ihre Absolventinnen erhebliche Auswirkungen für die Weiterentwicklung der Organisation und die Qualität der Hilfen für Menschen mit psychischen Erkrankungen und geistigen Behinderungen. Ein weiteres Beispiel für den gezielten Einsatz von Qualifizierungsstrategien im

psychiatrischen Arbeitsfeld ist die Umsetzung der Fachweiterbildung Psychiatrie für Pflegekräfte in den 80er Jahren.

Die systematische Qualifizierung von Mitarbeiterinnen in der psychosozialen und psychiatrischen Versorgung war und ist oft im Zusammenhang mit Aufbruchstimmung, mit Visionen von besseren Versorgungssystemen oder mit Auseinandersetzungen über Haltungen und das Hilfeverständnis zu verstehen. Dies gilt auch für die weite Verbreitung von Supervision in diesem Arbeitsfeld. Dabei bezog sich die Auseinandersetzung mit ethischen und fachlich-inhaltlichen Fragen lange fast ausschließlich auf die Alltagspraxis der Dienste und Einrichtungen. Fragen von Führen und Leiten wurden dabei zunächst allenfalls indirekt thematisiert. So z. B. in der Auseinandersetzung mit dem Hierarchieproblem in vermeintlich »egalitären« Teams oder wenn es um die Finanzierung, die Freistellung für oder die Organisation von i. d. R. »systemkritischen« Qualifizierungsmaßnahmen ging.

Erst mit der rasanten Veränderung in den gesellschaftlichen und vor allen Dingen finanziellen Rahmenbedingungen für soziale und gesundheitliche Dienstleistungen wurde in den meisten Organisationen der Bedarf für ein professionelleres Management wahrgenommen und anerkannt. Mehr und mehr wurde die Frage der Leitung und Steuerung von Non-Profit-Unternehmen diskutiert. Der Begriff Sozialmanagement – zunächst durchaus mit Skepsis versehen – hielt Mitte der 80er Jahre Einzug auch in die psychosoziale und psychiatrische Versorgung und wurde nach und nach hoffähig. Führungsfunktionen im Non-Profit-Bereich wurden zunehmend differenzierter. Viele Träger entwickelten ihre Leitungs- und Steuerungsfunktionen bewusst weiter. Mit den Anforderungen an neue Strukturen der Dienste und Einrichtungen hielt auch eine methodisch fundierte »Organisationsentwicklung« Einzug in die Institutionen. Unvermeidlich war mit der Organisationsentwicklungsthematik die Frage der Personalentwicklung auf dem Tisch. Schließlich wirft auch die seit Mitte der 90er Jahre um sich greifende Diskussion um Qualitätssicherung und Qualitätsentwicklung sehr direkt Fragen nach Mitarbeiterinnenqualifikation und ihrer zielgerichteten Weiterentwicklung auf.

Die Differenzierung von Führungsfunktionen und die zunehmend größeren Anforderungen an die Führungskräfte im Non-Profit-Bereich hatte wiederum zur Folge, dass die Führungskräfte selbst und die Qualität ihrer Führungsarbeit Thema von Personalentwicklungs-Maßnahmen wurden.

In den großen Profit-Unternehmen hat Personalentwicklung ihren Ausgang in den 60er und 70er Jahren mit einer zunächst angebotsorientierten Ausrichtung von Fort- und Weiterbildungen genommen, um den immer neuen fachlichen Anforderungen im Wettbewerb gerecht werden zu können. Erst später fanden Qualifizierungsangebote eine größere Akzeptanz, die auch die Sozial- und Kommunikationskompetenz, z. B. bei Führungskräften, fördern sollten. In dem Maße, wie Personalentwicklung als wichtiges Instrument zur Umsetzung von Marktstrategien und zur Eroberung von Marktpositionen erkannt wurde, haben sich die entsprechenden Qualifizierungsmaßnahmen zu »Pflichtbausteinen« der beruflichen Entwicklung im Unternehmen entwickelt. Das »lebenslange Lernen« ist in nicht wenigen Wirtschaftsunternehmen vom Programm zur Realität geworden, vor allem im Bereich der Führungskräfteentwicklung. Handlungsleitend war und ist dabei die Frage: »Welche Art von Lernen brauchen wir bei uns im Unternehmen, um schneller als die Konkurrenz das zu lernen und umzusetzen, was jede Mitarbeiterin an ihrem Arbeitsplatz zur Sicherung eines Wettbewerbsvorsprungs des Unternehmens gegenüber seinen Mitbewerbern benötigt?« (STIEFEL 1996, S. 26)

Personalentwicklung leistet damit – wenn sie denn so umgesetzt wird – einen Beitrag zur Wertschöpfung des Unternehmens, und ihre Legitimation, ihr Nutzen und ihre Akzeptanz werden in Profit-Unternehmen genau daran gemessen. Der Einsatz von Personalentwicklungs-Instrumenten und die damit zusammenhängenden Kosten, beispielsweise für die Qualifizierung von Führungskräften, sind für Menschen aus der Welt des Sozialen oft beeindruckend. Unter dem Aspekt der wertschöpfenden Investition ist dieser Einsatz jedoch durchaus effizient, entspricht unternehmerischem Denken und kann als notwendiger Baustein der »Umsetzungsarchitektur« einer Unternehmensstrategie zu einem zentralen Führungsinstrument avancieren.

Ist Personalentwicklung auf gemeinnützige Dienste und Einrichtungen übertragbar?

Die Frage der Übertragbarkeit muss zunächst damit konfrontiert werden, dass es im Bereich der Sozialwirtschaft mit seinem stärker normativ ausgerichteten Management nicht in erster Linie um eine profitorientierte Wertschöpfung geht. Sowohl für das Management des Profit-Bereichs als auch des Non-Profit-Bereichs gilt jedoch gleichermaßen, dass Personalentwicklungs-Maßnahmen einen Kostenfaktor darstellen. Dieser Kostenfaktor ist nur zu rechtfertigen, wenn ein positiver Effekt auf das Betriebsergebnis gegeben ist. Ob dieser positive Effekt dann in einer Gewinnmaximierung oder in einer qualifizierteren Dienstleistung für die Nutzerinnen liegt, ist für die Dynamik dieser Prozesse letztlich unwesentlich.

Vor diesem Hintergrund ist Personalentwicklung als Führungsfunktion durchaus übertragbar, sie muss jedoch ihre eigene Identität für den Bereich des gemeinnützigen Sozial- und Gesundheitswesens entwickeln. Eine konsequente Einführung von wirtschaftlichem Denken auf allen Ebenen entspricht nicht der aktuellen Organisationskultur vieler Dienste im Sozial- und Gesundheitswesen. Schon die Rede von »human ressources« war und ist mit den Denkweisen vieler Menschen im sozialen Bereich nicht zu vereinbaren. Und von Mitarbeiterinnen als »Potenzialträgern« zu sprechen, entspricht nicht einem Selbstverständnis, wie es zumindest in den Außendarstellungen vieler Träger zum Ausdruck gebracht wird. Gemeinnützige Organisationen des Sozial- und Gesundheitswesens müssen sich Personalentwicklungs-Konzepte also aktiv aneignen, sie für sich »verdauen« und so adaptieren, dass sie mit der jeweiligen Kultur und Tradition der Organisation vereinbar sind. Dabei spielt die Sprache eine nicht zu unterschätzende Rolle.

An einem zentralen Punkt werden jedoch auch Organisationen des Sozial- und Gesundheitswesens nicht vorbei kommen, wenn sie sich systematisch mit Personalentwicklung beschäftigen wollen: Damit zwangsläufig verbunden ist letztlich eine Bewertung der Leistungen und Fähigkeiten, aber auch der Defizite und Schwächen jeder einzelnen Mitarbeiterin. Wer Personalentwicklung betreiben will, sollte dies ohne Wenn und Aber akzeptieren. Der bewertende und vergleichende Umgang einer Organisation mit ihren Mitarbeiterinnen ist im gemeinnützigen Sozial- und Gesundheitswesen keineswegs neu. Auch hier haben Leitende und Kolleginnen schon immer Mitarbeiterinnen bewertet und darauf aufbauend folgenschwere Entscheidungen getroffen. Die Kriterien der Bewertung und die Grundlagen der Entscheidungen waren und sind dabei allerdings oft höchst intransparent. Systematische Personalentwicklung macht solche Entscheidungen transparenter und schafft damit die Voraussetzung für faire Verfahren und klare Bedingungen für die berufliche Weiterentwicklung in der Organisation. Wenn dies qualifiziert umgesetzt wird, ist es u. E. durchaus gerechtfertigt, die unterschiedlich ausgeprägten Fähigkeiten und Potenziale von Mitarbeiterinnen zum Thema zu machen. Dies schließt nach unseren Erfahrungen

Kollegialität und gegenseitige Achtung keineswegs aus. An dieser im Wortsinne spannenden Stelle könnte sogar eine besondere Herausforderung für das Sozialmanagement liegen, Beispiel dafür zu geben, dass eine am wirtschaftlichen und inhaltlichen Erfolg orientierte systematische Personalpolitik eine Kultur von Respekt, Akzeptanz und Kollegialität in der Organisation nicht ausschließt.

Die jeweiligen Bedingungen der Organisation beachten

Bei der Umsetzung von Instrumenten der Personalentwicklung in Non-Profit-Organisationen sind die unterschiedlichen Voraussetzungen der jeweiligen Organisation zu berücksichtigen.

Große Träger werden eher über eine eigene Infrastruktur verfügen, auf der eine neugestaltete Personalentwicklungs-Arbeit aufbauen kann. Oder: Ein Auswahlverfahren für Führungskräfte ist nur dann sinnvoll umsetzbar, wenn es in einer Organisation tatsächlich eine größere Anzahl von Positionen gibt, die auf dem Wege eines solchen Auswahlverfahrens besetzt werden können. Auf der anderen Seite: Eine systematische Einarbeitung von Mitarbeiterinnen auf einem neuen Arbeitsplatz, das jährliche Mitarbeiterinnengespräch als Basisbaustein von Personalentwicklung, eine systematische und verbindliche Fortbildungsplanung etc. sind weitgehend unabhängig von der Größe einer Organisation umsetzbar.

Sicher kostet die Entwicklung bzw. Anpassung und Umsetzung entsprechender Instrumente Zeit und Geld. Hier gilt es jedoch, Ressourcen zu sparen und zu bündeln: So ist es weder sinnvoll noch notwendig, dass jeder Träger das Rad neu erfindet. Es gibt erprobte Konzepte, die – für die eigenen Zwecke angepasst – übernommen werden können. Ebenso wenig sinnvoll und notwendig ist es, Personalentwicklung grundsätzlich im Alleingang anzugehen. Erfolg versprechend könnte es sein, regionale und überregionale Netzwerke aufzubauen bzw. zu nutzen, die kleinen Trägern den Zugang zu Personalentwicklungs-Prozessen erschließen. De facto geschieht dies bereits in manchen Bereichen, z. B. bei der Nutzung des Fortbildungsangebotes von (Fach-)Verbänden. Bisher funktioniert dies vielfach noch auf einer Einbahnstraße: Der Träger »schickt« seine Mitarbeiterinnen zu einem Angebot, das er gar nicht oder nur sehr begrenzt kennt und beeinflussen kann. Denkbar wäre es, dass kleine Träger zusammen mit regionalen oder auch überregionalen Fortbildungsanbietern ein Netzwerk der Bedarfsfeststellung, der Bildungsplanung und des Bildungscontrollings realisieren. Dabei sind vor allem die Fach- und Wohlfahrtsverbände gefordert, ihren Mitgliedern im Bereich Personalentwicklung mehr als bisher Konzepte und Instrumente zu erschließen und zur Verfügung zu stellen. Denn diese Konzepte und Instrumente werden in der Zukunft auch im Non-Profit-Bereich wesentlich darüber mitentscheiden, ob eine Organisation zukunftsfähig ist oder nicht.

Zielgruppen und Ziele: Für wen und wozu Personalentwicklung?

Die Frage nach den *Zielgruppen* ist im vorletzten Abschnitt en passant bereits beantwortet worden: Personalentwicklung richtet sich im Prinzip an alle Mitarbeiterinnen einer Organisation oder eines Unternehmens, unabhängig davon, auf welcher Führungsebene und in welchem Aufgabengebiet sie tätig sind. Dabei versteht sich von selbst, dass Personalentwicklung i. d. R. nicht nach dem Gießkannenprinzip funktioniert: Jeder bekommt ein bisschen. Vielmehr macht es Sinn und ist angesichts begrenzter Ressourcen oft schlicht notwendig, Schwerpunkte zu setzen und Maßnahmen gezielt anzusetzen – in Abhängigkeit vom Entwicklungsstand der Organisation bzw. einzelner Organisationseinheiten, den anvisierten Zielen, der antizipierten Entwicklung des Bereichs und den bereits vorhandenen Qualifikationen.

So haben wir in Bethel nach einer längeren Phase, in der die Nachqualifikation (z. B. von Helferinnen) und die Spezialqualifikation von Mitarbeiterinnen mit Fachschulausbildung (z. B. psychiatrische Fachkrankenpflege) im Vordergrund stand, Mitte der 90er Jahre den Schwerpunkt auf die Qualifikation von Führungskräften gelegt und ein System entsprechender Curricula entwickelt und umgesetzt. Oder: Lange Zeit standen die Mitarbeiterinnen in den Betreuungsbereichen ganz im Mittelpunkt aller Qualifizierungsbemühungen. Erst in den letzten Jahren geraten auch die Mitarbeiterinnen in der Verwaltung und in anderen Dienstleistungsbereichen zunehmend in den Blick. Ein anderes Beispiel für eine sinnvolle Schwerpunktsetzung: Zuerst eine flächendeckende und qualifizierte Umsetzung des Konzeptes Mitarbeiterinnengespräch als »Basisbaustein« für Personalentwicklung, bevor speziellere Personalentwicklungs-Maßnahmen angegangen werden.

vergl. dazu Seite 218 ff. Bausteine der Personalentwicklung

Eine planvolle Schwerpunktsetzung ist also unerlässlich, auch wenn grundsätzlich alle Mitglieder der Organisation zur Zielgruppe von Personalentwicklung gehören.

Auch was die *Zielsetzung* von Personalentwicklung angeht, sind im letzten Abschnitt bereits wichtige Aspekte angesprochen worden, die wir hier ergänzen und vervollständigen:

- Personalentwicklung leistet einen eigenständigen Beitrag zur Umsetzung der Visionen, Ziele und Strategien der Organisation, indem sie die dafür erforderlichen personellen Ressourcen zur Verfügung stellt.
- Personalentwicklung unterstützt die berufliche und persönliche Entwicklung von Mitarbeiterinnen, indem sie ihre individuellen Potenziale erkennt und fördert, ihre persönlichen Ziele aufnimmt und geeignete berufliche Entwicklungsmöglichkeiten im Unternehmen eröffnet.
- Personalentwicklung ist Motor für die Kultur einer »lernenden Organisation« und trägt zu ihrer Umsetzung bei, indem sie Lernbedarfe identifiziert, Lernen initiiert, Lernfelder innerhalb und außerhalb der Organisation erschließt und den Transfer des Gelernten in die betriebliche Praxis unterstützt.
- Personalentwicklung trägt zur wirtschaftlichen Sicherung der Organisation bei, indem sie vorrangig die in der Organisation bereits vorhandenen Potenziale von Mitarbeiterinnen nutzt und fördert und indem sie Prioritäten bei den erfolgsentscheidenden Qualifikationen und Prozessen setzt.

Diese Zieldefinition verweist noch einmal darauf, dass Personalentwicklung deutliche Überschneidungsbereiche bzw. Schnittstellen aufweist zu Organisationsentwicklung und Qualitätsmanagement. Etwas vereinfacht gesagt, zielen alle genannten Aktivitäten auf die Zukunftssicherung, die inhaltliche und ökonomische Zielerreichung der Organisation, wobei Personalentwicklung die erforderlichen personellen Ressourcen, Organisationsentwicklung die geeigneten Strukturen und Abläufe und Qualitätsmanagement die bestmögliche Qualität der Dienstleistung fokussiert.

Aufgaben und Zuständigkeiten: Wer tut was?

Die Rolle der »obersten Leitung«

Systematische Personalentwicklung setzt Klarheit über die Ziele der Organisation(seinheit) voraus. Wenn die Beteiligten nicht wissen, wohin die Reise konzeptionell-inhaltlich und wirtschaftlich gehen soll, bleibt notwendigerweise unklar, wozu und wofür denn Mitarbeiterinnen qualifiziert werden sollen. Hier ist die »oberste Leitung« gefragt, sei es die Geschäftsführung, der Vorstand oder wer sonst die Gesamtverantwortung für die Organisation trägt. Ihr obliegt es, zusammen mit »ihren Leuten«, ihrer Führungscrew, ein Zukunftsbild für die Organisation zu entwickeln, den Weg dahin abzustecken und die sich daraus ergebenden personellen Anforderungen zu antizipieren.

Legt z. B. der Träger einer großen Heimeinrichtung fest, dass in einem Zeitraum von fünf Jahren 20 Prozent der Plätze zu dezentralisieren und in ambulante Hilfen umzuwandeln sind, hat dies erhebliche Konsequenzen für den Personalbereich und macht eine Reihe von Personalentwicklungs-Maßnahmen erforderlich (Auswahl, Qualifikation, Vermittlung etc.).
Weitere Aufgaben der »obersten Leitung« sind:

- Die Schaffung geeigneter Rahmenbedingungen und die Bereitstellung der erforderlichen personellen, sachlichen und finanziellen Ressourcen für Personalentwicklung.
- Die bewusste Übernahme der Vorbild- und Vorreiterfunktion bei der Umsetzung innovativer Personalentwicklungs-Maßnahmen (z. B.: Die Geschäftsführung erfüllt ihr Soll bei den jährlichen Mitarbeiterinnengesprächen zu 100 Prozent).

Die Rolle der Führungskräfte

»Personalentwicklung ist eine nicht delegierbare Führungsaufgabe von höchster Priorität.« (A. PFAHL, mündlich 1999). Bei der Vorstellung des Führungsmodells von HINKEL und RYSER sollte deutlich geworden sein, dass Personalführung eine von vier Kernaufgaben von Führungskräften darstellt. Die Führungskräfte aller Ebenen sind damit auch verantwortlich für die Personalentwicklung der ihnen zugeordneten Mitarbeiterinnen. Verantwortlich heißt allerdings nicht, alles selbst zu machen; vielmehr geht es in erster Linie darum,

- die Entwicklungsbedarfe aus Sicht der Organisation(seinheit) und der Mitarbeiterin fortlaufend im Blick zu haben,
- der Mitarbeiterin entsprechende Entwicklungsmöglichkeiten aufzuzeigen / zu erschließen,
- sie bei der Umsetzung der Maßnahmen zu beraten / zu begleiten und beim Transfer des Gelernten zu unterstützen.

Die Führungskraft trifft zusammen mit der jeweiligen Mitarbeiterin und ggf. unter Beteiligung der Mitarbeiterinnenvertretung alle in diesem Zusammenhang notwendigen Entscheidungen (und muss i. d. R. die damit verbundenen Kosten auch aus ihrem Budget finanzieren). Insofern ist die jeweilige Führungskraft idealerweise Berater, Entscheider und »Geldgeber« für alle Personalentwicklungs-Maßnahmen bei ihren Mitarbeiterinnen.
Es soll dabei nicht verschwiegen werden, dass damit für Führungskräfte durchaus ein Dilemma verbunden sein kann nach dem Motto: Ich vermittle Kompe-

tenzen an Mitarbeiterinnen, die ich zum Teil selbst nicht habe und auch nicht (mehr) erwerben will und bewirke, dass ich Mitarbeiterinnen bekomme, die besser sind als ich, die mich kritisieren, die unbequem sind und die vielleicht sogar an mir vorbei aufsteigen (H. KESSLER, mündlich 1999).

Die Rolle der Personalabteilung

Hatten wir die Rolle der Führungskraft mit Berater, Entscheider und Geldgeber umrissen, könnte die Rolle der Personal(entwicklungs)abteilung skizziert werden als Berater, Anbieter und Vermittler. Die Rolle der Personalabteilung im Prozess der Personalentwicklung ist in erster Linie die eines Dienstleisters für Führungskräfte. Sie unterstützt die Personalverantwortlichen durch die Bereitstellung bzw. Erschließung der geeigneten Konzepte, Instrumente und Maßnahmen. Dazu gehört die:

- Information, Schulung und Beratung von Führungskräften in Sachen Personalentwicklung,
- Initiierung von einzelfallübergreifenden Personalentwicklungs-Projekten und Prozessen (z. B. Konzept Führungskräfteentwicklung, Konzept Einarbeitung neuer Mitarbeiterinnen etc.),
- Bereitstellung von Methoden und Instrumenten der Personalentwicklung (z. B. Anforderungsprofile, Checklisten zur Einarbeitung, Auswahlverfahren, Beurteilungsverfahren),

siehe Seite 215 ff. Methoden und Instrumente der Personalentwicklung

- Durchführung oder Vermittlung von einzelfallbezogenen Personalentwicklungs-Maßnahmen,
- Bereitstellung und Pflege von Instrumenten des Personalentwicklungs-Controllings (z. B. Dokumentation Mitarbeiterinnengespräche, Personalentwicklungs-Datei),
- Dokumentation und Evaluation der Wirkungen von Personalentwicklungs-Maßnahmen, insbesondere im Hinblick auf den Transfer in den beruflichen Alltag.

Die Rolle der Mitarbeiterin

Auch der Mitarbeiterin kommt eine wichtige Rolle in der Personalentwicklung zu, die sie aktiv wahrnehmen sollte:

- Klärung der persönlichen Ziele und Wünsche bezüglich der beruflichen Weiterentwicklung (am bisherigen oder an einem neuen Arbeitsplatz).
- Selbsteinschätzung der Anforderungen, die sich daraus für die Weiterentwicklung der persönlichen Qualifikation ergeben.

- Abklärung in Gesprächen mit dem Dienstvorgesetzten, ob die eigenen Ziele und Erwartungen mit denen der Organisation im Einklang stehen.
- Vereinbarung und Umsetzung geeigneter Maßnahmen.
- Überleitungen der neuen Lernerfahrungen in den Arbeitsalltag und Auswertung der Maßnahme zusammen mit dem Dienstvorgesetzten.

Methoden und Instrumente der Personalentwicklung

Personalentwicklung in der Berufsbiografie – ein Beispiel

Frau K. ist 35 Jahre alt, verheiratet, hat ein Kind, ist ausgebildete Sozialpädagogin und arbeitet als Teamleiterin in einem Wohnheim für psychisch kranke Menschen.

Frau K. ist in der Einrichtung beschäftigt, seitdem sie ihr Anerkennungsjahr bei einem kleineren Träger absolviert hat. Sie war zunächst im Gruppendienst tätig und nimmt seit fünf Jahren die Funktion einer Teamleiterin wahr. Sie hatte damals an der für Teamleitungen obligatorischen *Leiterinnenweiterbildung*[2] teilgenommen. Im Rahmen dieser Qualifizierungsmaßnahmen konnte sie in einem *Supervisionsprozess* ihre neue Rolle klären.

Jetzt ist sie zuständig für die Betreuung von zwölf psychisch kranken Menschen, die in der Einrichtung wohnen und sie ist Dienstvorgesetzte für sieben Mitarbeiterinnen unterschiedlicher Qualifikation.

Im Rahmen eines Mitarbeiterinnengespräches, das ihre Dienstvorgesetzte jährlich mit ihr führt, hat sie deshalb über einen möglichen Wechsel gesprochen. Ihre Dienstvorgesetzte schätzt Frau K. als eine sehr gute Mitarbeiterin und kann sich vorstellen, dass Frau K. künftig eine weitergehende Leitungsverantwortlichkeit übernimmt. Gemeinsam vereinbaren beide, welche Qualifizierungsmaßnahmen auch im Hinblick auf eine mögliche neue Funktion Frau K. durchführen sollte. Die Wünsche bezüglich einer weitergehenden Leitungstätigkeit werden in der Dokumentation des Mitarbeiterinnengespräches festgehalten, sodass auch die nächsthöhere Dienstvorgesetzte Kenntnis von dieser Zielsetzung nimmt.

Frau K. ist durch Rückmeldung ihrer Dienstvorgesetzten noch sicherer gewor-

2 Typische Elemente von Personalentwicklung sind *kursiv* gedruckt

den, dass sie dieses neue Berufsziel anstreben möchte: Die Übernahme einer Leitungsaufgabe mit einem größeren Verantwortungsbereich.
Ein halbes Jahr später wird Frau K. darüber informiert, dass der Träger ein *Auswahlverfahren für Führungskräfte* durchführen möchte. Es handelt sich genau um die Führungsebene, die für Frau K. in Frage kommt. Da sie die erforderliche Empfehlung von ihrer Dienstvorgesetzten für die Teilnahme an diesem Auswahlverfahren erhält, kann Frau K. in einer größeren Gruppe von interessierten Personen an einer ersten Phase des Auswahlverfahrens teilnehmen. Es geht dabei um ein strukturiertes Interview, in dem sie auf viele Fragen Antworten geben soll.
Nachdem sie auch hier eine Empfehlung erhalten hat, an den weiteren Stufen des Auswahlverfahrens teilzunehmen und schließlich das gesamte *»Assessment-Center«* durchlaufen hat, nimmt sie an einem *Entwicklungsprogramm für Führungskräfte* über zwei Jahre teil. Dieser Qualifizierungskurs wurde speziell entwickelt, um die geforderten Qualifikationen von Leitenden Mitarbeiterinnen für die entsprechende Leitungsebene zu vermitteln.
Nach dem Qualifizierungskurs muss Frau K. noch ein Jahr warten, bis eine für sie möglicherweise geeignete freie Stelle zur Verfügung steht.
Da Frau K. aufgrund ihrer Beteiligung an dem Auswahlverfahren vorrangig für die Besetzung dieser Stelle in Frage kommt, entfällt für sie ein internes Bewerbungsverfahren. Es wird lediglich noch einmal überprüft, inwieweit das für die Stelle formulierte Anforderungsprofil mit den Qualifikationen und Voraussetzungen von Frau K. übereinstimmt.
Frau K. selbst hat sich mit der *Rahmenstellenbeschreibung* für diese Stelle auseinander gesetzt und festgestellt, dass sie nun alle Voraussetzungen mitbringt, um die Anforderungen dieser Aufgabe zu erfüllen.
Nachdem Frau K. ihren alten Arbeitsplatz verlassen hat und die neue Stelle beginnt, gibt es für sie ein spezielles *Einarbeitungskonzept*. In der Einarbeitungsphase lernt sie alle Aufgaben, Verfahrenweisen und Personen ihres neuen Arbeitsfeldes kennen. Die Einarbeitung ist so angelegt, dass möglichst keine Fragestellung vergessen wird.
Nach inzwischen fast zwei Jahren in ihrer neuen Tätigkeit hat sie selbstverständlich einige Arbeitsweisen verändert. Sie hat zunehmend Wert darauf gelegt, dass Bewohnerinnen des Heimbereiches so unterstützt werden, dass sie möglichst mit einer ambulanten Betreuungsform leben können.

Der Träger hat unterdessen die Planungen eines neuen Versorgungskonzeptes in der Nachbarregion aufgenommen. Hier soll ein Angebot ambulanter Betreuung für psychisch kranke Menschen entstehen, das es bisher in dieser Region nicht gab. Der Träger sucht dazu geeignete Mitarbeiterinnen, die in der Lage sind, dieses Angebot aufzubauen.

Um die geeigneten Mitarbeiterinnen mit den notwendigen Qualifikationen zu finden, wird die *Personalentwicklungsdatei* der Personalabteilung in Anspruch genommen. In dieser Datei sind die Mitarbeiterinnen der Einrichtung mit ihren jeweiligen Qualifikationen und ggf. Veränderungswünschen festgehalten. Auf der Grundlage von *Anforderungsprofilen* für die neu zu schaffenden Stellen ist es möglich, geeignete Mitarbeiterinnen gezielt anzusprechen. Selbstverständlich werden hier auch Mitarbeiterinnen aus dem Zuständigkeitsbereich von Frau K. angesprochen. Ein jüngerer Kollege bringt die Voraussetzungen mit, die zur Wahrnehmung der neuen Funktion erforderlich sind. Es wird mit ihm vereinbart, dass er eine wichtige Funktion beim Aufbau des neuen Konzeptes in der Nachbarregion wahrnimmt. Zusätzlich wird vereinbart, dass der Mitarbeiter eine spezielle *psychiatrische Zusatzausbildung* absolviert.

Frau K. ist inzwischen sieben Jahre in ihrer neuen Funktion. Im *Mitarbeiterinnengespräch* mit ihrer Dienstvorgesetzten stellen beide gemeinsam fest, dass nach der zweijährigen umfassenden Weiterbildung inzwischen eine Reihe von Rahmenbedingungen anders geworden sind. Insbesondere im sozialrechtlichen und personalrechtlichen Bereich haben neue Gesetze und Verordnungen die Arbeitsgrundlage verändert. Darüber hinaus wird mit ihrer Dienstvorgesetzten Einvernehmen erzielt, dass sie sich auch um Fragen des Zeit- und Selbstmanagements kümmern solle. Frau K. hat in der letzten Zeit sehr viel gearbeitet, sodass es nötig ist, Fragen des Selbstmanagements und der Arbeitsorganisation zu thematisieren. Es wird deshalb zwischen beiden verabredet, dass Frau K. an entsprechenden Bildungsmaßnahmen teilnimmt.

Eine Mitarbeiterin aus der Einrichtung ist inzwischen 58 Jahre geworden. Für Frau K. steht somit an, zusammen mit dieser Mitarbeiterin Überlegungen anzustellen zur Gestaltung der *letzten beruflichen Phase*. Auch hierfür gibt es ein Konzept, wie die Fähigkeiten und Erfahrungen dieser Mitarbeiterin eingesetzt werden und welcher Arbeitsplatz hier am geeignetsten ist.

Bausteine der Personalentwicklung

Obwohl es eine Vielzahl von Personalentwicklungsinstrumenten gibt, sollten wir uns davor hüten, alle anwenden zu wollen, nur weil sie gerade en vogue sind. Wir haben bereits erwähnt, dass eine strategisch ausgerichtete Personalentwicklung der Organisationsentwicklung der Einrichtung / des Unternehmens dient. Das bedeutet, dass die Auswahl der Instrumente sich auf die zu erreichenden Ziele, die sich daraus ergebenden Aufgabenstellungen und auf die Kultur, in der sich alles bewegt, abgestimmt sein muss.

Die Rahmenbedingungen für ein Personalentwicklungskonzept leiten sich daher für die Teilanstalt Bethel ab aus den

- Grundsätzen für das Leben und Arbeiten in den v. Bodelschwinghschen Anstalten Bethel
- den Strategischen Zielen der v. Bodelschwinghschen Anstalten Bethel
- den Strategischen Zielen der Teilanstalt Bethel
- den Grundsätzen für Zusammenarbeit und Führung in den v. Bodelschwinghschen Anstalten Bethel
- und den Qualitätsgrundsätzen.

siehe Manual: Der Personalentwicklungsprozess in der Teilanstalt Bethel, Seite 241

Nachfolgend erläutern wir den Personalentwicklungsprozess der Teilanstalt Bethel.

Zunächst finden Sie eine kurze Definition der Instrumente und einen Hinweis zur Verwendung in der Teilanstalt Bethel. Daran anschließend stellen wir drei ausgewählte Beispiele von uns realisierter Instrumente vor.

Personalplanung

Die Personalplanung umfasst die qualitative und quantitative Personalbestandsanalyse und -bedarfsplanung. Sie bildet mit der Personalentwicklungsplanung die Grundlage für die Personalentwicklungsarbeit. (Lerche et al. 1999). Es geht also darum, festzustellen, wie viele Mitarbeiterinnen (quantitativ) mit welchen Qualifikationen (qualitativ) wann (zeitlich) und wo (örtlich) benötigt werden.

Personalmarketing

Im weitesten Sinne ist darunter die Beobachtung und Analyse des Arbeitsmarktes und der Prozesse, die zwischen Arbeitsanbietern und Nachfragenden stattfinden, zu fassen. Dies wird verbunden mit dem Ziel, dass Unternehmen sich möglichst frühzeitig auf Entwicklungen (z. B. Verkürzung des Zivildienstes, geringfügig Beschäftigte, Bedarf Helferausbildungen, etc.) einstellen und sich so positionieren, dass sie Mitarbeiterinnen in ausreichendem Umfang, gut qualifiziert, flexibel und zeitlich nah einsetzen können. Ein so verstandenes Marketing hat dann Auswirkungen auf die Beziehungen z. B. zu (über)betrieblichen Ausbildungsstätten, auf Besetzungsverfahren und weitere Maßnahmen zur Personalbeschaffung.

Das Personalmarketing ist in den v. Bodelschwinghschen Anstalten Bethel im Zentralen Personalwesen verortet.

Personalauswahl intern / extern

Die Anforderungen, die an eine Personalauswahl geknüpft werden sollten, sind:

- Wissen um und Berücksichtigung der aktuellen sowie der zukünftigen Anforderungen
- gleiche Auswahlkriterien innerhalb der Organisation
- Evaluierung des Erfolgs der Personalauswahl.

In den v. Bodelschwinghschen Anstalten Bethel ist das Verfahren zur Auswahl von Personal durch den Abschluss von Dienstvereinbarungen mit der Mitarbeitervertretung geregelt. Die konkrete Auswahl von Personen ist Aufgabe der für den Arbeitsplatz verantwortlichen Führungskräfte.

Auswahlverfahren

Hier handelt es sich um systematisierte und standardisierte Auswahlverfahren für definierte Schlüsselpositionen. Unten ist ein Auswahlverfahren für die Führungsebene Einrichtungsleitungen in der Teilanstalt Bethel beschrieben.

Integration und Einarbeitung neuer Mitarbeiterinnen

Ein Konzept für die Einführung neuer Mitarbeiterinnen sollte sich nach dem Zwiebelschalenmodell beziehen auf:

- die Arbeit mit den Nutzerinnen
- die Arbeit im Team
- die Arbeit in der Organisationseinheit
- die Arbeit in der Gesamtorganisation
- die Mitarbeiterin persönlich (z. B. kennen lernen von Dienstvereinbarungen, Schutzvorschriften etc.).

Ziel ist die systematische Einarbeitung aller neuen Mitarbeiterinnen. Dabei ist z. B. auch die sozial-emotionale Eingliederung sowie die Bedeutung von Phasen des Einarbeitungsprozesses im Rahmen einer Praxisanleitung zu berücksichtigen.

In der Teilanstalt Bethel verstehen wir unter »neuen« Mitarbeiterinnen auch diejenigen, die ihren Arbeitsplatz innerhalb des Unternehmensbereiches gewechselt haben. Auch für diese Mitarbeiterinnen ist ein Wechsel ein Abschied aus alten Systemen und ein Neubeginn. Dieser Übergang im beruflichen Leben verdient es, gut begleitet zu werden.

Probezeitgespräche

Probezeitgespräche dienen der Leistungsbeurteilung und Überprüfung der Weiterführung des Arbeitsverhältnisses. Sie können als »Sonderfall« des Mitarbeiterinnengesprächs verstanden und anhand eines speziellen Gesprächsleitfadens – ggf. mit Beurteilungsbogen – geführt werden.

siehe Beispiel Seite 222 ff.

Mitarbeiterinnengespräch mit Vorgesetzten-Feed-back

siehe Beispiel Seite 229 ff.

(Nachwuchs-)Führungskräfteentwicklung

Dazu gehört auch die berufliche Weiterentwicklung für erfahrene Führungskräfte. Erfahrene Führungskräfte sollten entsprechend neuer Anforderungen weiterqualifiziert werden. Beide Maßnahmen sind in der Teilanstalt Bethel so vernetzt, dass ein Erfahrungsaustausch »alter« und »neuer« Führungskräfte möglich ist und Konkurrenzen vermieden werden können.

Ergänzungsqualifizierung aller Mitarbeiterinnen

Mitarbeiterinnen wird ermöglicht, sich auf die Übernahme zukünftiger Aufgaben (z. B. Umsetzung eines Konzeptes »Umzugsassistenz«, »Sozialberichtserstellung«, »Dokumentationssysteme«) im Rahmen maßgeschneiderter Fortbildungen vorzubereiten.

Supervision / Coaching / Kollegiale Beratung

Zur Optimierung der persönlichen und beruflichen Handlungskompetenz wird Beratung in diesen drei unterschiedlichen Formen angeboten.

Job-Enrichment, Job-Enlargement, Job-Rotation

Unter Job-Enlargement ist die Erweiterung von Aufgabenbereichen auf horizontaler Ebene zu verstehen. In Unternehmen mit geringer werdenden Karrieremöglichkeiten können durch die Erweiterung mehr Attraktivität und Erfolgserlebnisse in der Tätigkeit geschaffen werden. In der Teilanstalt Bethel wird dieses Instrument nicht systematisch genutzt.

Unter Job-Enrichment ist die qualitative Erweiterung des Aufgabenbereiches auf vertikaler Ebene zu verstehen. In der Teilanstalt Bethel wurden z. B. nach einer größeren Reorganisation Einrichtungs- und Teamleitungen mit größeren Kompetenzbereichen betraut. Die Übertragung von mehr Verantwortung und Selbständigkeit fordert und fördert die Mitarbeiterin zugleich. Sie entwickelt Selbststbewusstheit und Lernbereitschaft (vgl. Lerche et al. 1999).

Unter Job-Rotation im engeren Sinne ist die systematische Unterstützung von Arbeitsplatzwechseln gemeint. Der Wechsel fördert die Flexibilität der Mitarbeiterinnen, dient dem Kennenlernen neuer Arbeitsbereiche und fördert die Erweiterung von Fachwissen und Erfahrung. Da das Einstellen auf Veränderungen und der Umgang damit eine immer wichtigere Anforderung an Mitarbeiterinnen darstellt, legen wir auf Arbeitsplatzwechsel zunehmend mehr Wert.

Letzte berufliche Phase

Möglichst frühzeitig sollte eine Planung über Vorstellungen für die letzte berufliche Phase beginnen. Gespräche über den optimalen Einsatz der Mitarbeiterinnen mit langjährig erworbenen Fähigkeiten und vielfältigen beruflichen Erfahrungen gehören wie die Vereinbarungen über die Inanspruchnahme von Altersteilzeit dazu. Eine systematisierte Vorbereitung auf die letzte berufliche Phase findet in der Teilanstalt Bethel noch nicht statt.

Zielvereinbarungssysteme

Hier geht es um die Einführung verbindlicher jährlicher Vereinbarungen über Arbeitsziele zwischen Führungskraft und nachgeordneter Mitarbeiterin. Diese sollen jedoch nicht punktuell initiiert werden, sondern müssen in der gesamten Organisation koordiniert und von Unternehmenszielen abgeleitet sein. Dieses Instrument wird in den v. Bodelschwinghschen Anstalten Bethel derzeit zentral entwickelt, die Einführung ist für 2001 vorgesehen.

siehe Seite 202 ff. Personalentwicklung – ein Konzept

Die dargestellten Instrumente sollten nach unserer Einschätzung verbunden werden mit

- der fortlaufenden Analyse und Definition von (zukünftigen) Aufgaben und Anforderungen,
- der Einführung von Rahmenstellenbeschreibungen (oder dynamischen Stellenprofilen) zur Klärung der Rolle und der Kompetenzbereiche,
- der fortlaufenden Bedarfsanalyse, Planung, Steuerung und Transfersicherung von Personalentwicklungs- und Bildungsmaßnahmen und
- dem Aufbau einer Personalentwicklungsdatei (bei Organisationen ab einer bestimmten Größe), um Mitarbeiterinnen mit ihren jeweiligen Fähigkeiten und Qualifikationen auf adäquate Stellen zu vermitteln. Das Motto »der richtige Mann, die richtige Frau zur richtigen Zeit am richtigen Ort« ist dabei handlungsleitend.

Drei Beispiele

Beispiel 1: Das Mitarbeiterinnengespräch

Ziel des Mitarbeiterinnengesprächs

In den v. Bodelschwinghschen Anstalten Bethel wurden 1992 im Rahmen einer Pilotphase erste Anläufe zur Einführung geplanter, inhaltlich vorbereiteter Gespräche zwischen Vorgesetzten und Mitarbeiterinnen unternommen. Nach einer längeren Erprobungs- und Diskussionsphase wurde das nun gültige Konzept 1997 verbindlich eingeführt.

Im Rahmen einer Dienstvereinbarung zwischen Vorstand und Gesamtmitarbeitervertretung wurde zum Konzept und dessen Einführung u. a. festgelegt:

- Die Planung und Realisierung flächendeckender Mitarbeiterinnengespräche sind in die Personalentwicklungsplanung aufzunehmen.
- Das vorgelegte Konzept ist der für alle verbindliche Rahmen.
- Das Konzept wird regelmäßig überprüft, reflektiert und ggf. überarbeitet.
- Vor der Umsetzung werden alle Mitarbeiterinnen ausführlich informiert und die Dienstvorgesetzte für das Führen der Gespräche geschult.
- Mitarbeiterinnengespräche sollen jährlich geführt werden.
- Die Mitarbeiterinnengespräche sind zu dokumentieren, von beiden Gesprächspartnerinnen abzuzeichnen. Die Ablage erfolgt in der Personalabteilung. Die jeweils nächsthöhere Dienstvorgesetzte unterzeichnet die Dokumentation.

In einer abschließenden Passage der Dienstvereinbarung wird darauf verwiesen, »dass nur der offene, vertrauensvolle und kritische Umgang miteinander zu einer Verbesserung der Arbeitsergebnisse, der Zusammenarbeit und der Arbeitsatmosphäre beiträgt. Es darf deshalb in keiner Weise ein Nachteil für die im Mitarbeiterinnengespräch konstruktive Kritik äußernde Mitarbeiterin entstehen«.

Das Mitarbeiterinnengespräch ist eine wichtige Ergänzung zu der selbstverständlich nach wie vor stattfindenden Regelkommunikation in Dienst- und Arbeitsgesprächen oder sonstigen Besprechungen zwischen Mitarbeiterinnen und Dienstvorgesetzter.

Ziel der Mitarbeiterinnengespräche ist, aus einer gewissen Distanz heraus verschiedene Facetten der Arbeitssituation zu reflektieren und daraus zu lernen. Diesem Verständnis entsprechend sollten Mitarbeiterinnengespräche auch nicht in akuten Konflikt- oder Krisensituationen geführt werden, würde dies doch die Erörterung der »normalen« Arbeitssituation erschweren.

Die Mitarbeiterinnengespräche sind ein sehr wichtiger und notwendiger Bestandteil von Personalführung. Sie veranlassen die Führungskraft, sich mit der Wirkung des eigenen Führungsstils, mit den Arbeitsleistungen, Arbeitsbedingungen und der Frage der Zusammenarbeit zu beschäftigen. Darüber hinaus soll das Mitarbeiterinnengespräch den individuellen Beitrag jeder einzelnen Mitarbeiterin zur Erreichung von vorab vereinbarten Zielen thematisieren.

Für die Mitarbeiterin ist das Mitarbeiterinnengespräch die Möglichkeit, die persönliche Zusammenarbeit mit der Dienstvorgesetzten zu reflektieren und eine entsprechende Rückmeldung zu geben. Es gibt die Chance, eine differenzierte Rückmeldung zu erhalten und ermöglicht eine verbindliche Auseinandersetzung über berufliche Ziele, Wünsche und Sorgen.

Inhalte des Mitarbeiterinnengespräches

Das Mitarbeiterinnengespräch gliedert sich in verschiedene Abschnitte:

- Aufgabengebiet

  In diesem ersten Abschnitt werden die formalen Aspekte einer Stelle angesprochen, z. B. inwieweit eine Stellen- oder Aufgabenbeschreibung noch aktuell ist, und es findet eine Einordnung der Stelle in einen größeren Aufgabenzusammenhang statt. Es kann auch um die Veränderung von Rahmenbedingungen für eine Stelle gehen.
- Standortbestimmung

  Hier wird die konkrete Arbeitssituation betrachtet. Es geht daher u. a. um folgende Themen:
  - Aufgabenerfüllung
  - Realisierung von Zielen
  - Bedingungen für die Realisierung von Zielen und Aufgaben
  - Fachliche und persönliche Fähigkeiten (z. B. Leistungsbereitschaft oder Fachkenntnisse)
  - Arbeitsverhalten / Arbeitsergebnisse (z. B. Beherrschung von schwierigen Situationen)
  - Umgang mit Nutzerinnen / Kundinnen, Dienstleistungs- und Qualitätsorientierung
- Zusammenarbeit

  Ziel dieses Abschnitts des Mitarbeiterinnengespräches ist die beiderseitige

Bewertung der Zusammenarbeit.

- Zusammenarbeit mit der Dienstvorgesetzten (z. B. Mittragen gemeinsamer Entscheidungen)
- Zusammenarbeit mit Kolleginnen (z. B. Vertreten der eigenen Meinung, Zuhören können)
- Führungsverhalten der Dienstvorgesetzten (z. B. rechtzeitige und umfassende Information / Berücksichtigung der Meinung der Mitarbeiterin bei Entscheidungsfindungen)

- Vereinbarung konkreter Maßnahmen,
  z. B. die Veränderung des Aufgabenbereiches, der Einsatz von bestimmten Hilfsmitteln oder aber konkrete Qualifizierungsmaßnahmen.
- Zielvereinbarungen / Arbeitsabsprachen
  Zielvereinbarungen und Arbeitsabsprachen sollen ein hohes Maß an Verbindlichkeit haben. So sollen im Mitarbeiterinnengespräch präzise die jeweiligen Arbeitsziele beschrieben werden und möglichst auch Kriterien für die Bewertung von Quantität und Qualität der Umsetzung benannt werden.
- Berufliche Entwicklung
  Im Mitarbeiterinnengespräch sollen auch Fragen der beruflichen Entwicklung angesprochen werden. Es geht darum, die Wünsche und Realisierungsmöglichkeiten einer beruflichen Veränderung in der Organisation zu reflektieren oder schlicht festzustellen, dass der gegenwärtige Arbeitsplatz genau der richtige ist.

Durchführung des Mitarbeiterinnengespräches

Zur Durchführung des Mitarbeiterinnengespräches vereinbaren die Dienstvorgesetzte und die Mitarbeiterin möglichst frühzeitig einen Termin. Es muss ausreichend Zeit vorhanden sein, das vorhergegangene Mitarbeiterinnengespräch noch einmal anhand des Protokolls zu reflektieren und es wird sich in der Regel jede der Beteiligten vor dem Gespräch Notizen zu den einzelnen Aspekten machen.

Das Mitarbeiterinnengespräch dauert gewöhnlich zwischen einer und zwei Stunden. Es soll darauf geachtet werden, dass in dieser Zeit keine Störungen stattfinden. Die Dienstvorgesetzte macht sich im Gespräch Notizen, um später dessen Inhalt dokumentieren zu können. Es kann zwischen Mitarbeiterin und Dienstvorgesetzter eine Absprache geben, dass bestimmte Teile des Gespräches nicht dokumentiert werden sollen. Die Dokumentation selbst wird in ein Formblatt geschrieben, das nach den oben genannten Abschnitten aufgebaut ist. Nach der schriftlich vorgelegten Dokumentation wird diese von der Mitarbeiterin und der jeweils nächsthöheren Dienstvorgesetzten unterzeichnet. Die Mitarbeiterin hat die Möglichkeit, zusätzlich eine eigene Stellungnahme abzugeben, wenn sie mit dem Inhalt nicht einverstanden ist oder Ergänzungen für notwendig hält. Das Mitarbeiterinnengespräch und ggf. die Ergänzungen werden in der Personalakte abgelegt. Es findet ein Controlling bezüglich der Anzahl der zu führenden und geführten Mitarbeiterinnengespräche für jede Dienstvorgesetzte statt. Jede Dienstvorgesetzte muss in der Regel zwischen fünf und zwölf Gespräche pro Jahr führen und dokumentieren.

Wirkungen des Mitarbeiterinnengespräches

Das Mitarbeiterinnengespräch hat inzwischen eine recht hohe Akzeptanz in der Mitarbeiterinnenschaft. Zusammenfassend tragen folgende Aspekte zu einer sehr positiven Bewertung des Instrumentes bei:

- Die Mitarbeiterinnen wissen genauer, was von ihnen erwartet wird.
- Die Mitarbeiterinnen wissen, ob ihre Dienstvorgesetzte mit ihrer Leistung zufrieden ist.
- Die Zusammenarbeit wird gemeinsam reflektiert.
- Arbeitsanforderungen für den jeweiligen Arbeitsplatz können deutlicher formuliert werden.
- Insgesamt entsteht mehr Klarheit bezüglich Auftrag und Zielsetzungen.

Das Mitarbeiterinnengespräch ist eine notwendige und grundlegende Voraussetzung für andere Formen der Personalentwicklung. Die Potenziale dieses Instruments werden jedoch nicht immer ausreichend genutzt. So werden in den Gesprächen zwar durchaus persönliche Stärken und persönliche Defizite thematisiert, aber nicht immer folgt daraus eine Personalentwicklungsmaßnahme.

Insgesamt ist das Mitarbeiterinnengespräch in unserer Praxis das wichtigste Personalentwicklungsinstrument. Die ursprünglich damit verknüpfte Intention hat nichts an Bedeutung und Aktualität verloren: »Eine Einrichtung wie die v. Bodelschwinghschen Anstalten Bethel lebt von der Qualität, in der Mitarbeiterinnen ihre Arbeitsleistung erbringen, von dem Beitrag einer jeden Einzelnen. Mitarbeiterinnen leben die Kultur, sie beeinflussen die Geschwindigkeit von Veränderungsprozessen, sie gestalten die Arbeit. Zielvereinbarungen / Arbeitsabsprachen, eine offene und dialogorientierte Kommunikation, die Bereitschaft, aus Fehlern zu lernen, eine problem- und prozessorientierte Denk- und

Arbeitsweise ermöglichen Mitarbeiterinnen, ihre Aufgaben selbstständig, eigenverantwortlich und mit Blick auf das Ganze wahrzunehmen.«

Beispiel 2: Einführung von Rahmenstellenbeschreibungen für Teamleiterinnen

Durch einen tief greifenden Reorganisationsprozess und eine sich dadurch verändernde Aufbauorganisation entstanden Mitte der 90er Jahre neue Anforderungen und eine veränderte Aufgabenstellung für Mitarbeiterinnen aller Führungsebenen in der Teilanstalt Bethel. Organisationseinheiten vergrößerten sich, Aufgaben, Kompetenzen und Verantwortungsbereiche mussten für fast alle Funktionen neu definiert werden. Dabei dient die Rahmenstellenbeschreibung »als Mittel zur effizienten Gestaltung und Weiterentwicklung der Organisationsstruktur und zugleich als Mittel zur Rationalisierung des Personaleinsatzes. Die Stellenbeschreibung ist ein Führungsinstrument, mit dessen Hilfe das kooperative Führungssystem verwirklicht und abgesichert wird« (SCHNEIDER, 1990, S. S4) Die Rahmenstellenbeschreibung ist eine personenunabhängig fixierte Darstellung aller wesentlichen Merkmale einer Stelle.

Bis Mitte der 90er Jahre waren in der Teilanstalt Bethel nur vereinzelt Stellenbeschreibungen vorhanden. Aufgaben, Kompetenzen und Verantwortung wurden an den verschiedenen Arbeitsplätzen unterschiedlich formuliert bzw. gelebt. Dementsprechend variierten die Anforderungen an und die Qualifikation von Stelleninhaberinnen. Unterschiedliche Positionen auf der Führungsebene Teamleitung waren nicht vergleichbar, was horizontalen Arbeitsplatzwechsel erheblich erschwerte. Vor diesem Hintergrund war die Einführung einer Rahmenstellenbeschreibung für die nach dem Reorganisationsprozess neu zu bewertende vierte Führungsebene dringend erforderlich.

siehe Seite 199 ff.: Ein Führungsmodell

In Anlehnung an das beschriebene Führungsmodell von Hinkel und Ryser definiert die Rahmenstellenbeschreibung Führungsaufgaben in den Bereichen Leistungen, Organisation/Kommunikation, Finanzwesen/Verwaltung und Personalführung. Die Stellenbeschreibung schafft Klarheit in Bezug auf die Zielsetzung der Funktion, die Aufgaben, Kompetenzen und Verantwortlichkeiten der Stelleninhaberin. Dies gilt insbesondere auch für die Schnittstellen der Funktionen von Vorgesetzten und nachgeordneten Mitarbeiterinnen. Auf diese Weise wird die Findung in der und die Identifizierung mit der eigenen Führungsrolle erleichtert.

Zum besseren Verständnis nachfolgend ein Auszug aus der Rahmenstellenbeschreibung zum Bereich »Personalführung«:

1 Die Teamleitung ist Dienstvorgesetzte der Mitarbeiterinnen des Teams.
2 Sie ist verantwortlich für die Besetzung der Stellen im Team. Die Besetzung der Stellen erfolgt im Rahmen der Vorgaben und Ablaufstrukturen in der Teilanstalt Bethel und bedarf der Zustimmung durch die Einrichtungsleitung.
   Die Teamleitung wirkt mit bei der Versetzung, bei disziplinarischen Maßnahmen und bei der Beendigung von Arbeitsverhältnissen von Mitarbeiterinnen des Teams.
3 Sie stellt die Einarbeitung neuer Mitarbeiterinnen sowie die Anleitung und fachliche Beratung der Mitarbeiterinnen des Teams in angemessener Weise sicher.
4 Sie plant den Personaleinsatz (incl. Auszubildender und Praktikantinnen) und ist verantwortlich für die Dienstplangestaltung einschließlich der Planung von Abwesenheitszeiten (Urlaub, Fortbildung, soziotherapeutischer Maßnahmen ...).
5 Sie führt regelmäßig Mitarbeiterinnengespräche nach den in der Teilanstalt Bethel geltenden Richtlinien mit den ihr zugeordneten Mitarbeiterinnen.
6 Sie wirkt mit bei der Erstellung von Zeugnissen und Beurteilungen der Mitarbeiterinnen des Teams.
7 Sie stellt in ihrem Zuständigkeitsbereich die Einhaltung arbeitsrechtlicher Bestimmungen sicher.
8 Sie ist in ihrem Zuständigkeitsbereich verantwortlich für die Einhaltung der Vorgaben und Vorschriften zum Arbeits-, Gesundheits- und Umweltschutz und arbeitet dabei mit dem/der zuständigen Sicherheitsbeauftragten zusammen. Dazu gehört auch die Unterweisung der nachgeordneten Mitarbeiterinnen.
9 Sie erfasst meldepflichtige Unfälle und leitet die entsprechenden Informationen zeitnah an die Personalabteilung weiter.

In der Teilanstalt Bethel wurden gute Erfahrungen mit einem prozess- und beteiligungsorientierten Modell der Entwicklung und Einführung dieser Rahmenstellenbeschreibung gemacht. Dabei wurden folgende Zielsetzungen verfolgt:

1 Verbindliche und transparente Definition von Aufgaben, Kompetenzen und

Verantwortung für die 4. Führungsebene. Damit soll auch eine für alle Beteiligten verbindliche Grundlage für die Zusammenarbeit mit den über- sowie nachgeordneten Ebenen geschaffen werden.

2 Gewährleistung der personellen und organisatorischen Voraussetzungen für eine zeitgemäße Personalführung und Dezentralisierung der Verantwortung. Dies ist mit einer Ausweitung des Aufgabenspektrums v. a. im Bereich der Personalarbeit verbunden.

3 Geklärte und vergleichbare Anforderung an Teamleitungen in den verschiedenen Einrichtungen der Teilanstalt Bethel. Hiermit soll eine verbesserte Grundlage geschaffen werden für Personalentscheidungen sowie für Personalentwicklungs- und Qualifizierungsmaßnahmen.

Der Prozess der Entwicklung, Einführung und Auswertung der Rahmenstellenbeschreibung für Teamleitungen nahm mehr als zwei Jahre in Anspruch. Zu den Prozess-Schritten gehörte:

- Die Veränderung der Aufbauorganisation der Teilanstalt Bethel mit Einführung der neuen, vierten Führungsebene »Teamleiterin« (früher Gruppenleiterin).
- Diskussion über den Bedarf und die Grundlagen einer Rahmenstellenbeschreibung innerhalb einer Klausur aller leitenden Mitarbeiterinnen der Teilanstalt Bethel.
- Beauftragung einer Arbeitsgruppe aus Einrichtungsleiterinnen, Teamleiterinnen, Vertreterinnen der Mitarbeiterinnenvertretung und Mitarbeiterinnen der Personalabteilung unter Federführung der Geschäftsführung.
- Erstellung eines ersten Entwurfs und Beschreibung des Umsetzungsverfahrens.
- Diskussion des Entwurfs in allen Leitungsgremien und Erstellung eines zweiten Entwurfs.
- Diskussion des zweiten Entwurfs in zwei Foren, zu denen alle betroffenen Teamleiterinnen eingeladen waren.
- Erstellung eines dritten Entwurfs unter Einbeziehung der Ergebnisse der Foren und abschließende Diskussion in den Leitungsgremien; Beschlussfassung durch die Geschäftsführung.
- Einführung der Rahmenstellenbeschreibung mit Beschluss der Geschäftsführung.
- Beginn von Nachqualifizierungskursen für ca. 110 Teamleitungen im Rah-

men eines für diese Führungsebene konzipierten innerbetrieblichen Weiterbildungs-Curriculums (Dauer ca. zwei Jahre).

- Nach ca. eineinhalb Jahren Auswertung der Rahmenstellenbeschreibung mittels einer Fragebogenbefragung und Diskussionsforen, zu denen alle Stelleninhaberinnen eingeladen werden.
- Diskussion der Ergebnisse der Auswertungen in den Leitungsgremien, Vereinbarung von Maßnahmen, um die im Laufe der Umsetzung zu Tage getretenen Probleme zu lösen.
- Verabschiedung einer marginal veränderten Fassung der Rahmenstellenbeschreibung durch die Geschäftsführung.

Mit der Rahmenstellenbeschreibung wurde den Teamleiterinnen in der Teilanstalt Bethel ein größerer Verantwortungsbereich übertragen, dies gilt insbesondere für den Bereich der Personalführung. Eine Folge davon war, dass die Teamleitungen seit Anfang 2000 zu den leitenden Mitarbeiterinnen im Sinne des Mitarbeitervertretungsgesetzes (Mitarbeitervertretungsgesetz der EKD) gehören.

Insgesamt wurde die Einführung der Rahmenstellenbeschreibung von den Mitarbeiterinnen der betroffenen Führungsebene ganz überwiegend als positiv bis sehr positiv bewertet. Die mit der Einführung beschriebenen Ziele wurden erreicht. Mit Hilfe der Einführung der Rahmenstellenbeschreibung, des damit verbundenen Beteiligungsprozesses und der folgenden Qualifizierungsmaßnahmen ist es gelungen, Aufgaben, Anforderungen und die Rolle der Mitarbeiterinnen klar zu definieren. Damit wurde zugleich eine Voraussetzung dafür geschaffen, die Fähigkeiten dieser Mitarbeiterinnen für die Funktion besser zu nutzen, und ihre Potenziale weiterzuentwickeln. Die Entwicklung und Einführung der Rahmenstellenbeschreibung für Teamleiterinnen in der Teilanstalt Bethel kann als gelungenes Beispiel der Verknüpfung eines umfassenden Organisationsentwicklungsprozesses mit einem Personalentwicklungsprozess gelten.

Beispiel 3: Verfahren zur Auswahl und Förderung von Führungskräften

Im Jahre 1999 wurde in der Teilanstalt Bethel erstmals ein systematisches Verfahren zur Auswahl von zukünftigen Führungskräften eingesetzt. Mit einer Stärken-Schwächen-Einschätzung nahe am (zukünftigen) Arbeitsalltag sollten die Teilnehmerinnen in klar definierten Situationen über einen Zeitraum von drei Monaten beobachtet und bewertet werden. Zielgruppe des Verfahrens waren

Teamleiterinnen mit der Perspektive Einrichtungsleitung / Werkstattleitung. Bei der Entscheidung für ein systematisches Auswahl- und Förderungskonzept für diese Führungsebene waren folgende Ziele handlungsleitend:

- Personalentscheidungen werden optimiert, wobei die überfachlichen Eigenschaften im Vordergrund stehen.
- Die Sicherung eines qualifizierten Führungskräftenachwuchses ist langfristig gewährleistet, frei werdende Stellen können zügig und qualifiziert nachbesetzt werden.
- Das Potenzial der Bewerberinnen für unterschiedliche Positionen wird möglichst objektiv beurteilt, indem die Kultur des Vier-Augen-Prinzips zugunsten einer »kontrollierten Subjektivität« einer größeren Gruppe von Beurteilerinnen verlassen wird.
- Die Entscheidungen bei Auswahl und Förderung werden für alle Beteiligten transparenter, besser begründbar und nachvollziehbarer.
- Bisher nicht genutzte Fähigkeiten und Potenziale von Bewerberinnen werden erkannt (Stärken), zugleich führt das Verfahren zu Empfehlungen für die individuelle Weiterqualifizierung führen (Schwächen).
- Das Verfahren macht das Verhalten von mehreren Mitarbeiterinnen in konkreten Anforderungssituationen beobachtbar und damit direkt vergleichbar.
- Es wird eine qualifizierte Grundlage für Personalentwicklungsmaßnahmen geschaffen. Eine differenzierte Personaleinschätzung tritt an die Stelle der eher zufalls- oder von Dienstvorgesetzten abhängigen Förderung.
- Die Personalplanung wird durch die interne Rekrutierung und Qualifizierung von Führungskräften unterstützt.

Vorbereitungsphase

Von 1996 bis 1998 wurden durch Praktikantinnen in der Personalabteilung und eine von der Geschäftsführung eingesetzte Arbeitsgruppe (Personalentwicklungsgruppe) strukturierte und standardisierte Auswahlverfahren gesichtet und auf ihre Anwendbarkeit in der Teilanstalt Bethel hin überprüft. Durch die Beteiligung von Mitgliedern verschiedener Führungsebenen sowie der Mitarbeitervertretung wurde das Thema in die Diskussion gebracht und die Organisation auf einen »Kulturwechsel« vorbereitet. Denn mit der Initiierung systematischer Auswahlverfahren steht das brisante, in sozialwirtschaftlichen Unternehmen aber in der Regel tabuisierte Thema »Leistungsbewertung« von Mitarbeiterinnen zur Diskussion.

Definition eines Anforderungsprofils

Um Personen für eine Stelle auswählen und ihre Leistung bewerten zu können, ist es notwendig zu wissen, welche Anforderungen sie in ihrer zukünftigen Position erfüllen müssen.

Es geht darum, diejenigen Merkmale zu definieren, die eine Führungskraft benötigt, um die zukünftige Aufgabenstellung erfolgreich bewältigen zu können. Die Ermittlung dieser Merkmale sollte unbedingt unter Beteiligung von Führungskräften unterschiedlicher Führungsebenen geschehen; zum einen, weil auf diesem Wege eine Verständigung über die zukünftigen Anforderungen der Position hergestellt werden kann, zum anderen, um das Thema Anforderungen und Leistungsbeurteilung diskussionsfähig zu machen. Der wichtigste und schwierigste Teil der Erstellung eines Anforderungsprofils besteht darin, den Anforderungsmerkmalen konkrete Verhaltensbeschreibungen zuzuordnen. Hier ist z. B. zu klären, woran erkennbar ist, dass eine Mitarbeiterin über »Motivierungsfähigkeit« verfügt. Diese sog. »Verhaltensanker« sind einvernehmlich festzulegen. Dies gelingt nur, wenn das jeweilige Verständnis der Führungsaufgabe nahe am Alltag und sehr konkret gefüllt wird. Dieser Definitions- und Verständigungsprozess hat weitreichende Bedeutung, denn das so entstehende Anforderungsprofil soll als Grundlage für die Leistungsbeurteilung und die Personalentwicklung aller im Unternehmen tätigen Führungskräfte dieser Führungsebene dienen.

Die Entwicklung des Anforderungsprofils kann aber an sich schon als wichtige Organisationsentwicklungsmaßnahme verstanden werden, denn sie trägt bei zur Transparenz und zur Verständigung über die jeweilige Führungsaufgabe.

Informationsveranstaltung für interessierte Teamleiterinnen

150 Teamleiterinnen wurden zu einer Informationsveranstaltung eingeladen und über Hintergründe und Bestandteile des Verfahrens zur Auswahl und Förderung informiert. Bei Vorliegen formaler Anforderungen (z. B. fünfjährige Leitungserfahrung) konnten sich Interessentinnen mit Stellungnahme ihrer Dienstvorgesetzten aktiv bewerben oder von ihrer Dienstvorgesetzten für die Teilnahme vorgeschlagen werden. Diese Stellungnahme musste nach vorher definierten Kriterien abgegeben werden. Die Bewerberinnen hatten nach der Informationsveranstaltung einen Monat Zeit, um der Personalabteilung die notwendigen Unterlagen vorzulegen.

Vorauswahl nach Formalkriterien

Es gingen 30 Bewerbungen in der Personalabteilung ein. Dort erfolgte die Vorauswahl nach den vorab festgelegten Formalkriterien. Die Ergebnisse wurden mit der Personalentwicklungs-Gruppe abgestimmt, da auch eine Absage in diesem frühen Stadium des Verfahrens Kränkungsanteile enthalten kann.

Strukturiertes Interview

Da von vornherein festgelegt war, das Verfahren mit zwölf Bewerberinnen durchzuführen, war eine Vorauswahl unter den Bewerberinnen erforderlich. Diese erfolgte mit Hilfe eines strukturierten Interviews, in dem die Bewerberinnen von zwei Mitgliedern der Personalentwicklungs-Gruppe zu folgenden Themen befragt wurden:

- Gestaltungswille / Ideen / Visionen
- Identifikation mit dem diakonischen Auftrag
- Selbstreflexion
- Erwartungen an die Funktion
- leistungsbezogene Qualifikationen.

Die Stellungnahmen der Teilnehmerinnen wurden in der Personalentwicklungs-Gruppe vergleichend bewertet und zwölf Personen für das Teilnahmeverfahren ausgewählt. Die Absagen wurden in einem persönlichen Gespräch in Anwesenheit der Dienstvorgesetzten begründet und so weit wie möglich wurden weitere Personalentwicklungsempfehlungen gegeben.

Lernphase mit Assessment-Center – Einheiten und Projektarbeit

Der Kern des Auswahlverfahrens bestand aus zwei Elementen:

- Projektarbeit im Sinne des Projektmanagements in zwei Gruppen á sechs Personen mit je einem definierten Projektauftrag. Die Projektergebnisse sollten für die Organisation unmittelbar nutzbar sein. Die Integration von Projektarbeit in das Verfahren berücksichtigt zum einen, dass im Alltag von Führungskräften Projektarbeit im Sinne des Projektmanagements einen immer größeren Raum einnimmt; zum anderen ist mit der Parallelität von Projektarbeit und der laufenden Tätigkeit als Teamleiterin eine befristete zusätzliche Arbeitsbelastung gegeben, die ebenfalls typisch für die angestrebte Führungsposition ist.
- Assessment-Center mit insgesamt sechs Übungen. Die Übungen wurden in der Personalentwicklungs-Gruppe mit Unterstützung eines erfahrenen Unternehmensberaters entwickelt. Sie sollten typische Anforderungssituatio-

nen aus dem Führungsalltag von Einrichtungsleiterinnen repräsentieren und mussten so gestaltet sein, dass die im Anforderungsprofil definierten Merkmale und die daraus abgeleiteten »Verhaltensanker« abgerufen werden. Es wurden Übungen zu folgenden Themenbereichen entwickelt: Teamgespräch (zwei), Konfliktgespräch mit einer Mitarbeiterin, Konzeptentwicklung und Präsentation. Während der im Abstand von vier Wochen stattfindenden AC-Tage wurden die Teilnehmerinnen in den Übungssituationen, die z. T. mit Hilfe vorbereiteter Rollenspielen durchgeführt wurden, von je zwei Mitgliedern der Personalentwicklungsgruppe beobachtet. Um möglichst hohe Beobachterübereinstimmung zu erzielen, erfolgte vorab ein Beobachtertraining, anhand des auf der Basis des Anforderungsprofils entwickelten Merkmalkatalogs.

Die Elemente Projektarbeit und AC-Übungen waren insoweit miteinander verknüpft, als ein Teamgespräch aus der Projektarbeit und die Präsentation der Projektergebnisse als AC-Übungen genutzt wurden.

Bewertung durch die Beobachterinnen

Nach dem Ende der Projektarbeit und dem Abschluss aller AC-Übungen fand unter Leitung des externen Beraters die Beobachterkonferenz statt. Hierbei wurden in einem gestuften System die Beobachtungen / Bewertungen aller Beobachterinnen bei allen Teilnehmerinnen ausgewertet. Zum Abschluss erfolgte eine Einstufung nach den Kategorien »geeignet«, »geeignet, wenn ...« und »derzeit nicht geeignet«, außerdem wurde ein differenziertes Stärken- und Schwächenprofil als Grundlage für die Rückmeldung an die Teilnehmerinnen formuliert.

Individuelles Rückmeldegespräch

Das Stärken- und Schwächenprofil sowie die zusammenfassende Gesamtbewertung wurde in einem Einzelgespräch zwischen der Teilnehmerin und einer von ihr ausgewählten Vertreterin der Beobachterinnengruppe erläutert. Die Dienstvorgesetzten der Teilnehmerinnen wurden parallel über das Ergebnis des Auswahlverfahrens informiert, um insbesondere die Teilnehmerinnen, die keine Empfehlung bekommen hatten, unterstützen und begleiten zu können. Für diese Teilnehmerinnen wurde darüber hinaus kurzfristig nach Abschluss der Auswahlphase unter Beteiligung der Dienstvorgesetzten ein Beratungsgespräch durchgeführt, um die Bewertung aus dem Auswahlverfahren zu reflektieren und Entwicklungsperspektiven aufzuzeigen.

Mit den Teilnehmerinnen, die eine uneingeschränkte oder eingeschränkte Empfehlung für die neue Führungsposition erhalten hatten, wurden zwei Monate später Personalentwicklungsgespräche geführt. Diese sollten die Personalentwicklung und Begleitung vor Ort unterstützen. Auf der Grundlage der AC-Ergebnisse wurden mit jeder Teilnehmerin verbindliche Lernaufgaben für das bevorstehende zweijährige Führungskräfteentwicklungs-Programm getroffen.

Auswertung des Gesamtprozesses

Das gesamte Auswahlverfahren wurde mit allen Beteiligten sorgfältig ausgewertet. Zusammenfassend lässt sich sagen, dass die Standardisierung des Verfahrens zur Einschätzung von Fähigkeiten und Entwicklungspotenzialen insgesamt positiv bewertet und als wichtige Zukunftsaufgabe für die Gesamtorganisation benannt wurde. Unsere Erfahrungen belegen, dass die Elemente des von uns gewählten Verfahrens (Anforderungsprofil, strukturierte Interviews, Projektarbeit, AC-Übungen) grundsätzlich auch in einem diakonischen und sozialwirtschaftlichen Unternehmen umsetzbar sind und bessere Ergebnisse als bisherige Verfahren erbringen. Entscheidend für die Akzeptanz solcher und ähnlicher Verfahren ist jedoch, dass bei ihrer Entwicklung und Einführung Elemente der Organisationskultur aufgenommen werden.
Unter den Teilnehmerinnen fand insbesondere die Klarheit der Auswahlkriterien, die Transparenz der Entscheidungsfindung und die enge Begleitung während des gesamten Verfahrens positive Resonanz.

Führungskräfteentwicklungsprogramm

Diejenigen Teilnehmerinnen, die eine uneingeschränkte oder eingeschränkte Empfehlung erhalten hatten, wurden in ein speziell entwickeltes Führungskräfteentwicklungsprogramm aufgenommen, um sie gezielt auf ihre spätere Führungsaufgabe vorzubereiten. Das Gesamtprogramm ist für eine Dauer von zwei Jahren konzipiert und kann in individueller Kombination folgende Elemente enthalten: Stellenwechsel (auf eine andere Stelle auf derselben Führungsebene), Gruppensupervision, Einzelsupervision, Qualifizierungskurs für Einrichtungsleiterinnen, Übernahme von Projektleitungsaufgaben, Projektmanagement-Fortbildung. Diese Elemente werden begleitet von Personalentwicklungsgesprächen unter Beteiligung der nächsten Führungsebene.

Literatur:

BECK, M. (1999): Personalentwicklung -Verständnis und Mißverständnisse. In: Johanniter Forum Berlin (Hg): Karriere im Zeichen der Hilfe. Dokumentation der Veranstaltung am 19. Mai 1999.

BERTHEL, J. (1989): Personal-Management. Grundzüge für Konzeptionen betrieblicher Personalarbeit. Stuttgart.

BOYETTE, J.; BOYETTE, T. (1999): »Management Guide«. München.

HENTZE, J. (1986): Personalwirtschaft. Grundlagen, Personalbedarfsermittlung, -beschaffung, -entwicklung, -einsatz. Bern.

HINKEL, N.; RYSER, P. (o. J.): Ganzheitliches Führen und Leiten als Entwickeln von Bereichen. Hg.: Management / Development Group Schweizer Bankverein. Basel.

HINTERHUBER, H. (1980): Organisatorische Aspekte der Personalentwicklung. In: GROCHLA, E. (Hg): Handwörterbuch der Organisationsentwicklung. Stuttgart.

KIRN: (1995): Mitarbeiterbeurteilung. In: Handbuch Sozialmanagement. Stuttgart/ Düsseldorf.

LERCHE, W.; KRAUTSCHEID, C.; OLEJNIK, A.; SELG, E.-M. (1999): Personalentwicklung in Sozialorganisationen. Frankfurt a. M.

SCHNEIDER, H. u. a. (o. J.): Glossar – Stellenbeschreibung. In: GEISSLER, A. / LOOSS, W. (o. J.) Handbuch Personalentwicklung. Köln.

STIEFEL, R. Th. (1996): Lektionen für die Chefetage – Personalentwicklung und Management Development. Stuttgart.

WITT, STURM (1998): Mit Personal wirtschaften. In: Handbuch Sozialmanagement. Stuttgart / Düsseldorf.

Manual

Leiterin oder Führungskraft?

(modifiziert nach Boyette & Boyette 1999)

Leiterinnen	Führungskräfte
Machen die Dinge richtig	Machen die richtigen Dinge
Sind an Effizienz interessiert	Sind an Effektivität interessiert
Verwalten	Bemühen sich um Innovation
Bewahren	Entwickeln
Konzentrieren sich auf Systeme und Strukturen	Konzentrieren sich auf die Menschen
Stützen sich auf Kontrolle	Stützen sich auf Vertrauen
Organisieren und teilen Mitarbeiter zu	Schwören die Mitarbeiter auf einen Kurs ein
Legen ihr Augenmerk auf Taktiken, Strukturen und Systeme	Legen ihr Augenmerk auf Philosophie, zentrale Werte und gemeinsame Ziele
Haben eine kurzfristige Perspektive Fragen nach dem *Wie* und dem *Wann*	Haben eine langfristige Perspektive Fragen nach dem *Was* und dem *Warum*
Akzeptieren den Status quo	Stellen den Status quo in Frage
Konzentrieren sich auf die Gegenwart	Konzentrieren sich auf die Zukunft
Richten den Blick auf das Geschäftsergebnis	Richten den Blick auf den Horizont
Arbeiten detaillierte Schritte und Zeitpläne aus	Entwickeln Visionen und Strategien
Streben nach Berechenbarkeit und Ordnung	Streben nach Veränderung
Vermeiden Risiken	Gehen Risiken ein
Motivieren die Mitarbeiter, die Standards zu erreichen	Inspirieren die Mitarbeiter, sich zu ändern
Setzen den mit ihrer Position verbundenen Einfluss ein	Üben persönlichen Einfluss aus
Verlangen Gehorsam von ihren Untergebenen	Bewegen andere dazu, sich ihnen anzuschließen
Bewegen sich innerhalb der Regeln, Vorschriften, Richtlinien und Verfahren der Organisation	Bewegen sich außerhalb der Regeln, Vorschriften, Richtlinien und Verfahren der Organisation
Werden mit einer Position betraut	Übernehmen die Führungsinitiative

Grundsätze für Zusammenarbeit und Führung in den v. Bodelschwinghschen Anstalten Bethel

1 Einander achten

Wir begegnen einander mit Respekt. Im Umgang miteinander achten wir die persönlichen Wertvorstellungen und Ziele. Aufrichtigkeit und Verlässlichkeit, Besonnenheit und der Mut zur Auseinandersetzung sind für uns wichtige Werte in der Zusammenarbeit.

2 Orientierung geben

Führen bedeutet für uns, Orientierung zu geben. Dazu gehört, fachlich, ethisch und sozialpolitisch klar Position zu beziehen und Ziele zu formulieren. Dazu gehört auch, dass Führungskräfte durch ihr Verhalten Beispiel geben.

3 Information und Transparenz wechselseitig gewährleisten

Führung beruht auf direkter, sachbezogener, aktueller Information, und sie schafft Transparenz. Dabei gilt: Jede Mitarbeiterin/jeder Mitarbeiter hat stets sowohl ein Recht auf Information und Transparenz als auch die Pflicht, selbst zu informieren und Transparenz zu erzeugen.

4 Persönlich kommunizieren

Führen heißt kommunizieren, miteinander sprechen und einander zuhören. Das Gespräch, die Beratung und die Diskussion sind deshalb unerlässlich. Schriftliche Kommunikation hat eine ergänzende Funktion, indem sie Ergebnisse verbindlich und Vereinbarungen überprüfbar macht.

5 Verantwortung aktiv wahrnehmen

Wir arbeiten in einem Umfeld, das sich zunehmend schneller verändert und immer komplexer wird. Von Führungskräften erwarten wir, dass sie zur Reduzierung von Komplexität beitragen, Prioritäten klären und auch in schwer überschaubaren Situationen handlungsbereit und entscheidungsfähig sind.

6 Prozesse bewusst gestalten

Die bewusste Gestaltung von Innovations- und Problemlösungsprozessen gehört für uns zu den wichtigsten Führungsaufgaben. Denn Qualität, Akzeptanz und Umsetzbarkeit von Ergebnissen sind abhängig vom Prozess, in dem sie entstehen. Dabei berücksichtigen wir, dass solche Prozesse Zeit brauchen und sich nicht beliebig verdichten lassen.

7 Beteiligung und Mitverantwortung fördern

Führungskräfte haben die Aufgabe, die Kenntnisse und Erfahrungen von Mitarbeiterinnen und Mitarbeitern zu respektieren; sie fördern Eigeninitiative und selbstverantwortliches Handeln. Wir legen Wert darauf, unterschiedliche Handlungsebenen in Meinungsbildungs-, Planungs- und Entscheidungsprozesse einzubeziehen, achten aber auch auf die Klarheit von Entscheidungswegen.

8 Den Wandel als Chance begreifen

Wir respektieren die Tradition, in der wir stehen. Zugleich wissen wir, dass Bethel als diakonisches Unternehmen nur zukunftsfähig ist, wenn wir den Wandel als Chance begreifen und nutzen. Zur Führungsaufgabe gehört deshalb, Querdenker zu ermutigen, neue kreative Ideen zu fördern und Freiräume zu schaffen, denn sie sind der Anfang von Innovationen und Verbesserungen.

9 Rückmeldungen und Konflikte konstruktiv nutzen

Wir fördern eine Kultur der gegenseitigem Rückmeldung und der konstruktiven Kritik. Dazu gehört, dass Lob und Anerkennung zur Sprache gebracht werden. Dazu gehört auch die offene Ansprache von Problemen, Schwächen und Fehlern sowie der konstruktive Umgang mit Konflikten, denn sie ermöglichen Lernen und Entwicklung.

10 Lernbereit sein

Berufs- und Lebenserfahrung tragen wesentlich zur Qualifikation von Führungskräften bei. Aber Wissen und Fähigkeiten, die heute noch gelten, können morgen schon von gestern sein. Wir erwarten deshalb von Führungskräften, sich sowohl fachlich als auch bezüglich der eigenen Führungskompetenz regelmäßig weiter zu qualifizieren. Dabei unterstützen wir sie.

Was ist Personalentwicklung? Definitionen:

- Personalentwicklung umfasst »... alle Maßnahmen zur Auswahl, Beurteilung, Ausbildung, ›Entwicklung‹ und Förderung der Mitarbeiter, die im Hinblick auf das Überleben und Wachstum der Organisation ... eine besondere Bedeutung haben« (HINTERHUBER 1980, S. 1864).
- Personalentwicklung ist »... eine personalpolitische Funktion, die darauf abzielt, Belegschaftsmitgliedern aller hierarchischen Stufen Qualifikationen zur Bewältigung der gegenwärtigen und zukünftigen Anforderungen zu vermitteln. Sie beinhaltet die individuelle Förderung der Anlagen und Fähigkeiten der Betriebsangehörigen, insbesondere unter Berücksichtigung der Veränderungen der zukünftigen Anforderungen und im Hinblick auf die Verfolgung betrieblicher und individueller Ziele« (HENTZE 1986, S. 324).
- »Unter Personalentwicklung ist eine Summe von Tätigkeiten zu verstehen, die für das Personal nach einem einheitlichen Konzept systematisch vollzogen werden. Sie haben in bezug auf einzelnen Mitarbeiter aller Hierarchie-Ebenen eines Betriebes die positive Veränderung ihrer Qualifikation und/oder Leistungen ... zum Gegenstand. Sie geschehen unter Berücksichtigung des Arbeits-Kontextes, wobei ihre Orientierungsrichtung die Erreichung (Erhöhung des Zielerreichungsgrades) von betrieblichen und persönlichen Zielen ist« (BERTHEL 1989, S. 202).
- »Aus der Sicht der Unternehmen und Einrichtungen geht es um die Aktivierung stiller Mitarbeiterreserven für die Zukunft. Aus der Sicht des Mitarbeiters geht es um Entwicklungschancen im Unternehmen. Unternehmens- und Mitarbeiterinteressen müssen in Einklang gebracht werden« (KIRN, 1995).
- »Zur Personalentwicklung gehören alle intentionalen Bemühungen oder auch die funktionalen Einwirkungen, die zu einer Verbesserung der Qualifikation der Betriebspersonen führen sollen, ob Fach-, soziale, Methoden- oder Selbstkompetenz« (WITT & STURM 1998).

Verständnisse und Missverständnisse von Personalentwicklung

(Beck 1999)

Verständnisse	Missverständnisse
Personalentwicklung ist eines von mehreren professionellen Managementinstrumenten; sie kann nicht isoliert genutzt, sondern nur in einem Gesamtsystem gesehen und eingesetzt werden.	Personalentwicklung ist ein Werkzeug zur Steigerung der Produktivität.
Personalentwicklung wirkt nicht sofort und nicht auf Knopfdruck. Erst im Gesamtzusammenhang sind die Wirkungen von Personalentwicklung zu erkennen.	Personalentwicklung ist ein Köder, mit dem Mitarbeiter kurzfristig zu Höchstleistungen angespornt werden können.
Personalentwicklung hat viel mit der Kultur des Unternehmens und der dort praktizierten Führungskultur zu tun. Sie ist nur so glaubwürdig, wie auch die Unternehmensführung glaubwürdig ist.	Personalentwicklung ist nützlich, wenn daraufhin die Zahlen stimmen. Alles andere ist Träumerei.
Personalentwicklung hat ein doppeltes Mandat: Sie fördert die Leistungsorientierung und die Mitarbeiterorientierung.	Personalentwicklung dient vor allem der Erhöhung der Leistung der Mitarbeiterschaft.
Personalentwicklung ist Bewegung und bewirkt Bewegung. In einer statischen Organisation wird Personalentwicklung Unruhe erzeugen. Eine dynamische Organisation wird sie weiter beschleunigen.	Personalentwicklung soll die Mitarbeiter verändern, nicht das Unternehmen.
Personalentwicklung ist nicht gegen, sondern nur mit den Mitarbeitern möglich. Nur im Konsens ist positive Veränderung möglich.	Personalentwicklung wird vom Management angeordnet und hat dann exekutiert zu werden.
Personalentwicklung löst Ängste aus, die durch frühe Information und durch laufende Begleitung bearbeitet und beseitigt werden können.	Die Mitarbeiter sollen sich nicht so haben! Früher waren wir froh, wenn wir überhaupt einen Job hatten.
Personalentwicklung muss letztlich dem Produkt und dem Kunden dienen – aber nicht isoliert und nicht kurzatmig und a-systemisch.	Wir investieren in Personalentwicklung, weil wir wirtschaftlicher produzieren und schneller Geld verdienen wollen.

Der Personalentwicklungsprozess in der Teilanstalt Bethel

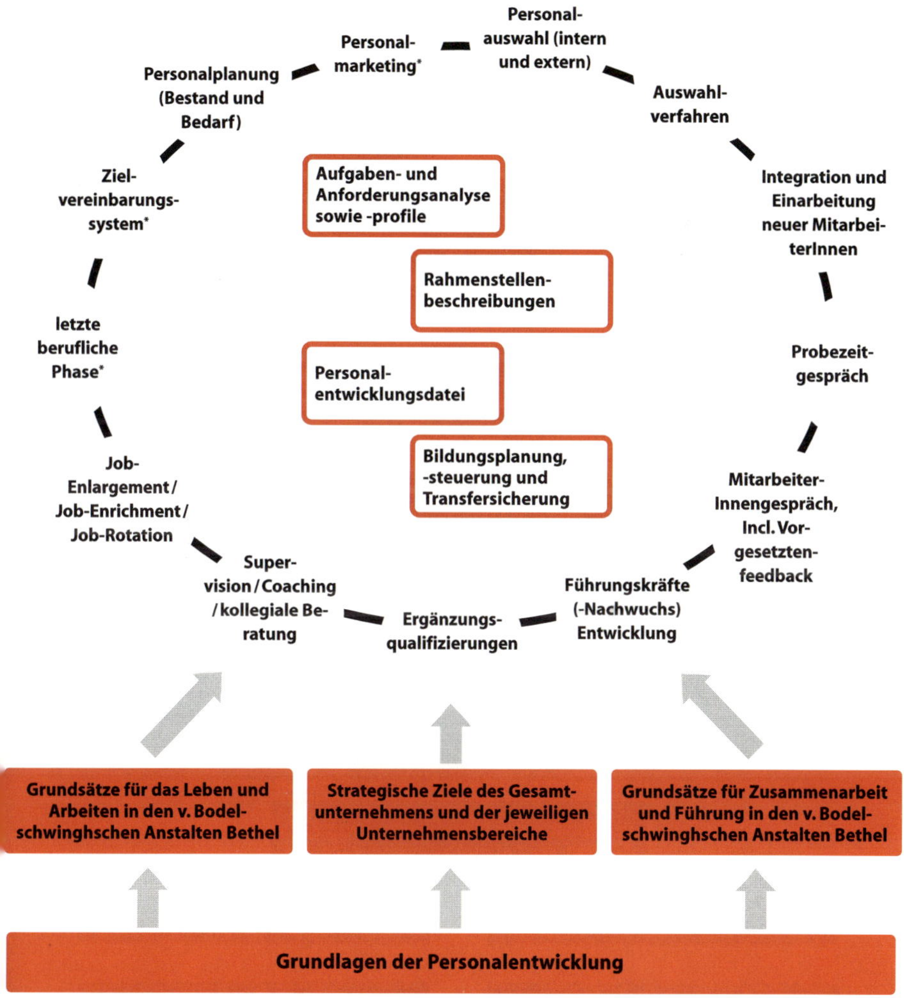

* Diese Maßnahmen werden zentral durchgeführt oder befinden sich im Aufbau.

Ablauf Auswahlverfahren

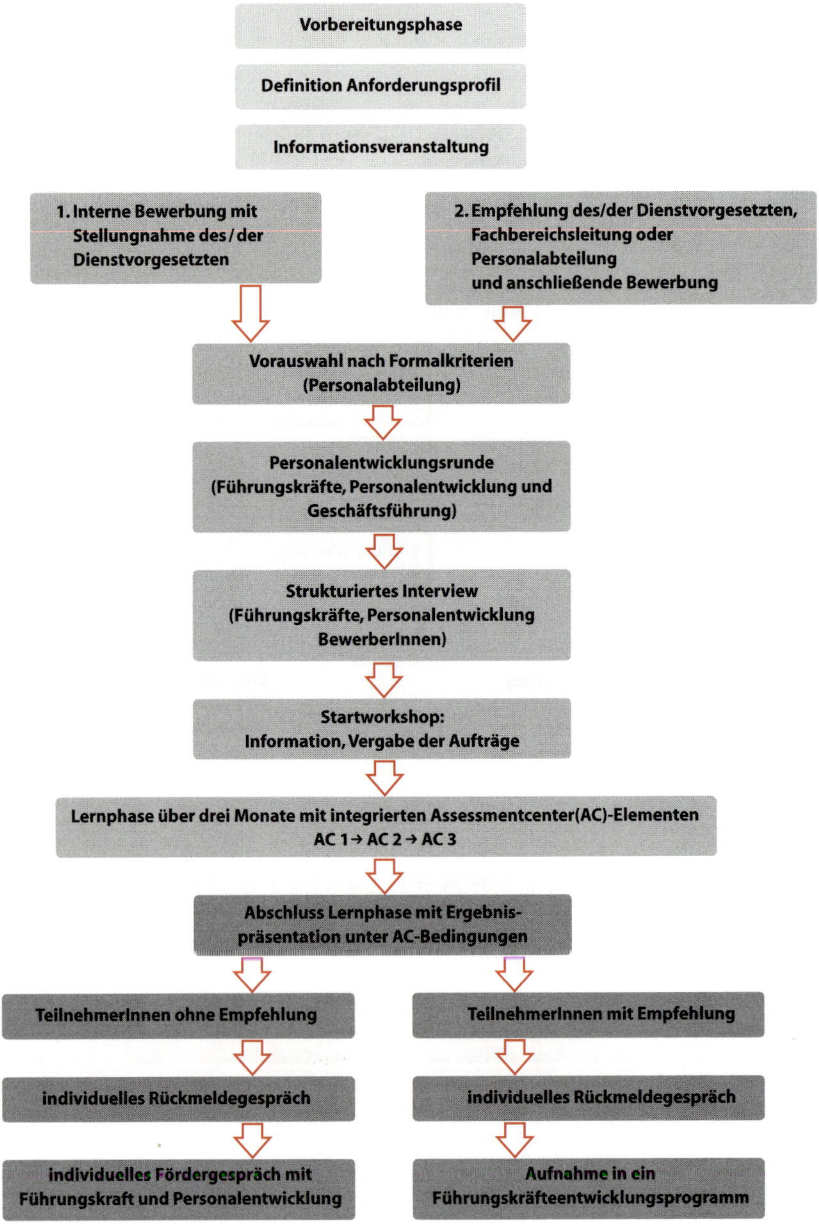

Baustein Qualitätsmanagement und Recht

Psychiatrie-Erfahrene wünschen sich ihre Behandlung als »Anzug« bzw. als »Damenkostüm« maßgeschneidert – selbst dann, wenn sie drei Ärmel brauchen.

in Anlehnung an ***Jürgen Jäckel***
in: Qualität im psychiatrischen Krankenhaus.
Aktion Psychisch Kranke, Bd. 23

Qualitätsmanagement in der psychiatrischen Klinik als Leitungsaufgabe

Bernward Vieten, Hildegard Weigand

»Kann eine Medaille von zwei Seiten glänzen?«

Dieser Beitrag ist aus zwei Blickwinkeln geschrieben: einerseits aus der Perspektive des Leitenden Arztes einer Psychiatrischen Klinik, andererseits aus der Perspektive der in der gleichen Klinik tätigen Qualitätsbeauftragten. Diese zwei Seiten sollen idealerweise eine »glänzende Medaille« ergeben – vor diesem Hintergrund verstehen sich Leitungsfunktion und Funktion der Qualitätsbeauftragten aufeinander bezogen. Gemeinsamkeiten und Unterschiede erhalten im folgenden Beitrag ihren eigenen Platz: Unterschiede sind dort gekennzeichnet, wo sie erforderlich sind, zum Beispiel in der Darstellung der unterschiedlichen Ausgangsbedingungen oder auch einzelner Positionen. Dort, wo sie nicht besonders gekennzeichnet sind, tritt folgerichtig das Gemeinsame in den Vordergrund.

Wir sprechen nicht über abstrakte Vorstellungen von »Qualitätsmanagement in psychiatrischen Kliniken« oder von »Leitungsaufgaben in der Psychiatrie«. Wenn sich die Leserin oder der Leser über die theoretischen Grundlagen des Qualitätsmanagements informieren will, dann muss sie/er auf die einschlägige Literatur zurückgreifen. Wir empfehlen dazu den »Leitfaden zur Qualitätsbeurteilung in psychiatrischen Kliniken« der Aktion Psychisch Kranke (Bonn, 1999). Wir berichten hier von unseren konkreten Erfahrungen und aktuellen Themen in der Zusammenarbeit bei der Einführung eines Qualitätsmanagementsystems in einer psychiatrischen Klinik.

Ausgangslagen, Herkunft, berufliches und psychiatriepolitisches Selbstverständnis, eigene Positionierung

Die »Leitungsbrille«

Als Leitender Arzt bin ich in der jetzigen Einrichtung seit Herbst 1998 tätig. Die ersten Jahre meiner beruflichen Biografie haben mein heutiges Psychiatrie-Verständnis mit unterschiedlichen Facetten geprägt. Ich verstehe die Psychiatrie eingebettet in die Medizin als eine interdisziplinäre Wissenschaft mit großer Nähe zu den Sozial- beziehungsweise Humanwissenschaften. Die ersten Lehrjahre meiner psychiatrischen Tätigkeit waren von einer sozialpsychiatrischen Grundeinstellung geprägt, angereichert durch erste Erfahrungen in der Einzel- und Gruppenpsychotherapie. Relativ früh innerhalb der Fort- und Weiterbildung erlangte ich eine Ausbildung zum systemischen Familientherapeuten, die 1985 abgeschlossen wurde. Nach Beendigung der Weiterbildung übernahm ich eine Leitungstätigkeit in einer kleinen, überschaubaren Tagesklinik in Ostwestfalen. Verbunden mit der Leitungspraxis entwickelte sich ein zunehmendes Interesse für organisatorische und psychiatriepolitische Fragestellungen. Ich engagierte mich im Aufbau des Studiengangs Gesundheitswissenschaften und konnte meine Neigung weiterentwickeln, gestaltend in Prozessen mitzuwirken, sowohl bezogen auf therapeutische als auch auf organisatorische Fragestellungen. Nach einem Wechsel in der Leitungstätigkeit verlagerte sich der Schwerpunkt mehr und mehr auf Management-Aufgaben. Parallel dazu beschäftigte ich mich in Theorie und Praxis mit Fragen der systemischen Organisationsentwicklung.

Qualitätsmanagement ist mir dabei als Vorgehensweise vertraut geworden, Prozesse in der Einrichtung sichtbar zu machen, gestalterische Elemente bewusst zu nutzen und ausgehend von Zielvorgaben und -vereinbarungen nach den Ergebnissen zu fragen. Was wird aus dem, was wir vorhaben? Dieser relativ einfachen Frage gingen wir in einem größeren Forschungsprojekt nach, wobei ich feststellen konnte, dass der »Teufel im Detail« steckt. Einerseits geht es nicht ohne Gestaltungswillen, Planung und Steuerung, andererseits ist es für mich lehrreich gewesen, deren Beschränkung zu erfahren. Der nicht ganz unbekannte Satz der »Systemiker«, dass es an keiner Stelle »instruktive Interaktion« geben kann, muss im Alltag erst noch konkret erfahren und damit verstanden werden.

Die »Beauftragten-Brille«

Ich bin seit Herbst 1999 als Qualitätsbeauftragte in der psychiatrischen Klinik in Paderborn beschäftigt und sammle erste Erfahrungen mit der Einführung eines QM-Systems. Was bringe ich mit für dieses Engagement und »Unterfangen«?

Zunächst möchte ich anmerken, dass meine Haltung geprägt ist von einer kritischen Distanz gegenüber Entwicklungen, die die Psychiatrie vor allem zu einem »effektiven Wirtschaftsunternehmen« machen sollen. Diese Haltung basiert auf meinen langjährigen Berufserfahrungen in der Psychiatrie. Zu meiner beruflichen Identität als psychiatrisch Tätige gehört, innovativ, gesellschafts- und institutionskritisch, eher antipsychiatrisch nach neuen Konzepten und Wegen des Verstehens und der Begleitung sog. psychisch kranker Menschen zu suchen, Partei für sie zu ergreifen, mich gegen deren Klassifizierung, Stigmatisierung, Etikettierung und Diskriminierung zu engagieren und die Gründung des Angehörigen- und Psychiatrieerfahrenen-Verbandes zu unterstützen. Zu dieser Haltung gehört auch die Kritik an der »übermächtigen Dominanz« des traditionellen medizinischen Denkens innerhalb der Psychiatrie. Ich schaue vor allem skeptisch auf Entwicklungen, die den Status quo traditioneller und klassischer Sicht- und Handlungsweisen stabilisieren und fortschreiben.

Der Reiz meiner neuen Aufgabe als Qualitätsbeauftragte liegt für mich insofern darin, im Rahmen meiner aktiven Mitwirkung und Mitgestaltung zu erproben, ob und wie es gelingen kann, durch die Einführung eines QM-Systems die psychiatrische Arbeit so weiterzuentwickeln, dass die Psychiatrieerfahrenen und ihre Angehörigen davon profitieren.

Als Qualitätsbeauftragte bin ich die »Hüterin« des Verfahrens, mein Blick und mein Engagement gelten insbesondere dem Prozess der Einführung neuer Kommunikations- und Kooperationsstrukturen und der Implementierung hilfreicher Instrumente für die systematische Reflexion und Weiterentwicklung der Qualität der psychiatrischen Arbeit. Hilfreich für die Ausgestaltung meiner Rolle sind meine langjährige Psychiatrieerfahrung als Diplom-Pädagogin einerseits, meine Berufserfahrungen als Fortbildnerin für Pflegeberufe – hier insbesondere in der Ausbildung von Pflegenden zu internen ProzessbegleiterInnen für pflegerische Qualitätssicherung – und meine kürzlich abgeschlossene Supervisionsausbildung andererseits.

QM in der Organisationsentwicklung psychiatrischer Kliniken

Wir begreifen, dies sei vorangestellt, Qualitätsmanagement (QM) eingeordnet in den weiter gefassten Begriff der Organisationsentwicklung: QM wird dabei verstanden als eine Methode in der Organisation, unter einem besonderen Blickwinkel (»mit einer besonderen Brille«) auf Strukturen, Prozesse und Ergebnisse der »Leistungserstellung« zu schauen. QM ist zwangsläufig in die Entwicklung der Organisation eingebettet und dabei ein Teil – wenn auch durchaus ein wesentlicher – der Organisationsentwicklung in einem erweiterten Verständnis. Wir ziehen also den Begriff des Qualitätsmanagements den Begriffen der »Qualitätskontrolle« oder »Qualitätssicherung« vor. Sichern kann man nur etwas, was bereits vorhanden ist; die weiterhin notwendige Entwicklung geht über den Erhalt des Status quo deutlich hinaus.

QM kann und soll unserer Ansicht nach die Brücke schlagen zur Förderung der Selbstverantwortlichkeit der MitarbeiterInnen und zur Verbesserung der Arbeitsabläufe in der Einrichtung. Dennoch ist die »lernende Organisation« in diesem Prozess kein Selbstläufer. Auch wenn jede psychiatrische Einrichtung der Qualität in ihrer Arbeit schon verpflichtet war, benötigt ihre systematische Weiterentwicklung eine Infrastruktur in personeller, organisatorischer und technischer Hinsicht, wenn sich QM nicht als kurzlebiges Verfahren – eines unter vielen – entpuppen soll.

Die Qualitätsdebatte ist – dies zeigt die an vielen Orten angetroffene Skepsis im Umgang mit dem Thema – auf mehrfache Weise »verdächtig«. Gleichzeitig zeigen sich Chancen und Möglichkeiten:

- Die Debatte wird von den Kostenträgern über gesetzliche Bestimmungen und Auflagen vorangetrieben und im Rahmen von Kostendämpfung und Sparmaßnahmen diskutiert. Sie ist von daher von dem Bemühen begleitet, größtmögliche Effizienz und Effektivität in den Vordergrund zu stellen.
- Die verschiedenen Modelle des QM sind in der Industrie entwickelt worden, ihre Übertragbarkeit auf den Gesundheits- und Sozialbereich ist brüchig. Unsere Sorge ist, dass mit den QM-Modellen und der dazugehörigen Sprache auch deren Grundlagen transportiert werden, dass nämlich der »Warencharakter von Helferbeziehungen« dominierend wirksam wird: Die Psychiatrieerfahrenen werden ausschließlich als »KundInnen« wahrgenommen, die psychiatrisch Tätigen sind »DienstleistungserbringerInnen«, die Beziehung zwischen ihnen wird zum – »technischen« – Produkt.
- Diese Betrachtungs- und Herangehensweise ist fachlich äußerst fragwürdig, hat aber auch eine begrüßenswerte Seite, die es zu nutzen gilt: »KundInnen« können mit mehr Respekt und Wertschätzung rechnen als »PatientInnen«, ihre »KundInnenzufriedenheit« wird zum Qualitätsmerkmal. Sie werden nicht länger wie Objekte »behandelt«, sondern als Gegenüber, mit denen die Hilfe »ver«- und »ausgehandelt« wird.

- Das QM tritt an, das psychiatrische Hilfegeschehen transparent, messbar, überprüfbar und damit steuerbar zu machen. Die Psychiatrische Arbeit soll »klar strukturiert« und »systematisch erfasst« werden. Der objektivierende Zugriff ist zunächst und auf den ersten Blick unvereinbar mit dem äußerst subjektiven Geschehen zwischen einem Psychiatrieerfahrenen und einem psychiatrisch Tätigen. Das Bestreben der systematischen Erfassung und exakten Messung von zwischenmenschlichem Hilfegeschehen zwingt zu ihrer reduktionistischen Betrachtung. Dadurch kann aber die reale Komplexität des Geschehens nur scheinbar bewältigt werden. Die Fragestellungen, die mit den quantifizierenden und objektivierenden Methoden und Instrumenten der empirischen Sozialforschung bearbeitet werden können, sind begrenzt. Für die Erforschung anderer wesentlicher Aspekte psychiatrischer Arbeit im Einzelnen und Kleinen – wie z. B. der der professionellen Beziehungsarbeit – braucht es als Bezugsgröße geisteswissenschaftliche Kontexte wie die Phänomenologie und Hermeneutik. Das Wissen um die Begrenztheit des naturwissenschaftlichen Zuganges muss im Entwicklungs-Prozess wach gehalten werden; seine Potenziale aber gilt es zu nutzen.
- Die Einführung eines QM-Systems in psychiatrischen Einrichtungen ist eine Realität. Nachweisbare QM-Strukturen werden zukünftig die Voraussetzung für Mittelzuweisungen durch die Kostenträger sein. In der Psychiatrie stellt sich nicht mehr die Frage, *ob* man sich darauf einlässt oder nicht. Es stellt sich vielmehr die Frage, *wie* Strukturen für die Entwicklung von Qualität derart gestaltet werden können, dass sie der Verbesserung der psychiatrischen Hilfen dienen. Unserer Einschätzung nach gibt es heute nur unter dem Dach des QM potenziell einen Ort für die inhaltliche und konzeptionelle Weiterentwicklung der psychiatrischen Arbeit, die uns sinnvoll und notwendig scheint.

Wir gehen davon aus, dass ein Großteil der MitarbeiterInnen in der Psychiatrie an einer »guten Qualität« ihrer Arbeit interessiert ist. Schwierigkeiten treten dann auf, wenn Hindernisse in der Alltagsarbeit zum Scheitern in der Wahrnehmung der Aufgaben führen und diese Hindernisse wenig transparent bleiben. Besonders die Schnittstellenprobleme, zum Beispiel die Zusammenarbeit unterschiedlicher Dienststellen (Station und Ergotherapie, Station und Verwaltung etc.) und unterschiedlicher Berufsgruppen, führen zu Frustration und Demotivierung. Ein systematisches Erfassen derartiger Schwachstellen signalisiert den MitarbeiterInnen, dass es der Leitung nicht egal ist, an welchen Stellen der Ar-

beit es »hakt«, sondern dass Fehlermeldungen ernst genommen und Abhilfe erzielt werden soll.
Psychiatrische Arbeit weiterzuentwickeln verlangt Außenorientierung: Wir streben an, dass psychiatrisch Tätige ihre Erfahrungen in der Auseinandersetzung mit den Psychiatrieerfahrenen, den Angehörigen und den externen Kooperationspartnern regelmäßig und systematisch reflektieren und diese Überlegungen zum Ausgangspunkt für die Weiterentwicklung ihres professionellen Handelns machen. Welche »Kommunikations- und Arbeitsstrukturen« sind erforderlich, dass diese Reflexionsprozesse sichergestellt werden? Welche Orte für die Konzeptentwicklung braucht es? Wo wird die Standardisierung von »Be«-Handlungsabläufen gebraucht? Wie lässt sich das »immer schon vorhandene Bemühen um die Qualität psychiatrischer Arbeit« systematisieren und transparenter gestalten? Es zeichnet sich ab, dass es für den Nutzen dieser Entwicklung entscheidend sein wird, wie deren Einführung und Umsetzung gestaltet wird.

Rolle und Aufgabe von Leitungskräften und Qualitätsbeauftragten (QB) und deren »Zusammenspiel«

Wenn es um das Konzept des Qualitätsmanagement geht, steht die systematische Beschäftigung mit der Entwicklung der Qualität der Arbeit im Vordergrund. Die Perspektive der Führungskraft betont die Verantwortung für die Ergebnisse der Arbeit in der Einrichtung. In sozialen Dienstleistungsorganisationen geht es dabei besonders um die Zufriedenheit der KundInnen, das heißt in psychiatrischen Kliniken u. a. um eine Verbesserung des Gesundheitszustandes, eine Reduzierung von Einschränkungen durch die psychische Erkrankung und eine Verbesserung der sozialen Integration.
Ein QM-System in einer solchen Einrichtung verschafft der Führungskraft den Überblick über die Behandlungsprozesse und gibt Anhaltspunkte für die Erfassung der Behandlungsergebnisse. Probleme in der Alltagsarbeit sind – wie bereits erwähnt – oft Schnittstellenprobleme, die interdisziplinär und hierarchieübergreifend angegangen werden müssen. Die Elemente des QM sind an dieser Stelle ein gutes Handwerkszeug, sich derartigen Problemen zu nähern. Unsere bisherigen Erfahrungen zeigen, dass an den Klärungsbedürfnissen der MitarbeiterInnen und ihrer Arbeitsprozesse anzusetzen ist, und dass es bei QM nicht etwa um die Erfüllung einzelner Auflagen in einem Qualitätshandbuch geht. Es

erwies sich als wichtig, die organisatorische Verankerung eines QM-Systems basisnah vorzunehmen und andernorts erprobte »Bausteine«, wie zum Beispiel Qualitätszirkel und eine Qualitätsbeauftragte, einzuführen. Aufbauend auf den Vorerfahrungen des ärztlichen Leiters wurde das QM-System in seinem jetzigen Verantwortungsbereich konzipiert, wir stehen in der Phase der Umsetzung. Inhaltlich entwickeln sich in der Arbeit Konzeptbausteine, die auch im Modell des EFQM[1] vorkommen, mit dem wir uns in der nächsten Zeit beschäftigen werden. Leitungskräfte haben bei der Umsetzung des QM-Konzepts eine Vorbildfunktion. Das heißt, sie werden auch umgekehrt von den MitarbeiterInnenn im Umgang mit Fehlern und Unzulänglichkeiten besonders kritisch hinterfragt. Es erscheint für MitarbeiterInnen wenig einleuchtend, wenn die Leitung einerseits »Fehlerfreundlichkeit predigt« und andererseits Fehler ohne Beachtung des Gesamtzusammenhanges herausgreift und einzelne MitarbeiterInnen dafür »verdammt«. Hilfreicher als die Frage »*Wer* war es, wer hat den Fehler begangen?« erweist sich die Frage: »*Wie* konnte der Fehler geschehen?« Die Ermunterung zu konstruktiver Kritik – klar in der Sache, respektvoll mit der Person – sollte im Vordergrund der Aufmerksamkeit stehen. Motivation wird auch dadurch hergestellt, dass MitarbeiterInnen in Entscheidungsprozesse einbezogen werden. So gab es in der Vorphase der QM-Implementation zwei Projekte, die unter breiter Beteiligung der MitarbeiterInnenschaft durchgeführt wurden. Dadurch wurde QM-Arbeit gewissermaßen »exemplarisch« in Form von MitarbeiterInnenbeteiligung erfahrbar.
Die Leitungskraft muss in der Strukturierung des QM-Prozesses auf die Rolle der QB besonderes Augenmerk legen. Die QB darf weder ein bloßes Instrument der Leitung noch ausschließlich ein Instrument der Basis sein. Die Nähe der Rolle einer QB zu der einer Fortbildnerin oder Supervisorin erfordert eine exakte Abgrenzung ihrer Zuständigkeitsbereiche. QM und damit die QB sind bezogen auf die Weiterentwicklung der Qualität der psychiatrischen Arbeit, auf die Prozesse der Behandlung auf den Stationen und auf die Abstimmung der MitarbeiterInnen in ihren Aufgaben und Funktionen. Fragen der Wahrnehmung von Leitungsverantwortung und Entscheidungskompetenzen gehören zu den Linienfunktionen, in die die Stabsstelle QB nicht eingebunden ist und nicht sein sollte. Sie hat beratende Funktion.

1 EFQM = European Foundation for Quality Management

Strukturell ist die QB als Stabstelle der ärztlichen Leitung angesiedelt und an die Entscheidungen der Qualitätssteuerungsgruppe (QSG) gebunden, in der die Krankenhausbetriebsleitung und der Personalrat vertreten sind. Sie ist von dieser QSG damit beauftragt, den Einführungsprozess eines QM-Systems zu »hüten«. Ihre konkreten Aufgaben im Einzelnen entwickeln sich im Prozess und werden von der QSG jeweils verabschiedet. Einer solchen Entscheidungsfindung gehen meist eingehende Diskussionen und Auseinandersetzungen voraus, im Rahmen derer die QSG ihr eigenes Selbstverständnis findet und entwickelt. Grundsätzlich ist die QB in ihrer Position darin gefordert, nach »allen Seiten« ein deutliches Maß an Autonomie und eine Kompetenz darin zu entwickeln, »professionell zwischen allen Stühlen zu sitzen«. Wenn eine QB lediglich als Erfüllungsgehilfin oder – wie es MitarbeiterInnen auch schon genannt haben – »Spionin« der Krankenhausbetriebsleitung oder der ärztlichen Leitung wahrgenommen werden würde, würden Potenziale »verschenkt«, die darin liegen, dass sie außerhalb der Hierarchie eine beratende Funktion hat und dadurch einen anderen Zugang zu den MitarbeiterInnen der Klinik finden kann. Sie hat keine Leitungsverantwortung, kann und braucht aber auch keine Leitungsentscheidungen zu treffen. Gleichzeitig würden Entwicklungspotenziale »verschenkt«, wenn sich die QB vor allem als »Sprachrohr der Basis nach oben« verstehen würde; zum einen ist diese Position durch den Personalrat bereits besetzt, zum anderen ist ihre Aufgabe berufsgruppen- und hierarchieübergreifend gefasst. Sie hat ihre Aufmerksamkeit als Moderatorin des Verfahrens dem Gelingen des Verständigungsprozesses in den verschiedenen Settings zu schenken. Die QB nimmt also eine beratende und unterstützende Funktion ein. Ihre Glaubwürdigkeit und damit ihre Gestaltungsmacht sind davon abhängig, ob es ihr gelingt, ein gewisses Maß an Autonomie allen Hierarchieebenen gegenüber zu entwickeln und Transparenz im Blick auf ihre Kompetenzen und Gebundenheiten herzustellen. Die QB ist für alle Berufsgruppen und die multidisziplinäre Zusammenarbeit dieser Berufsgruppen zuständig. Als angemessene Haltung ließe sich für dieses Unterfangen eine »Allparteilichkeit« im Sinne eines Gelingens des Entwicklungsprozesses und der an ihm Beteiligten formulieren.

Am Ausgangspunkt des Prozesses lässt sich diese Rolle zunächst nur plakativ fassen, eine differenziertere Klärung entwickelt sich im Prozess, indem Situationen, in denen sich Reibungspunkte und »Schnittstellenprobleme« zeigen, sorgfältig im Sinne der Rollen- und Aufgabenklärung bearbeitet werden. Unter

anderem ist das Vorhaben der gemeinsamen Erarbeitung dieses Beitrages auch Teil dieses Rollenklärungsprozesses.
Eine QB mit einer solchen Positionsbestimmung ist darauf angewiesen, dass die Krankenhausbetriebsleitung sie mit dieser Teilautonomie auch dann unterstützt, wenn es zu Reibungen im Prozess kommt. Die Krankenhausbetriebsleitung setzt sich sozusagen mit einer QB auch »eine Laus in den Pelz« und fordert sich selbst damit heraus.

Ein Beispiel aus dem Prozessgeschehen:

Die Leitung trägt die Verantwortung für die Qualität der Einrichtung. Solange die Weiterentwicklung dieser Qualität wenig systematisiert geschieht, kann sie dieser Verantwortung nachkommen, indem sie in Konzeptentwicklungsprozesse immer dann handlungsleitend und direktiv eingreift, wenn sie dies für nötig hält. Wenn ein Team nun im Rahmen des QM-Prozesses in einem von der QB moderierten Zirkel eine neue Organisations- und Arbeitsstruktur entwickelt, sind damit die Einflussmöglichkeiten der Leitung en Detail »diszipliniert«. Die Leitung ist nun gefordert, einen orientierungsgebenden konzeptionellen Rahmen vorzugeben, innerhalb dessen die MitarbeiterInnen die von ihnen favorisierte Lösung entwickeln. In jedem Fall aber braucht es neben den Vorgaben durch die Leitung genügend Frei- und Spielräume für die Entscheidungs- und Gestaltungsmöglichkeiten des Teams. Es geht um das Finden und Halten einer Balance zwischen Vorgaben und Freiräumen. Dabei haben Leitung und QB unterschiedliche Schwerpunkte:
Während die Leitung ihr Augenmerk darauf zu legen hat, dass in einem Zirkel erarbeitete Lösungen innerhalb des von ihr abgesteckten konzeptionellen und inhaltlich-fachlichen Rahmens liegen, gestaltet die QB den Qualitätszirkel als Ort des Suchens und Findens eigener Lösungen. Leitungsverantwortung beinhaltet eher Überblick und Zielorientierung, die Aufmerksamkeit der QB gilt vorrangig dem kommunikativen Entscheidungsfindungs-Prozess. Einer QB muss es sozusagen »egal« sein, welche Lösung gefunden wird, ihr darf es aber nicht egal sein, wie diese Lösung gefunden wird, ob die Lösung konsensfähig ist und wie sich das Team über diese Lösung verständigt und mit ihr identifiziert. Der Leitung hingegen muss es wichtig sein, welche Lösung gefunden wird und ob diese Lösung den Leitlinien des Konzeptes entspricht. Wie geht es weiter, wenn auf dem »richtigen« Weg eine »falsche« Lösung gefunden worden ist? Wie

geht es weiter, wenn eine »richtige« Lösung so gefunden worden ist, dass sie von vielen nicht mit getragen wird? Hier kann es – muss es vielleicht sogar – zu Reibungen zwischen Leitung und Qualitätsbeauftragter kommen, weil sie qua Rolle unterschiedliche Positionen einzunehmen haben.

Unseres Erachtens braucht die Einführung eines QM-Systems, wie z. B. das des EFQM, grundsätzlich die volle Unterstützung der oberen Leitungsebene. Wenn eine Klinikleitung diese Aufgabe nur halbherzig in Angriff nimmt, wird dies zu Brüchen, Unstimmigkeiten und Ambivalenzen führen, die den Prozess blockieren. Die Qualiätsbeauftragte braucht die Unterstützung durch die Klinikleitung, weil sie in ihrer beratenden Funktion und Rolle selbst keinen Zugriff auf Entscheidungskompetenzen hat. Und die Qualitätsarbeit selbst braucht die volle Unterstützung der Klinikleitung, damit sie sich etablieren kann. Dies ist leicht nachvollziehbar, was z. B. das zur Verfügung stellen materieller Ressourcen angeht. Es ist auch noch leicht verständlich, wenn es um die Freistellung von MitarbeiterInnen für Qualitätsaufgaben geht. Es wird komplexer, wenn man den Blick auf die Prozesse lenkt. Dies sollte das aufgeführte Beispiel veranschaulichen.

Ein weiteres Beispiel lässt die Konfliktlage noch deutlicher werden:

Wenn ein Qualitätszirkel (QZ) zu einem Problem einen Lösungsvorschlag erarbeitet hat, kann man die Umsetzung in die Leitungsverantwortung zurückgeben. Auf der Strukturebene ist damit die Integration der Qualitätsarbeit in die institutionellen Strukturen sichergestellt. Auf der Prozessebene kann es aber schwierig werden, wenn z. B. die Leitungsebene dem Lösungsvorschlag eines QZ nicht zustimmt und dessen praktische Umsetzung deshalb nicht vorantreibt. Eine nachträgliche inhaltliche Korrektur der Lösung durch die Leitung schwächt den Prozess und entwertet die Arbeit des Zirkels. Der QZ hat dann umsonst gearbeitet und fühlt sich mit seiner Arbeit nicht anerkannt; seine Mitglieder werden demotiviert, der QM-Prozess und mit ihm die QB in Frage gestellt. Hier ist aufmerksames und achtsames Leitungsverhalten gefordert. Dennoch kann von der Leitung nicht jedes Ergebnis im Interesse der Motivation der MitarbeiterInnen und der Anerkennung und Implementierung der Zirkelarbeit akzeptiert werden. Wenn sie ein Leitbild und dementsprechende Kriterien vorgegeben hat, die die gefundene Lösung erfüllen muss, kann sie sich in der Kritik

am Ergebnis der Zirkelarbeit darauf beziehen und die Auseinandersetzung inhaltlich und sachlich führen. Die QB hat dabei in der Auseinandersetzung qua Rolle und Auftrag den Zirkel als »Entwicklungsort« zu vertreten.
Das Zusammenspiel aller Beteiligten auf der Grundlage ihrer jeweils verschiedenen Rollen stellt hohe Anforderungen, insbesondere an die Bereitschaft und Fähigkeit zur Reflexion des eigenen Rollenhandelns. Darüber hinaus verträgt sich unseres Erachtens die basisnahe Einführung eines QM-Systems nur mit einem kooperativen und mitarbeiterInnenorientierten Führungsstil. Inhaltliche, personelle und materielle Ressourcen müssen zusammenpassen mit den entsprechenden Entscheidungskompetenzen.

Implementation einer QM-Struktur im WZPP Paderborn – erste Schritte

Das WZPP Paderborn hat in seiner jüngsten Geschichte innerhalb von wenigen Jahren drei verschiedene ärztliche Leitungen erlebt, zuletzt ist 1995 und 1998/99 die gesamte Krankenhausbetriebsleitung neu besetzt worden. In den letzten Jahren vor der aktuellen Ära hat sie eine zu kurz gegriffene Leitbilddebatte geführt, von der ein Papier mit einem Leitbild aus zwei Sätzen »übrig geblieben ist«. Sie hat teilgenommen an einem Probelauf der psychiatrischen Basis-Dokumentation (BADO); die dabei erhobenen Daten sind nie im Zusammenhang ausgewertet worden. Und sie hat im Vergleich zu anderen Kliniken sehr früh eine PatientInnenbefragung implementiert und deren Auswertung sichergestellt. Zu Beginn der neuen »Ära« war dieses Projekt insofern verkümmert, als der Rücklauf der Fragebögen sehr gering geworden war – und es kein Verfahren gab, das sicherstellte, dass die Stationen und Abteilungen eine Rückmeldung über die Ergebnisse der Befragung erhielten. Selbst die Initiatoren dieser Befragung hatten sie irgendwie »aus den Augen verloren«. Von den Projekten wurde berichtet, dass sie wie »Strohfeuer« gewesen und »im Sande verlaufen wären«. Bei dem neuen Anlauf ist von daher darauf zu achten, dass sich der Prozess der Einführung des QM-Systems kontinuierlich und verlässlich gestaltet.
Ich, Bernward Vieten, hatte als ärztlicher Leiter meiner vorherigen Einrichtung bereits ein QM-System mitgestaltet und fundierte Erfahrungen damit gesammelt. Meine Vorstellungen über den Prozess der Einführung eines QM-Systems sind von daher bereits gereift und weit entwickelt. Ich bin nun als ärztlicher Lei-

ter im WZPP Paderborn »federführend« tätig und habe im April 1999 einen Beschluss der Krankenhausbetriebsleitung herbeigeführt, der den Rahmen für die Einführung des QM-Systems darstellt. In diesem Beschluss sind folgende Eckpunkte festgeschrieben:

siehe Manual ■ ■ ■ ■: KBL-Beschluss zur Einführung eines QM-Systems, Seite 313

- Grundlagen des QM
- Wesentliche Ziele wie Weiterentwicklung der Behandlungsqualität, KundInnenorientierung, Erfassen von Qualitäts-Ressourcen, Orientierung an den Versorgungsbedürfnissen der Region, Orientierung am Auftrag der MitarbeiterInnen
- Bestimmung der Ressourcen, Personal- und Sachmittel
- Inhaltliche Festlegung von Begriffen: die Sprache, Definitionen qualitätsrelevanter Begrifflichkeiten
- Struktur: Aufgaben von Qualitätssteuerungsgruppe, Qualitätsbeauftragter und Qualitätszirkel.

Für mich, Hildegard Weigand, waren für die Entscheidung zur Mitwirkung an diesem Vorhaben die Festschreibung einer basisnahen Verankerung des QM-Systems und die Berücksichtigung der bereits entwickelten Kommunikations- und Kooperationsstrukturen wesentlich und ausschlaggebend.

Wenn in einer Institution ein QM-System angeordnet wird bzw. ein zusätzliches System aufgelegt wird, erleben die MitarbeiterInnen dies als Fremdbestimmung, als zusätzliche Anforderung, als Kontrolle, als Instrumentalisierung und Funktionalisierung ihrer Arbeit und ihrer Personen. Das eingeführte QM-System wird dann abgewehrt und unterlaufen, oder nur zum Schein und fragmentarisch umgesetzt. Gegen den Widerstand der MitarbeiterInnen an der Basis lässt sich QM nicht einführen, und ohne ihre Einbindung bleibt es aufgesetzt. Für einen solchen QM-Prozess hätte ich mich nicht engagieren wollen.

Hat ein QM-System zum Ziel, prozesshaft Strukturen der Zusammenarbeit zu entwickeln, die die kontinuierliche Verbesserung der Qualität der Arbeit unterstützen, dann wird dieses Ziel nur erreicht, wenn die MitarbeiterInnen der Einrichtung für diese Entwicklung gewonnen werden, sie als Subjekte ihrer Arbeit gefragt und ernst genommen werden und sie sich mit dieser Entwicklung einverstanden erklären, sie mit tragen und umsetzen.

Wie wurde der erneute Start in die Einführung des QM-Systems von uns gestaltet?

Seit Ende 1999 arbeitet die »Qualitätssteuerungsgruppe« in monatlichen Treffen, die von der QB vorbereitet werden. Die QSG setzt sich zusammen aus den drei Mitgliedern der Betriebsleitung, der Qualitätsbeauftragten und dem Vorsitzenden des Personalrats. Eine derartige Zusammensetzung, die neben der normalen Linienstruktur in den Alltag der Klinik eingebettet ist, sichert zum einen die interdisziplinäre Zusammenarbeit in der Klinikleitung in Fragen des QM; zum anderen sichert sie die Einbindung der Arbeit der Qualitätsbeauftragten ab. Durch die Beteiligung des Personalrats wird die Information der MitarbeiterInnen der Klinik ermöglicht. Umgekehrt werden von allen Beteiligten Störmeldungen und Anliegen in die QSG eingebracht, die ein Handeln der Gruppe im koordinierenden Sinne, zum Beispiel durch Einberufung eines übergreifenden Qualitätszirkels, ermöglichen. Die MitarbeiterInnen wurden Anfang des Jahres 2000 in einer Informationsveranstaltung über das QM-Konzept der Einrichtung und die wesentlichen Arbeitsschwerpunkte der Qualitätsbeauftragten und der Qualitätssteuerungsgruppe von den Mitgliedern der Betriebsleitung und der QB informiert. Parallel dazu hat die Qualitätsbeauftragte die ersten drei Monate ihrer Tätigkeit (halbe Stelle) damit verbracht, sich in allen Abteilungen, Bereichen und auf allen Stationen vorzustellen.

siehe Manual ■ ■ ■ ■: Ablauf und Aufbauorganigramm des QM (Grafik), Seite 317

In diesen Gesprächen verfolgte sie zwei Absichten: Zum einen galt es, sich selbst und den Auftrag in der Klinik vorzustellen und zu erläutern. Zum Teil wurden MitarbeiterInnen der Klinik hier zum ersten Mal mit der Thematik befasst. Zum anderen ging es darum, eine erste »unsystematische« Bestandsaufnahme im Blick auf den Entwicklungsstand der Klinik, auf deren Ressourcen und deren Schwachstellen vorzunehmen. Sie fragte nach Handlungsbedarfen, nach Schnittstellenproblemen, nach der Zufriedenheit der MitarbeiterInnen und vielem mehr. Sie sprach mit möglichst vielen MitarbeiterInnen der verschiedenen Hierarchieebenen und Bereichen der Klinik.

Ihr sind bei diesen Gesprächen überall zunächst viele Zweifel und Misstrauen begegnet. Dabei wurden folgende zentral erscheinende Aspekte sichtbar:

- In gewachsenen Institutionen gibt es grundsätzlich eine Skepsis gegenüber neuen Entwicklungen und Impulsen. Gewesenes und Gewachsenes, also die vertraute und bewährte gegenwärtige Praxis, wird durch Neuerungen per se in Frage gestellt. Damit geht einher, dass auch die Handelnden mit ihrer bisherigen Praxis in Frage gestellt werden. Das Bewusstsein von einem »kontinuierlichen Verbesserungs-Prozess« ist noch nicht verbreitet.

- In der Klinik in Paderborn wurde diese grundsätzliche Skepsis durch den mehrfachen, kurz hintereinander stattgefundenen Leitungswechsel bestärkt. Dies bedeutete für die MitarbeiterInnen einen ständigen Wechsel im Führungsstil und des jeweilig vertretenen inhaltlichen Konzeptes. So sind sie vorerst zurückhaltend und warten ab, ob sich der Wechsel fortsetzt oder ob sich endlich Kontinuität einstellt.
- Ein weiterer Aspekt geht vom QM-System selbst aus. Die MitarbeiterInnen kennen die Begrifflichkeiten des Qualitätsmanagements – wenn überhaupt – aus dem Bereich der Industrie. Hier werden vor allem Qualitätskontrolle und die effektive Nutzung von Arbeitszeiten etc. assoziiert. Die MitarbeiterInnen hatten die Befürchtung, die Qualiltätsbeauftragte sei eine Art ReFa-Fachfrau, die demnächst die Zeiten für die verschiedenen Arbeitsabläufe mit Stoppuhr messen würde. Insofern bestand eine berechtigte Sorge, dass mit Hilfe des QM-Systems Überforderungssituationen, die durch die Einsparung von Personalstellen und Sachmitteln entstehen, legitimiert werden sollen. Die MitarbeiterInnen vermuteten, dass ihnen mit Hilfe des QM vor allem aufgezeigt werden sollte, wie sie ihre Leistungen durch effektivere Abläufe weiter steigern können.
- Die anfänglichen und noch vorhandenen Bedenken hatten vermutlich wenig mit der Person der QB zu tun, zumal die MitarbeiterInnen mit ihr und ihrer Rolle noch keine Erfahrungen gesammelt hatten. Befürchtungen machten sich darüber hinaus an der Positionierung der QB in der Struktur fest, die sich folgendermaßen äußerten: »Wenn die QB eine ›Spionin der KBL‹ ist, die die Basis aushorchen und Fehlermeldungen nach oben weitergeben soll, dann müssen wir uns bedeckt halten!« Diese Spannung war auch deshalb ausgeprägt, weil die gesamte KBL zum Zeitpunkt des Einstiegs der QB selbst erst kurz in ihrer Funktion tätig war und die mit ihr gesammelten Erfahrungen noch frisch und nicht verlässlich waren.

Während der Zeit der Einarbeitung und Orientierung der QB wurden aber auch die ersten Anliegen an sie herangetragen. Zum Beispiel lautete die erste Anfrage, ob sie nicht Konzepttage moderieren könne. Um als QB weiter Fuß zu fassen und um den MitarbeiterInnen eine Erfahrung in der moderierten Zusammenarbeit zu ermöglichen, wurde diese Anfrage von der QSG positiv entschieden. In der Praxis zeigte sich dann, dass an solch einem ersten stationsgebundenen Konzepttag lediglich ein Aufriss der zu klärenden Themen und Aspekte leistbar ist und dass die Teammitglieder mit Aufträgen zur Erarbeitung von Vorlagen entlassen werden. Es wurde deutlich, dass die Konzeptentwicklung, wenn sie wirklich zur Klärung der Arbeit mit den PatientInnen und der Zusammenarbeit im Team beitragen will, einen kontinuierlichen Besprechungs- und Klärungsprozess braucht. Es wurde entschieden, dass zunächst auf all denjenigen Stationen, die von Umstrukturierungen betroffen sind, der damit einhergehende dringende Konzeptklärungsbedarf in stationsgebundener Qualitätszirkelarbeit geleistet werden soll. Einmal monatlich treffen sich seither die Stationsteams zu einer zunächst von der QB moderierten Sitzung und bearbeiten je nach Dringlichkeit die einzelnen Aspekte des konzeptionellen Klärungsbedarfs. Das jeweilige Team entscheidet, welches Thema bearbeitet wird. Jede und jeder in der Runde ist gleichberechtigtes Zirkelmitglied. Alle nehmen zwar in ihrer Funktion und Rolle teil, die »Leitungshierarchie« – (ober)ärztliche Stationsleitung, pflegerische Stationsleitung, bei Bedarf auch die ärztlichen und pflegerischen Abteilungs- und Klinikleitungen – tritt allerdings nicht leitend und strukturierend in Kraft. Diese Regelung eröffnet neue Möglichkeiten der Verständigung untereinander. Die Moderatorin stellt sicher, dass alle Teilnehmenden zu Wort kommen und alle Beiträge ernst und wichtig genommen werden. Sie hält den roten Faden und strukturiert die Kommunikation gleichermaßen prozess- und zielorientiert. Inhaltlich enthält sie sich.

Mit der Einführung von moderierten Konzepttagen und stationsgebundenen Qualitätszirkeln, in denen die MitarbeiterInnen erste Erfahrungen mit moderierten Gesprächen sammeln, ist der Einstieg in die Qualitätsarbeit an der Basis geschehen. Ein weiterer Schritt im Prozess war und ist die interne Schulung von KlinikmitarbeiterInnen aller vertretenen Berufsgruppen und Hierarchieebenen zu ModeratorInnen, denn sowohl für stationsgebundene als auch für übergreifende Qualitätszirkel braucht eine psychiatrische Klinik eine gewisse Anzahl von Moderatorinnen und Moderatoren, die sich intensiver mit dem Qualitätsmanagement vertraut machen und bereit sind, sich dafür zu engagieren. Die ModeratorInnen werden in der ersten Zeit von der QB beraten und begleitet, bis sie in ihre Rolle hineingewachsen sind.

Es geht in nächster Zukunft darum, die stationsgebundenen Zirkel auf allen Stationen der Klinik zu etablieren und zu festigen. Darüber hinaus initiieren wir eine neue Leitbilddebatte in der Klinik, damit die MitarbeiterInnen eine Orientierung für ihre Qualitätsarbeit im Detail erhalten. Schritt für Schritt werden dann die einzelnen Schnittstellenprobleme in der Reihenfolge ihrer Dringlichkeit und des Interesses der Beteiligten daran im Rahmen von übergreifenden Qualitätszirkeln angegangen.

Bei all diesen Initiativen ist es wichtig, ein Tempo der Entwicklung zu wählen, das von den MitarbeiterInnen mitgegangen und durchgehalten werden kann. Es zeigt sich schon jetzt, dass die Kommunikation über das QM sorgsam und kontinuierlich gepflegt werden muss – z. B. über die klinikinterne Zeitung – damit der Prozess als verlässlich erfahrbar wird. Wenn MitarbeiterInnen überfahren und nicht ausreichend mit einbezogen werden, dann distanzieren sie sich zu ihrem eigenen Schutz und gehen in die Abwehr und den Widerstand.

Risiken und Chancen von Qualitätsmanagement in typischen Spannungsfeldern

Wir wollen im Folgenden einige der Spannungsfelder aufzeigen, die sich bei der Einführung von QM-Strukturen zeigen. Die Auflistung ist weder vollständig noch systematisch. Der frühe Zeitpunkt im Prozess lässt es noch nicht zu, endgültige Schlussfolgerungen zu ziehen. Vielmehr hat diese Auflistung den Charakter eines »Brainstormings«, einer ersten »Stoffsammlung«:

Abwehr, Widerstände und die »Pflege der Verständigung« im Prozess der Implementierung von QM-Strukturen

In einem früheren Abschnitt haben wir bereits die Skepsis und das Misstrauen der MitarbeiterInnen gegenüber Neuerungen beschrieben. Wenn MitarbeiterInnen für diesen Prozess dennoch gewonnen werden sollen – und dies ist u. E. eine unumgängliche Notwendigkeit – dann muss dieser Skepsis zum Ausdruck verholfen und dem Misstrauen Verständnis entgegengebracht werden. Dies ist nicht mit einer einmaligen Klärung und Auseinandersetzung getan. Vielmehr scheint es notwendig, immer dann, wenn sich die Skepsis zeigt, auf sie einzugehen und sie – im Sinne von »Störungen haben Vorrang« – zu bearbeiten. Es gilt, sie sozusagen »mitzunehmen« und »dabei zu haben«. Vor allem langjährige MitarbeiterInnen haben viele Wechsel in der Leitung und Führung und in der konzeptionellen Ausrichtung miterlebt. Neue Entwicklungen versprechen immer, dass es besser wird. Nicht immer werden diese Versprechungen eingehalten. Skepsis und Misstrauen verlangen zum Beispiel einen besonders sorgfältigen Umgang mit Verschwiegenheit: In den verschiedenen Settings, die bisher im Rahmen des QM entstanden sind, ist der QB die Frage nach Verschwiegenheit immer wieder mit großer Brisanz und Dringlichkeit begegnet. Es wurde notwendig, einen geschützten Arbeits- und Lernrahmen herzustellen. Es wurden Verschwiegenheitsvereinbarungen getroffen, dass zum Schutz der Beteiligten personenbezogene Informationen nicht weitergegeben werden – dass aber gleichzeitig der kollegiale Austausch über besprochene und erarbeitete Inhalte und mit dem Verfahren gesammelte Erfahrungen kommuniziert werden.

Die Einführung eines QM-Systems kann nur dann erfolgreich gelingen, wenn es den MitarbeiterInnen tatsächlich eine größere Arbeitszufriedenheit bringt und wenn dies in kleinen Schritten bereits während des Einführungsprozesses erfahrbar wird. Worin kann dieser Zugewinn bestehen? Zum Beispiel erleben MitarbeiterInnen,

- dass entwickelte Foren und Kommunikationsstrukturen ihre Stärken und Qualitäten sichtbar werden lassen;
- dass sie mehr Anerkennung und Wertschätzung für das erfahren, was sie leisten;
- dass sie gefragt und gehört werden mit dem, was sie sagen und wollen;
- dass sie zufriedener sind, weil sie in ihrer Arbeit mehr mitentscheiden und gestalten können;
- dass sie ihre Schwachstellen besser absichern können und deshalb weniger ängstlich sind in der Alltagspraxis;
- dass an den bearbeiteten Schnittstellen weniger Demotivierung und Kränkung geschehen kann;
- dass sie ein klareres Verständnis von ihrer eigenen Rolle und Aufgabe und der der Kooperationspartner erhalten.

Das angestrebte Ziel einer Klinik ist die Verbesserung der Behandlung und Begleitung von psychisch kranken Menschen – erfahrbar gemachte Erfolge auf diesem Weg erhöhen die Arbeitszufriedenheit.

Die Qualitätsdebatte wird bisweilen so geführt, als ob mit der Einführung eines neuen Systems und einer neuen »Qualitätssprache« etwas völlig Neues – nämlich die Qualität – entdeckt wird. Eine auf diese Art und Weise geführte Debatte ignoriert und leugnet, dass MitarbeiterInnen sich immer schon um die Qualität ihrer Arbeit bemüht haben, dass dies nur unter anderen Namen und Überschriften geschah. Eine so geführte Debatte erzeugt Widerstand, weil es ihr an Wertschätzung und Anerkennung gegenüber den bisherigen Arbeitsleistungen von den in der Psychiatrie Beschäftigten mangelt. Es gilt, die Qualitätsdebatte anzubinden an die bisherigen Entwicklungen und sie erkennbar werden zu lassen, als das, was sie ist, nämlich ein Versuch, bei der Weiterentwicklung von Hilfeinstitutionen und -systemen von den industriellen Qualitätsentwicklungssystemen zu lernen und zu profitieren. QM in der Psychiatrie ist nichts völlig Neues. Es ist die Fortsetzung des Bemühens um die Weiterentwicklung der Qualität der Arbeit – indem systematische und verlässliche Strukturen entwickelt werden, die Qualität sichern und entwickeln.

»Top down – bottom up«: Balancen herstellen und halten

Der Prozess der Einführung des QM ist auch ein Prozess des kontinuierlichen Ausbalancierens zwischen Polen. Wir wollen einige Spannungslinien benennen, auf denen sich Leitungskräfte, Qualitätsbeauftragte und andere mit der Umsetzung Beschäftigte hin- und her bewegen. Es geht in einem QM-Prozess um eine Balance zwischen

- orientierungsgebenden Vorgaben durch LeitungsmitarbeiterInnen und Entscheidungs- und Gestaltungsfreiräumen für die BasismitarbeiterInnen,
- gestaltendem Steuern und Initiieren durch Leitung einerseits und prozesshaftem Folgen und Mitgehen durch die QB andererseits,
- Voranbringen einerseits und Innehalten andererseits, um ein angemessenes Entwicklungstempo herzustellen,
- dem Zutrauen in die Ressourcen der MitarbeiterInnen einerseits und dem Respekt vor deren Begrenzungen und Belastungen andererseits,
- der Orientierung an Zielen und entsprechenden Zeitvorgaben einerseits und der Wachsamkeit für den Entwicklungsprozess und entsprechenden Korrekturen andererseits,
- Lösungsorientierung einerseits, Respekt vor den Problemlagen andererseits,
- Individualinteressen einerseits und Institutionsinteressen andererseits, damit MitarbeiterInnen nicht instrumentalisiert werden,
- Interventionen auf der Ebene der Systeme und Strukturen einerseits und Personen andererseits.

Die Balanceakte sind gefordert im Einzelnen und im Grundsätzlichen. Sie kennzeichnen auch die Zusammenarbeit zwischen der Leitung und der QB. Die Verantwortung der Leitung liegt dabei – wie bereits ausgeführt – mehr in der Orientierung auf die Ziele und bei der Zuweisung bzw. dem Aushandeln der Ressourcen (Personal- und Sachmittel), die QB trägt als »Hüterin des Verfahrens« in erster Linie Verantwortung für den Prozess der Einführung des QM-Systems.

Festgeschriebene Rahmenbedingungen, die den QM-Prozess begrenzen

Eine psychiatrische Klinik hat einen gesetzlichen Auftrag, an dessen Erfüllung ihre Existenz gebunden ist. Die zur Erfüllung des Auftrages festgeschriebenen Rahmenbedingungen determinieren die Möglichkeiten und Grenzen der Arbeit. Wenn die Ressourcen und Mittel sehr begrenzt sind, kann eine Klinik auch nur eine begrenzte Qualität der Behandlung sicherstellen. Ein QM-System findet innerhalb dieser Rahmenbedingungen statt und ist durch diese geprägt. Es ist darüber hinaus durch die Festschreibung von Strukturen wie z. B. die der PsychPV begrenzt, auf die auch die Leitung keinen Einfluss hat.

Ein Beispiel: Die PsychPV schreibt den Stellenschlüssel für die verschiedenen Berufsgruppen vor. Die Kostenträger und Krankenversicherungssysteme orientieren sich bei der Zuweisung ihrer Mittelvergabe an der PsychPV. Sie schreibt die Verteilung der verschiedenen Berufsgruppen vor und stellt derzeit sicher, dass die medizinische Disziplin durch ÄrztInnen und Pflegekräfte deutlicher präsent ist als die anderen Berufsgruppen der Psychologie, der Sozialarbeit, der Körper- und Kreativtherapie, der Ergotherapie. Ein Wechsel der Stellen ist möglich, muss aber inhaltlich begründet werden. Dieser »Proporz« begrenzt quantitativ bereits – unabhängig davon, ob man die medizinische Dominanz fachlich und inhaltlich für angemessen hält oder nicht – die Möglichkeiten des berufsgruppenübergreifenden Arbeitens. Er begrenzt das multiprofessionelle Zusammenarbeiten im Team. Die nur marginal vertretenen Berufsgruppen sind oft für so viele PatientInnen und Stationen zuständig, dass bereits ihre Teilnahme an den Teamsitzungen und damit der patientenorientierte multiprofessionelle Austausch nur eingeschränkt und gezielt möglich ist.

Die Weiterentwicklung der Qualität der Arbeit ist durch die materiellen und personellen Ressourcen begrenzt. Diese Grenzen gilt es zu respektieren, damit innerhalb der Grenzen das Bestmögliche getan werden kann. Ein QM-System wird und sollte aber auch scheitern, wenn es dazu missbraucht wird, die Beteiligten mit unerträglichen Mittelverknappungen zu versöhnen.

»Last but not least«: Zur Einbeziehung der PatientInnen, NutzerInnen, KundInnen

Eine besondere Herausforderung stellt in einer psychiatrischen Klinik die Miteinbeziehung der NutzerInnen dar. Aufgrund ihrer spezifischen Beeinträchtigung entziehen diese sich dem klassischen »KundInnenstatus« und einem »gewohnten Zugriff«, mindestens in der Akutsituation der Aufnahme.

Dies wird auch offenbar, wenn es darum geht, mit Hilfe von Fragebögen deren Zufriedenheit zu erheben. Allzu deutlich erfahrbar wird, dass das Ausfüllen eines Fragebogens am Ende einer Behandlung von vielen anderen als den erfassbaren Faktoren abhängig ist. Zufriedenheit mit einer Behandlung ist als Kriterium allein nicht aussagekräftig genug. Darüber hinaus arbeiten die PatientInnenfragebögen zur Zufriedenheit lediglich quantifizierend. Die einzelnen Behandlungsbereiche sind aufgeführt und die PatientInnen teilen anonym mit, wie sehr oder wie wenig sie mit diesem Aspekt der Behandlung zufrieden sind. Dieses Verfahren gibt keine Auskunft darüber, warum sie womit zufrieden bzw. nicht zufrieden sind oder was Nutzer und Nutzerinnen an Qualität interessiert.

In unserer Einrichtung wird als Ergänzung zu den Befragungen zur Zufriedenheit die Einführung von sog. Fokusgesprächen diskutiert: Zu einem zufälligen Zeitpunkt führen Beschäftigte der Klinik, die nicht MitarbeiterInnen der jeweiligen Station sind, mit den dann anwesenden PatientInnen der Station ein Gruppengespräch über die Qualität ihrer Behandlung. Dieses Gespräch wird inhaltlich ausgewertet und den jeweiligen Teams zur Verfügung gestellt. Nur mit ihrer Zustimmung werden wichtige Aspekte an die KBL weitergeleitet.

Die Berücksichtigung der Perspektive der NutzerInnen – hier Angehörige und Psychiatrieerfahrene – erfolgt ebenso in den Trialog-Gesprächen. In regelmäßigen Treffen von Klinik-MitarbeiterInnen, Angehörigen und Psychiatrieerfahrenen werden einmal im Quartal aktuelle Themen, die von allen drei Seiten eingebracht werden können, diskutiert und Verbesserungsvorschläge – Einigung vorausgesetzt – in den Klinikalltag eingebaut. Diese Orte und Settings gilt es, in der nächsten Zeit zu gestalten und zu festigen, damit sich auf Dauer eine entsprechende Kommunikations- und Organisationskultur entwickelt und etabliert, die den Diskurs fördert.

Ein Wort zum Schluss:

Wir als Klinikleitung und Qualitätsbeauftragte sind selbst Lernende in dem prozesshaften Geschehen rund um das Thema Qualitätsmanagement, das wir Organisationsentwicklung nennen. Die Produktion dieses Beitrages hat uns noch einmal konfrontiert mit der Komplexität dieser Aufgabe. Sie hat deutlich werden lassen, wie wir als Prozessbeteiligte bei der Herstellung und Aufrechterhaltung einer kritischen Distanz zum eigenen professionellen Handeln auf Unterstützung durch eine prozessbegleitende Reflexion angewiesen sind. Insofern sind wir auch in der AutorInnenrolle auf kritische Rückmeldungen[2] zu diesem Beitrag neugierig.

Literatur:

Köck, C. (1996): Qualitätsmanagement als Weg zur Organisationsveränderung im Krankenhaus. In: Bellabarba, I.; Schnappauf, D. (Hg.): Organisationsentwicklung im Krankenhaus. Göttingen, Stuttgart, S. 44–49.

2 Rückmeldungen an: PD Dr. Bernward Vieten und Hildegard Weigand, Westfälisches Zentrum für Psychiatrie und Psychotherapie Paderborn, Postfach 2745, 33057 Paderborn.

Qualitätsmanagement in der Werkstatt für Menschen mit psychischer Erkrankung / Behinderung

Aspekte der Einführung und Durchführung als Anforderung an die Leitung

Armin Maier

Plädoyer für die Einführung eines Qualitätsmanagementsystems

In Zeiten, in denen soziale Arbeit und die damit befassten Einrichtungen in Korrespondenz zu gesellschaftlichen Entwicklungen zunehmend komplexer werden, sind Leitungskräfte gefordert, bei der Entwicklung von Organisationsstrukturen auf immer qualifiziertere Methoden zurückzugreifen, ohne dabei an Transparenz zu verlieren. Soziale Einrichtungen im Sinne eines zeitgemäßen Gesamtkonzeptes zu leiten, bedarf einer Systematik, wie es ein Qualitätsmanagement vorsieht. Es gehört zu den wesentlichen Leitungsaufgaben, das Thema Qualität systematisch in den Arbeitsalltag der Einrichtung zu integrieren.

Als Begriffe und Konzepte des Qualitätsmanagements in soziale Einrichtungen und somit auch in die Werkstatt für Behinderte[1] Einzug hielt, sprachen viele Kritiker von einer Modeerscheinung, die schnell wieder verschwinden würde. Inzwischen ist Qualitätsmanagement konstanter und zunehmend nicht nur akzeptierter, sondern gewünschter Bestandteil des Arbeitsalltags in zahlreichen sozialen Einrichtungen. Die Norm, die ISO 9000 ff, wird unter Berücksichtigung der in den letzten Jahren gemachten Erfahrungen überarbeitet und handhabbarer gemacht.

Für Leitungskräfte und MitarbeiterInnen stellt ein systematisch entwickeltes Qualitätsmanagement ein effektives Instrument zur Erfüllung der Anforderungen des Marktes, der Klientel, der Kostenträger usw. dar. Wird es von Leitungskräften sachorientiert, transparent und unter der gebotenen MitarbeiterInnenbeteiligung eingeführt, kann es zur Motivation und Identifikation beitra-

1 Im weiteren Text WfB genannt

gen. Durch die mögliche Steigerung der Effektivität der einrichtungsinternen Prozesse bietet es Leitungskräften ein wesentliches Instrument zur zukunftsorientierten Führung.

Qualitätssicherung, Qualitätsmanagement und die Werkstatt für Menschen mit psychischer Erkrankung / Behinderung – Geschichte, Hintergründe und Fragestellungen

Als in den achtziger Jahren im Rahmen der Globalisierung der Märkte auch in der europäischen Industrie zunehmend internationale Standards zum Tragen kamen, blieb die deutsche Industrie nicht davon verschont. Der Vermerk »Made in Germany« reichte als alleiniges Qualitätsmerkmal nicht mehr aus, andere Kriterien wurden hinzugezogen. Eine Vorreiterrolle hatte dabei die Automobilbranche. So führte die in den Vereinigten Staaten sehr strenge Gesetzgebung in Sachen Produkthaftung schon früh zu einer Ausweitung der in industriellen Fertigungsprozessen üblichen Qualitätssicherungsmaßnahmen bei der Herstellung einzelner Fahrzeugkomponenten zur Ausweitung dieser Qualitätssicherung auf den gesamten Herstellungsprozess. Nur wenn der Hersteller über eine entsprechende Dokumentation belegen konnte, dass er seine Sorgfaltspflicht in Sachen Sicherheit nicht vernachlässigt hatte, war er einigermaßen vor entsprechenden Forderungen im Falle eines Schadens sicher.

Da die Automobilhersteller aber einen erheblichen Teil der im Fahrzeug verbauten Produkte nicht selbst herstellten, übertrugen sie diese Qualitätsanforderungen auf die Zuliefererindustrie. Zulieferer mussten nun, wenn sie diesen Großkunden nicht verlieren wollten, ebenfalls ein entsprechendes Zertifikat nachweisen, oder aber zumindest ein Audit für den Herstellungsbereich des jeweiligen Produktes. Da nicht wenige WfB genau in diesem Marktsegment mit ihren Montage- und Verpackungsgruppen tätig sind, sahen die verantwortlichen Leitungskräfte sich mit entsprechenden Forderungen und Fristen ihrer Kunden konfrontiert. Dies führte dazu, dass einige WfB unter dem Druck ihrer Auftraggeber zunächst nur diesen Produktionsbereich nach der DIN ISO 9000 ff[2] auditieren bzw. zertifizieren ließen.

Der an Industriebetrieben orientierte Aufbau der Norm und die technische

2 Die Norm ist gegliedert in die ISO 9001–9004.

Sprache führten jedoch dazu, dass sie bei Sozialberuflern überwiegend auf Ablehnung stieß. Aussagen wie: »Wir arbeiten mit Menschen, die entsprechen keiner Norm« und: »Beziehungsqualität als wesentliche Grundlage sozialer Arbeit ist nicht messbar« waren an der Tagesordnung, und in der Sache durchaus zutreffend. In so mancher WfB sahen sich Leitungskräfte einer erneuten Diskussion zu einem alten werkstatttypischen Konflikt ausgesetzt, der in der Natur des doppelten Auftrags liegt: Was hat Vorrang, die unter menschlichen und fachlichen Gesichtspunkten bestmögliche Betreuung der behinderten MitarbeiterInnen, oder die Gewinn bringende Abwicklung des Kundenauftrags? Und wieviel Freiheit hat ein Werkstattträger in der Beantwortung solch zentraler Fragen?

Im Gegensatz zu vielen anderen Einrichtungen der Sozialpsychiatrie ist die WfB durch eine relativ klare gesetzliche Grundlage geregelt, nämlich durch die im Schwerbehindertengesetz enthaltene Werkstättenverordnung. Diese beschreibt den doppelten Auftrag so: »Die Werkstatt muss nach betriebswirtschaftlichen Grundsätzen organisiert sein.«[3] Und sie muss »bei der Gestaltung der« Arbeits-»Plätze und der Arbeitsabläufe (...) die besonderen Bedürfnisse der Behinderten soweit wie möglich (...) berücksichtigen, um sie in die Lage zu versetzen, wirtschaftlich verwertbare Arbeitsleistungen zu erbringen«.[4] Wie schon beschrieben sind auch Werkstätten Forderungen ihrer gewerblichen Kunden ausgesetzt, ggf. über eine Zertifizierung den Nachweis ihrer Qualitätsstandards zu führen. Für einen Teil der Produkte aus Werkstätten gilt das Produkthaftungsgesetz. Auch für die Betreuungsaufgaben der Werkstätten wird inzwischen der Nachweis für die Einhaltung bestimmter Qualitätsstandards gefordert. So wurde zur Regelung berufsvorbereitender Bildungsmaßnahmen in WfB zwischen der BAG Wf[5] und der Bundesanstalt für Arbeit[6] bezüglich Eingangsverfahren und Arbeitstraining[7] eine Rahmenvereinbarung getroffen, in der differenziert be-

3 SchwbGWV § 12 Abs. 1

4 SchwbGWV § 5 Abs. 2

5 Bundesarbeitsgemeinschaft der Werkstätten für Behinderte

6 Die Bundesanstalt für Arbeit ist neben den Rentenversicherungsträgern der wesentliche Kostenträger für in WfB durchgeführte berufliche Rehabilitationsmaßnahmen im Rahmen eines Arbeitstrainings.

7 Das Eingangsverfahren kann eine maximale Dauer von vier Wochen haben und dient der Klärung, ob die WfB die geeignete Einrichtung ist, welche berufsfördernden Maßnahmen in Betracht kommen und welche Bereiche der WfB geeignet sind. Das Arbeitstraining kann maximal zwei Jahre dauern und ist eine Maßnahme der beruflichen Rehabilitation mit dem Ziel der Verbesserung der Eingliederungsmöglichkeiten.

schrieben wird, welche Standards eine WfB hierbei erfüllen muss. Folgerichtig hat sich die Bundesanstalt für Arbeit 1997 über eine entsprechende Anfrage von allen WfB die im Arbeitstraining jeweils umgesetzten Konzepte bzw. Förderprogramme erbeten.[8] WfB müssen davon ausgehen, dass die Bundesanstalt für Arbeit als wesentlicher Kostenträger des Arbeitstrainings anhand definierter Kriterien überprüft, ob die vereinbarte Leistung erbracht wird. Auch für den Bereich der dauerhaften Beschäftigung in WfB[9] finden sich im Rahmen der Diskussion um die Neufassung des SGB IX in fast allen Entwürfen Formulierungen wie die Forderung nach »trägerübergreifend verbindlichen Qualitätsstandards und gemeinsamer Qualitätssicherung«,[10] ohne dass bisher genauer definiert wurde, was darunter zu verstehen ist. Auf diesem Hintergrund ist durchaus nachvollziehbar, dass immer mehr WfB dazu übergehen, auch für ihre Betreuungsaufgaben ein Qualitätsmanagementsystem zu entwickeln, um einen entsprechenden Nachweis den Kostenträgern gegenüber führen zu können.

In der Sozialpsychiatrie wird als Qualitätsmanagement noch überwiegend der etwas verkürzte Begriff der Qualitätssicherung eingesetzt. Dies ist sicherlich auf dem Hintergrund zu sehen, dass angesichts leerer öffentlicher Kassen auch dieser Sektor sozialer Arbeit immer stärker von Einsparungen betroffen ist. Viele reden von Qualitätssicherung und meinen Sicherung der erreichten Standards für Personal- und Mittelausstattung, und damit Sicherung der erreichten Betreuungskapazitäten. In diesem Kontext werden z. B. für das ›Betreute Wohnen‹ standardisierte Betreuungsverträge ausgearbeitet, im Sinne der NutzerInnenkontrolle zwischen PatientInnen und Klinik Behandlungsvereinbarungen getroffen, für sozialpsychiatrische Wohnstätten Aufnahmekriterien erarbeitet. Dieses sind unbestritten sinnvolle Maßnahmen, die Standards setzen und Qualität sichern helfen. Qualitätsmanagement aber will mehr: Qualitätsmanagement als Führungsinstrument will die geplante Steuerung *aller* in der Einrichtung ablaufenden Prozesse nach vereinbarten Verfahren bei größtmöglicher

8 Die Ergebnisse wurden veröffentlicht in: ibv – Informationen für die Beratungs- und Vermittlungsdienste der Bundesanstalt für Arbeit – 48 / 98 – Berufliche Bildung und Förderung in der Werkstatt für Behinderte (WfB) – Problemstellung, Konzepte, Materialien.

9 Für den so genannten Arbeitsbereich, in dem Personen beschäftigt werden, »die wegen Art oder Schwere der Behinderung nicht, noch nicht oder noch nicht wieder auf dem allgemeinen Arbeitsmarkt tätig sein können« (SchwbG § 54 Abs. 1), wird in der Regel der überörtliche Sozialhilfeträger im Rahmen der Eingliederungshilfe Kostenträger.

10 Aus dem Eckpunktepapier SGB IX der Koalitionsarbeitsgruppe Behindertenpolitik vom 18. 10. 99.

Zufriedenheit aller Beteiligten. KundInnenorientierung steht hier an erster Stelle. Um dieses zu erreichen, bedarf es auch zeitgemäßer Leitungs- und Führungsmethoden.
Das heißt, es reicht nicht aus, einen Katalog mit Aufnahmekriterien für eine Einrichtung und eine Betreuungsvereinbarung zu formulieren. Der Leitungskraft muss bewusst sein, dass Qualitätsmanagement sehr viel mehr Fragen aufwirft:

- Was ist das gemeinsame Ziel der Betreuung?
- Wer übernimmt welche Aufgabe bei der Verfolgung dieses Ziels?
- Wer benötigt dafür welche Ressourcen?
- Welche Qualifikationen sind gefragt?
- Welche Zeiträume werden für welche Schritte vereinbart?
- Wie können Vereinbarungen bei auftretenden Problemen der neuen Sachlage angepasst werden?
- Wann, von wem und nach welchen Kriterien erfolgt die Überprüfung, ob das gemeinsame Ziel erreicht wurde?

Es geht darum, einen Prozess zu beschreiben, und ihn dann nach Möglichkeit auch genau so ablaufen zu lassen, bzw. ihn in seiner Beschreibung den sich stets wandelnden Anforderungen anzupassen. Tauchen im Prozess Probleme auf, stellen sich die Fragen: Wie löse ich diese Probleme? Muss ich eventuell meinen Prozess und seine Beschreibung verbessern?
Mit einem Qualitätsmanagementsystem wird ein lernendes System installiert, das sich den Gegebenheiten anpasst. Nichts in der sozialpsychiatrischen Arbeit ist statisch; tagtäglich laufen eine Vielzahl von Prozessen in Einrichtungen ab. Ein wesentlicher Teil dieser Fragestellungen berührt die Leitung, die letztlich von den Entscheidungsträgern der Einrichtung beantwortet werden müssen.
Für die WfB lässt sich daraus ableiten, dass es sowohl für die Abwicklung der Produktionsprozesse als auch für den kontinuierlichen Betreuungsprozess möglich ist, sich an der DIN ISO 9000 ff zu orientieren und sich ggf. danach zertifizieren zu lassen. Welche Standards gefordert sind, lässt sich im Produktionsbereich an KundInnenforderungen und ggf. an gesetzlichen Rahmenbedingungen ablesen. Im Prinzip gilt dies auch für den Betreuungsauftrag: Der ›Kunde behinderter Mitarbeiter‹ formuliert Ansprüche, der Kostenträger tut dies inzwischen ebenfalls präziser und auch für Betreuungsaufgaben gibt es gesetzliche Rahmenbedingungen.

Der deutlichen Prozessorientierung trägt auch die zzt. stattfindende Revision der DIN ISO 9000 ff Rechnung. Sie ist, ohne die grundsätzliche Idee aufzugeben, in sehr viel höherem Maße prozessorientiert, und wird somit eher pragmatischen Gesichtspunkten gerecht. Und um ein häufiges Missverständnis auszuräumen: Die DIN ISO 9000 ff schreibt nicht vor, wer was wie zu tun hat! Sie verlangt, dass beschrieben wird, wer was wie und warum tut!

Zur Einführung eines Qualitätsmanagementsystems – was die Leitung bedenken sollte

Wenn es um die Einführung eines Qualitätsmanagementsystems geht, taucht bei MitarbeiterInnen häufig die Frage auf: »Haben wir denn bisher keine gute Arbeit geleistet?« Es gehört zu den wichtigsten Aufgaben der Leitung, darauf mit einem in der Regel den Tatsachen entsprechenden eindeutigen: »Doch, das habt Ihr« zu antworten. Gerade Werkstätten für Menschen mit psychischer Behinderung haben sicherlich respektable Arbeit geleistet, da es ihnen gelingt, ihre Klientel trotz schwieriger Marktbedingungen in einen regelmäßigen Arbeitsalltag zu integrieren. Wozu aber ein Qualitätsmanagementsystem entwickeln, wenn bisher gute Arbeit geleistet wurde? Welche Gründe also gibt es außer den bereits genannten Forderungen seitens gewerblicher Kunden und seitens der Kostenträger für eine WfB, ein solches System zu installieren, zumal dies ja mit erheblichem Aufwand und Kosten verbunden ist?

Es ist Aufgabe der Leitungsverantwortlichen, den MitarbeiterInnen besonders in der Einführungsphase die Gründe für die Entscheidung zugunsten eines Qualitätsmanagements zu vermitteln:

- Werkstattträger sehen sich, wie andere soziale Einrichtungen, steigenden Anforderungen bei immer knapper werdenden Mitteln ausgesetzt. Im Bereich der Produktion lassen sich zurzeit massive Veränderungen beobachten. Ganze Branchen sterben oder wandern ab, neue Produktionszweige entstehen. Für WfB und ihre behinderten MitarbeiterInnen bisher besonders geeignete, sehr einfache Auftragsarbeiten werden zunehmend maschinell abgewickelt, oder an Billiglohnländer vergeben. Auftragskontingente werden immer größer und sind damit oft für eine einzelne Werkstatt kaum noch zu bewältigen. Eine Perspektive stellt die trägerübergreifende Kooperation dar. Dabei bleibt dem Kunden weiterhin die Verrechnung der Ausgleichsabgabe mit der im Rechnungsbetrag enthaltenen Arbeitsleistung[11] in vollem Umfang erhalten.

- Ebenfalls zunehmend ist die Tendenz zur Gesamtdienstleistung. Der Auftraggeber gibt z. B. nicht mehr nur einen Druckauftrag, sondern er liefert eine CD mit Daten. Die WfB soll Teile der grafischen Gestaltung des Druckwerks, die EDV-technische Aufbereitung, die Papierbeschaffung und Lagerhaltung, den eigentlichen Druck, die Buchbindearbeiten und ggf. auch noch den Versand an die KundInnen des Auftraggebers bis hin zur Rechnungsstellung abwickeln. Das heißt, der WfB wird ein sehr viel höheres Maß an Logistik und Flexibilität abverlangt, ohne mehr Ressourcen zur Verfügung zu haben.
- Da solche sich verändernden Marktbedingungen erheblichen Einfluss auf den Betreuungsalltag in einer WfB und die dafür erforderlichen Konzepte haben, bekommen Fragen des Leitbildes und der Qualitätspolitik wieder mehr Bedeutung. Hier ist die oberste Leitung gefragt. Und hier ist auch die Schnittstelle zu der neben externen KundInnen- und Kostenträgerforderungen ganz wichtigen dritten Anforderung, die an die WfB für Menschen mit psychischer Behinderung herangetragen wird: Die Forderungen, die durch die Klientel oder deren Vertreter erhoben werden. Bisher konnte die Unterscheidung zwischen Handwerks- oder Industriebetrieb wie folgt getroffen werden: »Der ›normale‹ Betrieb sucht sich für seine Arbeit die passenden MitarbeiterInnen. Die WfB muss sich für ihre behinderten MitarbeiterInnen die passende Arbeit suchen.« Auf dem Hintergrund der beschriebenen Veränderungen gelingt dies jedoch immer weniger. Vielmehr muss die Arbeit, welche die WfB bekommen kann, für die behinderten MitarbeiterInnen entsprechend aufbereitet werden. Ein funktionierendes Qualitätsmanagementsystem kann bei dieser unter fachlichen Gesichtspunkten sehr anspruchsvollen Aufgabenstellung einen entscheidenden Beitrag leisten.

Ein Qualitätsmanagementsystem soll im Wesentlichen Strukturqualität, Prozessqualität und Ergebnisqualität liefern. Selbstverständlich muss dafür das Rad nicht neu erfunden werden. Jeder Träger verfügt bereits über Strukturen, ge-

11 SchwbG § 55 besagt, dass Auftraggeber 50 % der im Rechnungsbetrag einer WfB enthaltenen Arbeitsleistung mit der von ihm zu leistenden Ausgleichsabgabe verrechnen darf. Dies ist für zahlreiche Kunden von WfB immer noch ein wesentliches Motiv, Aufträge an WfB zu vergeben.

staltet Prozesse und liefert Ergebnisse. Oft geht jedoch ein erheblicher Teil der Arbeitskraft von leitenden MitarbeiterInnen durch unklare Abläufe oder unzureichend organisierte Schnittstellen verloren.

Ein von Leitungskräften oft gewählter und in der Regel sehr produktiver Weg, in die Einzelthemen eines Qualitätsmanagements einzusteigen, bietet die Ist-Stands-Analyse. Die jeweiligen MitarbeiterInnen beschreiben im Rahmen einer fachlich qualifiziert begleiteten Arbeitsgruppe den von ihnen meist täglich ausgeführten Ablauf, z. B. die Warenannahme, die Mittagessenausgabe, das Aufnahmegespräch, eben alle relevanten Abläufe. Die Begleitung dieser Arbeitsgruppen kann sowohl durch externe Berater, durch interne Qualitätsmanagementbeauftragte, als auch durch thematisch geschulte, entsprechend qualifizierte MitarbeiterInnen erfolgen. Das Vorgehen ist hier sehr von der Planung des Entwicklungsprozesses, der Trägerstruktur, dem Thema abhängig. Dennoch sollte auch bei der Zusammensetzung von solchen Arbeitsgruppen Transparenz und Sachorientierung wesentlicher Faktor sein. Gibt es mehrere Betriebsstätten, empfiehlt sich eine gemeinsame Arbeitsgruppe, die unterschiedliche Verfahren diskutiert, und daraus einen gemeinsamen Vorschlag ableitet. Im Rahmen solcher Arbeitsgruppen werden o. g. Probleme z. B. an Schnittstellen häufig schon transparent. Die Planung und Steuerung dieser Arbeitsgruppen verlangt Leitungskräften ein hohes Maß an Aufmerksamkeit und Disziplin ab. Im Folgenden wird beispielhaft dargestellt, wie einzelne Bereiche einer Betriebsstätte für psychisch behinderte Menschen eines WfB-Trägers hiervon betroffen sind.

Strukturqualität – Steuerungsinstrument für die Gewährleistung von Klarheit über Funktionen, Anforderungen und Zuständigkeiten

Große WfB-Träger haben in der Regel mehrere Betriebsstätten, eine von ihnen ist für Menschen mit psychischer Behinderung. Den Rahmen für die Koordination dieser Betriebsstätten zu setzen, ist eine Aufgabe der obersten Leitung, die je nach Rechtsform des Trägers aus Geschäftsführung und Vorstand oder Gesellschafterversammlung besteht. Orientierung für alle MitarbeiterInnen in die Struktur der Personalorganisation bringt ein für alle frei zugängliches Organigramm, sowie die dazugehörigen Funktionsbeschreibungen, wie sie sich in der Regel in Qualitätsmanagementhandbüchern finden. Wenn es um die Gestaltung der Strukturen innerhalb der Leitungsebene geht, sollte dieses Gremium definieren, ob es eine Gesamtwerkstattleitung gibt, ob es eine pädagogische Gesamtleitung gibt, oder ob es Betriebsstätten- oder ZweigstellenleiterInnen, pro Betriebsstätte eine geteilte Leitung, eine Fertigungsleitung usw. gibt.[12] Welche Qualifikationen sollen diese MitarbeiterInnen haben? Wie wird sichergestellt, dass der gesetzliche Auftrag, sich betriebswirtschaftlich zu organisieren und gleichzeitig eine behindertengerechte Förderung des / der einzelnen behinderten Mitarbeiters / in zu gewährleisten, erreicht wird? Wie stimmen sich die Leitungsverantwortlichen ab, welche Gremien existieren hierfür, wie arbeiten sie? Welchen Einfluss können Vertretungsorgane wie Werkstattrat, Betriebsrat und Elternbeirat nehmen? Wie spiegeln sich Leitbild und Qualitätspolitik in der Personal- und Gremienstruktur wieder?

Diese Fragen sind in einem laufenden Betrieb in der Regel nicht wirklich ungeklärt, sonst würde er nicht funktionieren. Wer jedoch den Entwicklungsprozess eines umfassenden Qualitätsmanagementsystems miterlebt hat, weiß, wie viel Schwierigkeiten, Missverständnisse, Widersprüche und daraus resultierende Unsicherheiten deutlich werden, wenn Funktionen, Zuständigkeiten und Abläufe auf Leitungsebene genau beschrieben und schriftlich fixiert werden. Die Abstimmung unter allen Beteiligten über ein exaktes Organigramm der einzelnen Aufgaben sowie deren möglichst präzise Beschreibung sorgt nicht nur auf Leitungsebene für wesentlich mehr Sicherheit, Verbindlichkeit und Transparenz. Die Handlungsfähigkeit von einzelnen Leitungsverantwortlichen wird in diesem Rahmen gesteigert, da wesentliche Antworten bezüglich ihrer Funktion gegeben sind, und somit weniger Abklärung im Alltag erforderlich wird. In diesem Zusammenhang werden auch Defizite erkennbar, zu deren Aufhebung somit der erste Schritt gemacht ist. Wesentlich ist jedoch, dieses Vorgehen nicht nur auf die Leitungsebene zu begrenzen. Was für leitende MitarbeiterInnen gilt, trifft auch auf GruppenleiterInnen, soziale Dienste, Verwaltung usw. zu: Überschaubare und exakte Funktionsbeschreibungen sorgen für Klarheit, Sicherheit und Abbau von Reibungsverlusten und tragen unmittelbar zur Strukturqualität bei. Auf die Wirkung dieser Transparenz bezüglich Identifikation und Mitar-

12 Wie hier strukturiert wird, hängt nicht zuletzt auch von den stark durch die seitens der Kostenträger gewährleisteten Personalrefinanzierung ab. Obwohl es auf diesem Hintergrund problematisch ist, gehen immer mehr Träger aus konzeptionellen Gründen dazu über, pro Betriebsstätte eine technische und eine pädagogische Leitung zu installieren.

beiterInnenzufriedenheit wurde bereits hingewiesen. Von einem z. B. für den Arbeitstrainingsbereich einer WfB verantwortlichen Mitarbeiter wird in hohem Maße spezifisches Fachwissen erwartet, Fachwissen, das erfahrungsgemäß im erforderlichen Umfang im Rahmen einer Berufsausbildung gar nicht vermittelt werden kann. Es liegt im Aufgabenfeld der Leitung der WfB, das Aufgabengebiet dieses Mitarbeiters möglichst präzise zu beschreiben, den geeigneten Menschen dafür einzustellen bzw. dafür zu sorgen, dass dieser über eine entsprechende Fort- und Weiterbildungsplanung in die Lage versetzt wird, die ihm gestellte Aufgabe zu erfüllen. Kriterien und Verfahren der Personalauswahl, Funktionsbeschreibung, Ermittlung von Fortbildungsbedarf[13], Qualifizierungsplan für MitarbeiterInnen, gehören in die Feststellung der Strukturqualität und werden z. B. in Form entsprechender Verfahrensanweisungen Bestandteil des Qualitätsmanagementhandbuchs. Damit gelten sie als verbindlich für den Einrichtungsträger in seiner Gesamtheit und kommen zur Anwendung.

Prozessqualität – Steuerungsinstrument der Abläufe und der Gestaltung der Arbeit

Werden die Strukturen der Einrichtung wie beschrieben geordnet, ist damit eine wesentliche Voraussetzung für eine Verbesserung der Prozessqualität geschaffen. Im Zuge der Entwicklung eines Qualitätsmanagementsystems müssen jedoch alle qualitätsrelevanten Prozesse beschrieben werden. Den formalen Rahmen dafür geben die Hauptprozessbeschreibungen sowie die jeweils zugeordneten Verfahrensanweisungen.

Den Hauptprozessbeschreibungen in einer Werkstatt für Menschen mit psychischer Behinderung sind die Leitungsprozesse zuzuordnen, die im Kontext der beschriebenen Strukturqualität bereits angerissen wurden. Ebenso sind die Bereiche Betreuung und Produktion in ihrer Gesamtbetrachtung als Hauptprozesse zu beschreiben. Es wurde eingangs schon kurz erwähnt, dass Qualitätsmanagement in Fragen der Auftragsakquise, der Produkthaftung und ähnlicher Fragen eine wichtige Rolle spielt, und gerade im Produktionsprozess einer ent-

13 Fortbildungsbedarf kann z. B. sehr gut über eine entsprechende MitarbeiterInnenbefragung ermittelt werden. Dabei bezieht sich der erste Fragenteil auf bereits absolvierte Bildungsmaßnahmen, der zweite fragt nach aus Sicht des / der Mitarbeiters / in künftig erforderlichen Qualifikationsmaßnahmen. Das Ergebnis bildet einen Baustein für eine gezielte Fortbildungsplanung.

sprechenden Prozessqualität eine zentrale Bedeutung zukommt. Zu diesem Thema gibt es aus dem industriellen Sektor zwischenzeitlich zahlreiche Veröffentlichungen.

Die Leitung einer WfB hat sich mit der Frage zu befassen, welche Rolle Prozessqualität bei der Gestaltung von Arbeit mit Menschen mit einer psychischen Behinderung und deren Förderung spielt. Hier ist zunächst einmal die Forderung derer zu berücksichtigen, die für die Kosten eines solchen Arbeitsplatzes aufkommen. Nimmt man als Beispiel noch einmal den Arbeitstrainingsbereich[14], sieht man sich als Verantwortlicher gleich einer Vielzahl von Anforderungen ausgesetzt: Dem SchwbG, des Rahmenprogramms[15] sowie dem Anspruch des einzelnen Rehabilitanden bzw. seiner Vertreter. Am Beispiel des Arbeitstrainingsbereichs einer WfB wird im Folgenden verdeutlicht, welche Prozesse der/die Leitungsverantwortliche zuverlässig organisieren muss. Nachdem ein potenzieller behinderter Mitarbeiter bei seinem Kostenträger einen Antrag auf berufliche Rehabilitation gestellt hat und dieser positiv beschieden wurde, wird der regional zuständigen Werkstatt ein Eingliederungsvorschlag gemacht. Über die Aufnahme entscheidet nach dem bereits geschilderten Eingangsverfahren der Fachausschuss[16], der zu beschreibende Prozess nimmt seinen Anfang. Wie ist die Aufnahme des Rehabilitanden geregelt, wie und nach welchen Standards wird das Eingangsverfahren[17] durchgeführt? Innerhalb von vier Wochen Eingangsverfahren soll geklärt werden, »ob die Werkstatt die geeignete Einrichtung für die Eingliederung des Behinderten« ist, und »welche berufsfördernden (...) Maßnahmen (...) in Betracht kommen«. Ggf. soll eine Empfehlung gegeben werden, »welche andere Einrichtung oder sonstige Maßnahme für den Behin-

14 SchwbG § 4 fordert »im Benehmen mit dem zuständigen Rehabilitationsträger (...) berufsfördernde Bildungsmaßnahmen (...) zur Verbesserung der Eingliederungsmöglichkeiten in das Arbeitsleben« und »zur Weiterentwicklung der Persönlichkeit des Behinderten«. Ziel ist, sofern erreichbar, »eine Beschäftigung im Arbeitsbereich der Werkstatt oder auf dem allgemeinen Arbeitsmarkt«.

15 Zwischen Bundesanstalt für Arbeit und BAG WfB vereinbartes Rahmenprogramm, ibv 48/98 vom 02. 12. 1998.

16 SchwbG § 2, dem Fachausschuss gehören z. Zt. Vertreter der WfB, der Bundesanstalt für Arbeit, sowie Vertreter des überörtlichen Trägers der Sozialhilfe an. Gegebenenfalls werden Vertreter anderer Sozialleistungsträger, z. B. der Rentenversicherungsträger oder der Berufgenossenschaften hinzugezogen.

17 SchwbG § 3

derten in Betracht kommen«. Wird der Rehabilitand in das Arbeitstraining übernommen, gilt es, entsprechend der gesetzlichen Vorgaben und der Rahmenvereinbarung, einen Prozess der Förderung und Qualifizierung zu initiieren, zu dokumentieren und kontinuierlich voranzubringen. So soll im Eingangsverfahren geklärt werden, ob die WfB die geeignete Einrichtung ist, oder welche alternativen Maßnahmen in Frage kommen. Das Arbeitstraining soll der Verbesserung der Eingliederungsmöglichkeiten in das Arbeitsleben, der Persönlichkeitsbildung, der Kommunikationsfähigkeit, der allgemeinen Lebensbewältigung, dem Entwickeln wirtschaftlich verwertbarer Arbeitsleistung und ggf. der Vermittlung auf den allgemeinen Arbeitsmarkt dienen. Die von WfB zu vermittelnde berufliche Bildung soll differenziert genug sein, um aufbauende Bildungsangebote, die Berufsabschlüsse zum Ziel haben, zu ermöglichen.[18]
Erreicht der Rehabilitand im Rahmen des Eingangsverfahrens das Ziel der Vermittelbarkeit in eine weiterführende Maßnahme oder auf den allgemeinen Arbeitsmarkt, werden im Zuge der Vermittlung zahlreiche Schritte erforderlich:

- Nach welchen objektiven Kriterien wird die Vermittelbarkeit gemessen?
- Wer stellt sie fest?
- Wird eine externe Belastungserprobung durchgeführt, und wenn ja, wie wird sie durchgeführt?
- Wer wird im Falle eines Vermittlungsversuchs wann von wem beteiligt?

Es sind fundierte Kenntnisse formaler und rechtlicher Kriterien ebenso erforderlich wie Kenntnisse der sozialpsychiatrischen Landschaft, ihrer Qualifizierungsmaßnahmen, Zuverdienstbetriebe, Integrationsfachdienste, berufsbegleitender Dienste usw., wenn das Verfahren für den Rehabilitanden nicht zum Hürdenlauf werden soll. Das heißt, die für das Arbeitstraining Verantwortliche muss nicht nur sicherstellen, dass ihre MitarbeiterInnen im Arbeitstraining wie schon beschrieben sowohl die fachliche Qualifikation im Hinblick auf die Umsetzung von Förderprogrammen, Arbeitsplatzdiagnostik und Prozessbegleitung haben, sondern auch, dass dieses Arbeitstraining entsprechend der fachlich-konzeptionell organisierten individuellen Förderplanung abläuft. Dass die in der Förderplanung festgelegten Ziele und die dafür erforderlichen Trainingsschritte geplant, durchgeführt, ausgewertet und dokumentiert werden. Dass

18 Zwischen Bundesanstalt für Arbeit und BAG WfB vereinbartes Rahmenprogramm, ibv 48/98 vom 02. 12. 1998.

ggf. erforderliche Korrekturmaßnahmen getroffen werden, wenn sich die Zielplanung verändert. Und dass die Kommunikation mit dem Kostenträger der Trainingsmaßnahme funktioniert.
Leitung muss die hierfür erforderlichen Steuerungsinstrumente wie Terminverfolgung, Fallbesprechung, Teamsitzung usw. als Teil der Einrichtungskultur im Sinne der erforderlichen Prozessqualität entwickeln. Auch dies wird im Qualitätsmanagementhandbuch z. B. im Rahmen einer Ablaufbeschreibung festgehalten und bildet einen verbindlichen Orientierungs- und Handlungsrahmen.

Ergebnisqualität – Steuerungsinstrument für die Stabilität der Einrichtung

Jeder Handwerker kann nach getaner Arbeit auf etwas verweisen, das er hergestellt hat. Ein fertig gestelltes Produkt ermöglicht die Identifikation mit der Arbeit, außerdem ist damit auch ein Nachweis für die getane Arbeit erbracht. In sozialen Arbeitsfeldern ist dieses nicht so einfach. Zwar stellt die WfB ein Produkt her oder wickelt einen Auftrag ab, was mit dem Arbeitsergebnis des Handwerkers vergleichbar ist. Wie aber wird die Dienstleistung »Betreuungsarbeit« verdeutlicht, nicht nur für die Beteiligten, sondern auch für Außenstehende? Wenn durch eine geplante und gut strukturierte individuelle Förderung eine Rehabilitandin nach Abschluss der Maßnahme in ein Arbeitsverhältnis auf dem allgemeinen Arbeitsmarkt vermittelt werden kann, trägt dies in hohem Maße zur »KundInnenzufriedenheit« sowohl bei der Maßnahmeteilnehmerin als auch zur Zufriedenheit bei den Angestellten der WfB bei. Leider sind solche Erfolge angesichts der immer chronifizierteren RehabilitandInnen[19], die auf die WfB zukommen, nur in wenigen Fällen zu erreichen. Um einer Abnahme der Bemühungen um diese Klientel vorzubeugen, ist eine Dokumentation auch noch so zeitaufwendiger und geringer Entwicklung dringend erforderlich. Indem die MitarbeiterInnen der WfB formulieren, welche Förder- und Trainingsmaßnahmen mit den RehabilitandInnen unternommen wurden, tragen sie zur Transpa-

19 In den letzten Jahren nimmt der Anteil an schwer chronisch erkrankten MaßnahmeteilnehmerInnen in WfB bedingt durch Enthospitalisierungsprogramme deutlich zu. Auch die Zahl der Forensik-PatientInnen wie auch der älter werdenden behinderten MitarbeiterInnen wächst stetig. In WfB für geistig behinderte Menschen ist der Anteil der schwerst-mehrfach-behinderten MitarbeiterInnen von deutlichem Wachstum gekennzeichnet.

renz der geleisteten Arbeit auch dem Kostenträger gegenüber bei. Die Beschreibung, in qualifizierter und korrekter Form, lässt sich in ihrer Wirkung durchaus mit dem Produkt des Handwerkers vergleichen. Im Kontext mit einer die Eigenverantwortung der MitarbeiterInnen stärkenden eindeutigen Aufgabenstellung durch die Einrichtungsleitung ist sie ein Teil, der zur MitarbeiterInnenzufriedenheit beitragen kann. Und das hat wiederum Einfluss auf die Ergebnisqualität der geleisteten Arbeit und auf Kultur, Stabilität und Perspektiven einer Einrichtung.

Ergebnisqualität zu gewährleisten, bzw. zu steuern, wird für Leitungskräfte insbesondere bei der für die WfB besonders komplexen Ebene der KundInnenorientierung und KundInnenzufriedenheit ein wesentlicher Faktor:

- Kann der/die Rehabilitand/in das Ergebnis einer absolvierten Trainingsmaßnahme für sich als Erfolg werten? Gelingt die Vermittlung auf den allgemeinen Arbeitsmarkt bzw. in den Arbeitsbereich der WfB? Bleiben die behinderten MitarbeiterInnen auch im Arbeitsbereich dauerhaft als MitarbeiterInnen erhalten?
- Ist der gewerbliche Kunde mit dem gelieferten Produkt oder der Dienstleistung zufrieden? Haben Produkt oder Dienstleistung Perspektive? Bleibt der Kunde erhalten? Sind mit dem Auftrag die erforderlichen betriebswirtschaftlichen Eckdaten erfüllt?
- Entsprechen die Ergebnisse der Förder- und Betreuungsarbeit den Anforderungen der unterschiedlichen Kostenträger? Ist somit der Bestand der Maßnahme und der Einrichtung gesichert?
- Funktioniert die Kooperation mit anderen betreuenden Einrichtungen, Institutionen und Angehörigen?

Bei klar definierten Kriterien dürfte eine objektive Überprüfung solcher für die Ergebnisqualität relevanter Fragen nicht schwer fallen.

Qualitätsmanagementprozesse – ein Instrumentarium für Leitungskräfte zur zukunftsorientierten Weiterentwicklung der WfB

Ein Qualitätsmanagementsystem ist mehr als nur ein weiteres Führungsinstrument. Es fasst vorhandene Führungsinstrumente im Kontext zusammen und macht ein einheitliches System daraus. Es lässt erkennen, wo Stärken und Defizite bestehen. Es beschreibt Schnittstellen aller MitarbeiterInnen und Abläufe und bietet die Chance, sie zu prüfen und ggf. nach Sinnhaftigkeit neu zu ordnen. Im Rahmen einer solchen Ordnung wird z. B. die Delegation von Aufgaben erheblich einfacher, da Kriterien wie Qualifikation, Aufgabengebiet und Auslastung von MitarbeiterInnen sehr viel schneller und einfacher abgefragt und Entscheidungen somit zeitnah getroffen werden können. Auch das Maß an Transparenz und Effektivität organisatorischer Einheiten, welches damit erreicht werden kann, ist erheblich höher, als wenn sich nur einzelne Abteilungen ohne den Gesamtkontext abstimmen. Die Tatsache, dass Aufgaben und Zuständigkeiten für alle MitarbeiterInnen erkennbar und nachvollziehbar werden, vermittelt Klarheit und entlastet somit die Leitungsverantwortlichen. Erforderliche Veränderungen können schneller erkannt und umgesetzt werden. So gewonnene Kapazitäten steigern die Leistungsfähigkeit der WfB.

Wenn die oberste Leitung eines Trägers sich entschlossen hat, ein solches System einzuführen, ist ein wichtiger Schritt die Vermittlung der Gründe an die MitarbeiterInnen. *Alle* Beteiligten, nicht nur die Leitung, müssen einen Vorteil in der Installation eines solchen Instrumentes erkennen können. Nur wenn die Gründe einer solchen Entscheidung für die MitarbeiterInnen nachvollziehbar sind und sich mit ihren Interessen überschneiden, ist eine aktive Beteiligung bei der Entwicklung wesentlicher Bestandteile des Qualitätsmanagementsystems gegeben. Nur wenn diese Beteiligung gewährleistet ist, kann die Leitungskraft davon ausgehen, dass durch die Identifikation mit dem Qualitätsmanagementsystem der Einrichtung dieses auch von einer breiten Mehrheit getragen, umgesetzt, oder ganz einfach »gelebt« wird. Wird dieses erreicht, kann die Leitung dank entsprechender MitarbeiterInnenmotivation in einem kontinuierlichen Verbesserungsprozess die notwendige Unterstützung erwarten.

Zur weiteren Unterstützung ist der »Einkauf« von qualifizierten BeraterInnen zu empfehlen, die den Weg der Entwicklung eines Qualitätsmanagements mit der WfB gehen. Bei zahlreichen WfB und auch den entsprechenden Spitzenverbänden gibt es Erfahrungen, die Ratsuchenden weiterhelfen können. Ein Erfahrungsaustausch ist hilfreich auf dem Weg, das mindestens Erforderliche, das für WfB oft mit dem Machbaren gleichzusetzen ist, mit dem geringstmöglichen Aufwand zu tun. Im Idealfall entsteht so ein Qualitätsmanagementsystem, das die WfB durch einen kontinuierlichen Verbesserungsprozess effektiver, flexibler und somit zukunftssicherer macht.

Bei der Entscheidung für die Einführung eines Qualitätsmanagements muss sich die oberste Leitung über eines im Klaren sein: Der Versuch, ein von den MitarbeiterInnen getragenes Qualitätsmanagementsystem einzuführen, ohne dessen Prinzipien auch auf die leitungsrelevanten Abläufe mit der gebotenen Konsequenz und Überzeugung anzuwenden, ist zum Scheitern verurteilt.

Es wird vielfach gefragt, ob eine WfB sich nach ISO 9000 ff zertifizieren lassen soll. Entscheidend für die Antwort ist die Zielrichtung der jeweiligen WfB. Jede WfB wird sich jedoch den veränderten Rahmenbedingungen sowohl von KundInnen- als auch von Kostenträgerseite immer schneller anpassen müssen, wenn sie nicht ihre Existenz gefährden will. Da hiervon alle Betriebsteile und alle im Betrieb einer WfB ablaufenden Prozesse und somit alle Berufsgruppen betroffen sind, macht eigentlich nur ein Verfahren Sinn, das die gesamte WfB erreicht. Sicher gibt es häufig den Wunsch, sich das hierfür Erforderliche ›einzukaufen‹, z. B. in Form eines fertigen Qualitätsmanagementhandbuchs. Nur wird ein solches Handbuch nicht passend auf die jeweilige WfB zugeschnitten sein, und es wird nicht annähernd die Akzeptanz bei Leitung und MitarbeiterInnen erfahren, die es für seine Umsetzung benötigt. Es ist nicht abgestimmt mit dem Leitbild und den gewachsenen Konzepten und Strukturen des Trägers. Auch eine Zertifizierung wird mit einem solchen Handbuch nicht einfach zu erreichen sein. Von derartigen am Markt angebotenen ›Vorlagen‹ muss also eher abgeraten werden, sie können bestenfalls als Anregung für eine eigene Entwicklung dienen.

Instrumente zur Personalführung, Auswahl und Qualifizierung sind ebenso wenig neu wie die Anforderung, sich an veränderte Rahmenbedingungen anzupassen. Neu ist bestenfalls das zunehmende Tempo und die veränderten Möglichkeiten und Risiken, denen Betriebe wie WfB im Rahmen aktueller Entwicklungen ausgesetzt sind. Da es sich aber längst nicht mehr um regionale oder nationale Fragestellungen handelt, werden die Möglichkeiten der unmittelbaren Einflussnahme auf solche Entwicklungen geringer, der Zwang zur Anpassung größer. Hier ist die sozialpsychiatrisch Tätigen meist sehr vertraute Sichtweise, dass Krise der erste Schritt zu Veränderung und Entwicklung im positiven Sinn sein kann, hilfreich. Darin liegen gleichzeitig Ansatzpunkte und Aufgaben für Leitungsverantwortliche in der WfB.

Jede WfB hat ihre Stärken und Schwächen: Der eine Träger hat einen sehr starken Produktionsbereich und ist durch gute Gewinnspannen in der Lage, Bauvorhaben ebenso zu realisieren wie seinen MitarbeiterInnen ein relativ hohes

Entgelt zu zahlen. Der andere Träger hat ein hohes Maß an pädagogischer Kompetenz bei seinen MitarbeiterInnen erreicht; ein ausgereiftes Arbeitstraining führt ebenso zu erfreulichen Erfolgen wie eine hochwertige Betreuung zu mehr Lebensqualität von schwerst-mehrfach-behinderten Menschen. Beides sind jedoch zentrale Aufgaben der WfB. Hier kommt das Leitbild zum Tragen, das für Ausgewogenheit zwischen diesen beiden Polen sorgen muss. Es ist Aufgabe der Leitung, Stärken des Trägers und seiner MitarbeiterInnen zu erhalten und zu nutzen, wie auch Schwächen zu erkennen und zu beheben. Ein gut entwickeltes Qualitätsmanagement bietet sich als Instrument hierfür an, da es den Blick der Leitungsverantwortlichen und der MitarbeiterInnen auf alle Betriebsteile und Abläufe richtet.

Rechtsfragen für leitende Fachkräfte in der Psychiatrie

Manfred Busch

Einführung

Juristische Fragen und Antworten spielen in der Psychiatrie in vielfältigen Bereichen und Situationen eine erhebliche Rolle (vgl. zur Rolle und Bedeutung des Rechts in der Psychiatrie auch FORSTER, 1997). Die geltende Rechtslage wird jedoch oftmals unterschätzt und im beruflichen Alltag eher verdrängt. Demgegenüber steht, dass das Handeln der Psychiatrie sich stets verfassungskonform innerhalb der Grundrechte und der Rechtsnormen wie dem Zivilrecht, dem Standes- und Berufsrecht als auch dem Strafrecht und den Leistungsgesetzen zu verhalten hat. Bei der Durchsicht der einschlägigen juristischen Literatur und der Rechtsprechung zum Thema wird schnell klar, dass ein einfacher und schneller Zugriff auf die gesamte Materie nicht möglich ist. Allein der berufs- und trägerrechtliche Komplex – gestaltet und strukturiert durch Rechtsnormen unterschiedlicher Rechtsgebiete – macht dies nachhaltig deutlich. Dies zwingt – entsprechend dem für den Beitrag eingeräumten Platz – zur Schwerpunktsetzung.

Das Arztrecht ist Teil des Medizinrechts, das wiederum Teil des Gesundheitsrechts ist (HART in MedR 2000), wozu wiederum das **Psychiatrierecht** zählt. Dabei wird die Krankenhauspsychiatrie großenteils durch öffentlich-rechtliche Aspekte geprägt. Der Schwerpunkt des Beitrags liegt auf dem Ist-Stand des geltenden Rechts als Momentaufnahme, nicht auf rechtspolitischen Optionen. Gleichwohl sind einige nachhaltige rechtspolitische Akzente anzumerken. Die Rechtslage kann nur in großen Linien beschrieben werden, die für die psychiatrische Versorgung (von der Neurologie über die Kinder- und Jugendpsychiatrie bis hin zur forensischen Psychiatrie und Gerontopsychiatrie sowohl der Akut- als auch der Nachsorge und Vernetzung) von Bedeutung sind.

Aus der Fülle der möglichen Themenstellung wird zunächst ein Überblick zum Leistungsrecht und weitere Rechtsgrundlagen zum Psychiatrierecht gegeben, dann auf die Rechtsstellung Psychiatriebetroffener eingegangen und anschließend wird die zivilrechtliche Haftung erörtert. Es folgen Hinweise zum Datenschutz und zu straf(prozessual)rechtlichen Aspekten. Abschließend werden aus dem Arbeits- und Personalrecht Einzelaspekte als erste Orientierung behandelt. Notwendige Vertiefung ist der Spezialliteratur vorbehalten. Insgesamt kann die Darstellung nur eine grobe Gesamtschau auf für die Praxis relevante Aspekte geben. Rechtsrelevant dabei ist, ob es sich um staatliche oder privatrechtliche Träger handelt. Dem Rechnung getragen, werden in diesem Beitrag vorzugsweise die Themen behandelt, die für beide Trägerarten von Bedeutung sind. Die notwendigen Rechts-, Personal- und Finanzkenntnisse sind auch abhängig von der Rechtsform und den Arbeitsinhalten der Einrichtung, wobei die Rechtsform eine konstitutive Entscheidung darstellt und sich als zwingende Vorgabe auf das Innen- und Außenverhältnis auswirkt. Beachtliche Rechtsquellen dabei sind stets das Bürgerliche Gesetzbuch (BGB) und das Handelsgesetzbuch (HBG).

Ein erster Überblick zum Leistungsrecht

Nach dem Grundgesetz (GG) darf niemand wegen seiner Behinderung benachteiligt werden (Art. 3 Abs. 3 Satz 2 GG). Nach dem Sozialgesetzbuch Allgemeiner Teil (SGB I) sind die Leistungsträger verpflichtet, dafür zu sorgen, dass jeder Leistungsberechtigte die ihm zustehenden Sozialleistungen in zeitgemäßer Weise, umfassend und schnell erhält und der Zugang dazu möglichst einfach gestaltet wird (§ 17 SGB I). Bei Bedarf können verschiedene Hilfearten (Sozialleistungen) auch nebeneinander (von unterschiedlichen Leistungsträgern) gewährt werden. So schließen sich Leistungen nach der Pflegeversicherung (SGB XI) und ergänzende Sozialhilfe (BSHG) nicht gegenseitig aus (BVerwG, Urt. v. 15. 6. 2000 – 5 C 34.99).

Gesetzliche Grundlagen (gemeinde)psychiatrischer stationärer Versorgung (vgl. dazu auch Arbeitsgruppe 1999, S. 90 ff., Brill 1998, S. 30 ff.) sowie teilstationärer gemeindenaher Versorgungsstrukturen und Einrichtungen (dazu zählen Tages- oder Nachtkliniken) einschließlich komplementärer Angebote (Wohnheime, Wohngemeinschaften, Betreutes Wohnen, Werkstätten, PatientInnenfirmen, psychosoziale Kontakt- und Beratungsstellen) sind die Leistungsgesetze der Arbeitsförderung (SGB III), Krankenversicherung (SGB V), Rentenversicherung (SGB VI), Pflegeversicherung (SGB XI), als auch die jugendhilferechtliche Eingliederungshilfe (§ 35a SGB VIII) und die Sozialhilfe (BSHG). Wenn nötig, ist der örtliche zuständige Träger der öffentlichen Jugendhilfe (Jugendamt) immer wieder an seine sich aus § 35a SGB VIII ergebende Leistungsverpflichtung für die anspruchsberechtigten jungen Menschen zu erinnern. Dazu zählen nicht nur Kinder und Jugendliche, sondern im Rahmen der Volljährigenhilfe nach § 41 SGB VIII auch junge Volljährige bis längstens zum 27. Lebensjahr. In § 97 SGB III werden die Anspruchsvoraussetzungen für Leistungen zur beruflichen Rehabilitation durch die Bundesanstalt für Arbeit genannt. Seit Anfang 1997 werden bundesweit nur noch Versorgungsverträge nach § 111 SGB V für stationäre medizinische Rehabilitationseinrichtungen abgeschlossen, wenn gleichzeitig entsprechende andere Kapazitäten aufgegeben oder Krankenhausbetten in Reha-Betten umgewidmet werden. Ein Teil des (häuslichen) Hilfebedarfs von Demenzkranken, Menschen mit geistiger Behinderung und psychisch verletzten Personen kann auch durch die Leistungen der Pflegeversicherung (SGB XI) abgedeckt werden, wobei Leistungen zur Vermeidung von Fremd- oder Eigengefährdung einzubeziehen sind (vgl. Klie / Krahmer § 36 Rz 8). Geplant ist die Neuordnung des Rehabilitationsrecht in einem Neunten Buch des Sozialgesetzbuches (SGB IX).

Weitere Rechtsgrundlagen zum Psychiatrierecht

Neben dem Sozialleistungsrecht sind gleichermaßen für den ambulanten und stationären Sektor der psychiatrischen Versorgung das Schwerbehindertengesetz (SchwbG), das Heimgesetz, die gesetzliche Betreuung nach dem Betreuungsgesetz (BtG v. 1992) als auch die Landesgesetze über den öffentlichen Gesundheitsdienst (ÖGDG) und die Landesgesetze über Hilfe und Schutzmaßnahmen für psychisch Kranke (PsychKG) sowie das Gesetz über die freiwillige Gerichtsbarkeit (FGG) von besonderer Bedeutung. Das **Verfahren für die Zwangsmaßnahmen** bestimmt sich grundsätzlich nach den Vorschriften des FGG. Allerdings treten im öffentlichen Unterbringungsrecht an die Stelle des FGG die für das PsychKG-Verfahren maßgeblichen Bestimmungen. Ergänzend zum Unterbringungsrecht sind zu nennen für Erwachsene die in §§ 61 ff. des Strafgesetzbuches (StGB) und für Jugendliche die nach § 7 Jugendgerichtsgesetz (JGG) vorgesehenen Möglichkeiten der Unterbringung in einem psychiatrischen Krankenhaus (§ 63 StGB auf Anordnung des Gerichts, bei Schuldunfähigkeit § 20 StGB oder verminderter Schuldfähigkeit § 21 StGB), deren Durchführung nach den Maßregelvollzugsgesetzen der einzelnen Bundesländer in forensisch-psychiatrischen Spezialkliniken oder geschlossenen Abteilungen oder nach § 65 StGB in vorgesehenen Soziotherapeutischen Anstalten erfolgt. Hinzu kommen die Unterbringung in einer Erziehungsanstalt (§ 64 StGB) und zur Sicherungsverwahrung (§ 66 StGB). Ebenso ist bei Schuldunfähigkeit oder verminderter Schuldfähigkeit (§§ 20, 21 StGB) eine einstweilige Unterbringung nach der Strafprozessordnung (StPO) zwecks gutachterlicher Untersuchung nach § 81 StPO oder für Menschen nach § 126a StPO möglich, die auf ein Gerichtsverfahren warten.

Die länderbezogenen PsychKG, die die Landes-Unterbringungs-Gesetze weitgehend abgelöst haben, begründen dem Grund nach den Anspruch der Betroffenen auf Hilfe durch die Kommunen als Pflichtaufgabe (Müller 1999). Sie regeln neben der **Zwangsunterbringung** die Verpflichtung zur kommunalen Psychatriekoordination sowie zum Vorrang ambulanter vor stationärer Hilfen. Das PsychKG findet wie in Mecklenburg-Vorpommern Anwendung auf Personen, die an einer Psychose oder vergleichbaren psychischen Störungen oder an einer mit dem Verlust der Selbstkontrolle einhergehenden Drogenabhängigkeit leiden oder aber geistig behindert sind.[1] Nach den PsychKG der Länder kann entweder das zuständige Ordnungsamt oder jeder Arzt bzw. Ärztin eine (gerichtliche) Unterbringung bei konkreter und unmittelbarer Selbst- und Fremdgefährdung bewirken. Der / die aufnehmende Klinikarzt / -ärztin muss sich jedoch selbst davon überzeugen, ob die Voraussetzungen nach dem PsychKG gegeben sind. Rechtlich zulässig ist eine unfreiwillige Unterbringung nach dem PsychKG oder zivilrechtlich nur, wenn das örtlich zuständige Amtsgericht (Vormundschaftsgericht) bis zum Ende des auf die Einweisung folgenden Tages einen (vorläufigen) Unterbringungsbeschluss erlassen hat. Der betroffenen Person steht sowohl ein Rechtsbeistand (seiner / ihrer Wahl) oder ein(e) BetreuerIn nach dem Betreuungsgesetz[2] als auch das Rechtsmittel der Beschwerde zu. Ohne einen wirksamen Unterbringungsbeschluss ist eine Zwangsunterbringung unverzüglich zu beenden. Auch die zeitweise Freiheitsbeschränkung bedarf der

1 § 1 PsychKG M.-V. v. 13.4.2000 = GVBl. S. 182

2 Zu Fehlern bei der Anordnung einer Betreuung aufschlussreich Meier (2000); zu den Voraussetzungen der Unterbringung vgl. Alperstedt (2000)

vormundschaftsgerichtlichen Genehmigung nach § 1906 Abs. 4 BGB (LG München I, Beschl. V. 7.7.1999 – 13 T 4301/99). Im jeweiligen PsychKG sind die **Besuchskommissionen** geregelt, die sicherstellen sollen, dass in den psychiatrischen Einrichtungen die Rechte der Betroffenen gewahrt und Unrechtmäßigkeiten abgestellt werden. Die (ehrenamtlichen) Besuchskommissionen, die kein zeitgemäßes trägerinternes Beschwerdemanagement ersetzen können, sollen Einrichtungen der Psychiatrie regelmäßig besichtigen. Dabei ist den untergebrachten Personen Gelegenheit zu geben, Wünsche und Beschwerden vorzutragen. Gerade die Verbände (wie in Niedersachsen die LAG der Freien Wohlfahrtspflege) wehren sich gegen unangemeldete Besuche der Besuchskommission. Nicht zulässig ist, dass eine Besuchskommission ohne Einwilligung der Betroffenen von der Einrichtung verlangen kann, dass ihr zur Vorbereitung auf den Besuch personenbezogene Informationen zur Verfügung gestellt werden, die dem Arzt- (§ 203 StGB) oder Sozialgeheimnis (§ 35 SGB I) unterliegen. Auch dürfen solche Daten ohne wirksame Einwilligung der Betroffenen nicht in den Prüfberichten aufgenommen und weder in öffentlichen noch nichtöffentlichen Kreistags- oder Gemeinderatssitzungen erörtert werden. Als eines der letzten Bundesländer hat Nordrhein-Westfalen ein neues PsychKG am 24.12.1999 in Kraft gesetzt (näheres DODEGGE 2000).

Grundlage für die **Personalausstattung** der psychiatrischen Kliniken und Abteilungen ist bundesweit die im Jahre 1991 eingeführte Psychiatrie-Personalverordnung (Psych-PV; zu ihrer Evaluation jüngst SEMSCH-POPPE u.a. 2000). Bei den Pflegesatzverhandlungen wird die Psych-PV zwar zu Grunde gelegt, aber wohl immer häufiger unterschritten. Gleichermaßen rechtlich fragwürdig ist, Personal und Ausstattung von psychiatrischen Abteilungen in der internen Verteilung des Budgets zu Gunsten anderer Abteilungen einzuschränken, um deren Finanzbedarf abzudecken. Stets ist zu beachten, dass die vereinbarten oder durch die Schiedsstelle festgesetzen Krankenhausentgeltsätze nach § 20 Bundespflegesatzverordnung (BPflVO) gemäß § 18 Abs. 5 Krankenhausgesetz (KHG) nur dann zu genehmigen sind, wenn sie dem Recht entsprechen, wozu nicht nur die BPflVO, sondern auch die Psych-PV und das Arbeitszeitgesetz gehören. Die aufsichtsführende Behörde muss im Rahmen der Rechtsaufsicht tätig werden, wenn erhebliche Abweichungen die Sicherstellung der Versorgung gefährden. Zugelassene Krankenhäuser sind verpflichtet, einrichtungsintern ein Qualitätsmanagement durchzuführen und weiterzuentwickeln (§ 135a SGB V). Folgekosten von Baumaßnahmen zur besseren Patientenunterbringung können nach §4 Abs. 3 Nr. 2 lit. f. BPflVO budgeterhöhend berücksichtigt werden (BVerwG, Urt. v. 11. 11. 1999 – 3 C 19.99).[3] Im Übrigen hat das Bundessozialgericht (BSG) klargestellt, dass es keinen Vorrang von Plankrankenhäusern gegenüber zugelassenen gewerblich betriebenen Privatkliniken gibt (BSG, Urt. v. 6. 8. 1998 – B 3 KR 3/98 R). Einrichtungen mit **Gewinnerzielungsabsichten** erfüllen die Voraussetzungen des Begriffs des Gewerbes und sind in das Handelsregister einzutragen. Der Abschluss von **Zusatzverträgen** für ärztliche Wahl-Leistungen (§ 22 Abs. 4 BPflVO) zum Krankenhausvertrag für (ambulante) Behandlung im psychiatrischen Krankenhaus nach § 119 SGB V unterliegen der gesetzlichen Schriftform (§ 22 Abs. 2 BPflVO) und erfolgt in der Regel durch den Krankenhausträger (ausführlicher dazu KUHLMANN 2000). Er kann formularmäßig für sich im Aufnahmevertrag eine **Haftung für privatärztliche Wahlleistungen** ausschließen, wenn er dies auf einem gesonderten Bogen macht, der mit »Vereinbarung zum Haftungsausschluss« überschrieben ist (OLG Koblenz, Urt. v. 26. 6. 1997 – 5 U 1825/96).[4] Bei der Mittelbeschaffung und Finanzierung ist nicht nur an eine ordentliche Buchführung, sondern auch an die Abgabenordnung (AO) und andere Fragen des Steuerrechts, insbesondere dem Einwerben von Spenden und Bußgeldern zu denken. Durch die Verordnung zur Änderung der Einkommensteuer-Durchführungsverordnung (EStDV) sind die §§ 48 – 50 EStDV und damit das **Spendenrecht** zum 01. 01. 2000 geändert worden (Näheres dazu AUGSTEN 2000). Neu ist die Abschaffung des Durchlaufspendenverfahrens und die besonders förderungswürdigen Zwecke sind neu geregelt. Zuwendungsbestätigungen (ehemals Spendenbestätigungen) sind auf amtlich vorgeschriebenen Vordrucken auszustellen und ein Bareinzahlungsbeleg oder die Buchungsbestätigung eines Kreditinstituts genügt nur noch für Zuwendungen bis 100 DM.

Hygiene-Vorschriften, die entweder dem Recht der Arbeitssicherheit oder dem Recht des Gesundheitsschutzes zuzuordnen sind, werden nicht immer hinreichend berücksichtigt. In arztfreien Einrichtungen (oftmals beim Betreuten Wohnen; umfassend zu den gegenwärtigen Varianten dieser Betreuungsform ROSEMANN 1999) ist die Leitung für die Einhaltung der Hygieneregeln dienst-

3 NJW 2000, S. 1807

4 Arztrecht 1998, S. 150

und fachverantwortlich. Heime haben nach den Arbeitsschutzvorschriften einen Betriebsarzt oder eine Ärztin zu bestellen, der wie ein(e) hygieneverantwortliche / r Arzt / Ärztin im Krankenhaus Verantwortung trägt. Die nichtärztlichen MitarbeiterInnen haften, wenn sie Hygienevorschriften nicht einhalten, nur dann, wenn sie die Folgen ihres Tuns erkennen konnten. Gleichermaßen von Bedeutung wie die Hygienenormen sind für den Alltag psychiatrischer Einrichtungen **Unfallverhütungsvorschriften**[5] als auch die zahlreichen Sicherheits-Merkblätter der Berufsgenossenschaften. Außerdem sind die einschlägigen Vorschriften sowohl im Abfallbeseitigungsgesetz und in der Gefahrenstoffverordnung als auch das Gesetz zur Neuordnung seuchenrechtlicher Vorschriften (SeuchRNeu G. v. 20. 7. 2000, ehemals Bundesseuchengesetz) zu beachten. Ergänzend hinzu kommen Bekanntmachungen wie in Sachsen zur Aus- und Weiterbildung.[6] Ferner sind für die **Organisation und Finanzierung** der Psychiatriekliniken und Abteilungen die spezifischen Landesgesetze wie etwa in Berlin das Landeskrankenhausgesetz (LKG)[7] heranzuziehen. Schließlich sind bei der ärztlichen Berufsausübung (dazu aktuell Hakenberg 2000) auch europarechtliche Normen (oftmals als Richtlinien) und die einschlägige Rechtsprechung zu beachten. Die Reformen im Gesundheitswesen werden eine Vielzahl neuer Strukturen und Vertragsgestaltungen zur Folge haben. Anstelle zentraler Strukturen werden regionale Angebote noch mehr an Bedeutung gewinnen. Gerade die **Verzahnung ambulant-stationärer Leistungen** wird durch das Gesundheitsreformgesetz 2000[8] begünstigt. Als Teil integrierter Versorgung (§ 104a SGB V) können künftig bei notwendig werdenden stationären Einweisungen die ambulanten Hilfen wohnortnah und in personeller Kontinuität in der stationären Versorgung fortgesetzt werden.

Der Überblick zeigt, wie umfangreich das Psychiatrierecht ist und lässt den Umfang der dazu ergangenen Rechtsprechung erahnen. Im Folgenden geht es um die rechtlichen Rahmenbedingungen einschließlich der berufs- und zivil- wie strafrechtlichen Rechtsnormen der psychiatrischen Versorgung in der Bundesrepublik.

5 etwa VGB 103 «Gesundheitsdienst» i. d. F. Okt. 1993

6 Weiterbildung und Prüfung zu Fachkrankenschwestern / -pflegern für forenische Psychiatrie v. 15. 5. 2000 = Sächs. Amtsblatt Nr. 23, S. 434

7 i. d. F. 1. 12. 1999 – GBVl. Nr. 4 v. 25. 1. 2000, S. 208

8 v. 22. 12. 1999 = BGBl. I, S. 2626

Berufsrecht

Für den Facharzt bzw. die Fachärztin für Psychiatrie (und Psychotherapie) gilt uneingeschränkt das Berufsrecht, wobei das SGB V zunehmend auch das Berufsrecht beeinflusst. Verstöße gegen die Berufsordnung können als Berufsvergehen vergleichbar einem Disziplinarverfahren in einem berufsgerichtlichen Verfahren von der jeweiligen Kammer oder Berufsgerichten geahndet werden. Die Richtlinien des Bundesausschusses der Ärzte und Krankenkassen haben jedoch keine normativen, sondern lediglich als Empfehlungen mittelbare Wirkung für Dritte (LSG Niedersachsen, Urt. v. 23. 2. 2000 – L 4 KR 130/98). Für die therapeutisch tätigen (nichtärztlichen) PsychologInnen gilt das seit dem 1. 1. 1999 in Kraft getretene Gesetz über die Berufe des Psychologischen Psychotherapeuten und des Kinder- und Jugendlichenpsychotherapeuten (Psychotherapeutengesetz – PsychThG). Danach darf nunmehr die heilkundliche Psychotherapie berufs- oder gewerbsmäßig nur von den Personen ausgeübt werden, die über eine entsprechende Approbation verfügen (§ 1 PsychThG). Einzelheiten zur Erteilung der Erlaubnis/Approbation regelt § 4 PsychThG. Sind die in § 1 PsychThG genannten Voraussetzungen erfüllt, besteht ein Anspruch auf Erteilung der Approbation (§ 2 PsychThG). Möglich ist eine befristete Erlaubnis, die auf Antrag erteilt werden kann (§ 4 Abs. 1 PsychThG). Vom PsychThG unberührt gelten die Heilpraktikergesetze der Länder für HeilpraktikerInnen fort.

Rechtsstellung Psychiatriebetroffener

Nach wie vor liegen die nachhaltigen Rechtsprobleme der Psychiatrie dem Grunde nach bei den »PatientInnenrechten« (vgl. auch Legemaate 1998; aufschlussreich dazu auch das gemäß einem Beschluss der 70. Konferenz der für das Gesundheitswesen zuständigen Minister und Senatoren der Länder im April 1998 in Auftrag gegebene Rechtsgutachten von Francke / Hart 1999). Insbesondere im Psychiatriebereich besteht konkreter Fortentwicklungsbedarf bei den Themen Aufklärung und Einwilligung, Behandlungsvereinbarung, Einsicht in Krankenunterlagen (vgl. dazu auch Francke / Hart 1999, S. 70–80; Rieger 1999), zivilrechtliche Haftung und Zwangsbehandlung, aber auch im weiten Feld der psychiatrischen Forschung (vgl. dazu Kilian 1998; Wei-

CHERT 1998). **Behandlungsvereinbarungen** sind zu beachten, es sei denn, sie schädigen den Betroffenen (so zutreffend etwa § 2 PsychKG NRW). Zu den Möglichkeiten einer Behandlungsvereinbarung, insbesondere über die Gestaltung der Aufnahme, die (medikamentöse) Behandlung und die Hinzuziehung von Vertrauenspersonen sowie unvermeidbare Zwangsmaßnahmen (in einem psychiatrischen Krankenhaus) als Respekt des Selbstbestimmungsrechts und Stärkung der Souveränität der Betroffenen ausführlicher DIETZ u. a. (1998); EISENBART (2000); ESCH (2000) und WINZEN (1999, S. 112 ff.). Unter dem Titel »Patientenrechte in Deutschland heute« wurde von den zuständigen Gesundheitsministern und Senatoren im Juni 1999 ein Dokument einstimmig verabschiedet, das im Wesentlichen mit dem Entwurf einer »Charta der Patientenrechte« (FRANCKE / HART 1999, S. 249–262) übereinstimmt. Es soll nicht nur bei der täglichen Arbeit als Orientierungshilfe dienen, sondern wird auch von Krankenkassen, Datenschutzbeauftragten, Verbraucher- und Patientenschutzverbänden, der Bundesärztekammer, der Deutschen Krankenhausgesellschaft und dem deutschen Pflegerat mitgetragen.

Psychisch verletzte Menschen oder Menschen mit geistiger Behinderung sind grundrechtlich vor allem als Person und Subjekt anzusehen, in deren Unverletzlichkeit und Rechte nur auf Grund eines verfassungsrechtlich wirksamen Gesetzes eingegriffen werden darf. An die Stelle der ehemaligen Entmündigung ist die gesetzliche Betreuung getreten. Gleichwohl sind die Betroffenen entsprechend dem Grad ihrer jeweiligen Beeinträchtigung nicht nur als rechtsfähig, sondern auch als handlungsfähig anzusehen und der Umgang mit ihnen ist danach auszurichten. Sie müssen grundsätzlich gefragt werden und können mitentscheiden. Auch Kindern und Jugendlichen steht grundsätzlich das **Selbstbestimmungsrecht** zu und ihnen steht daher gleichermaßen das Recht sowohl auf Aufklärung als auch der Einwilligung allein zu, wenn sie die Reichweite ihrer Entscheidung erfassen und beurteilen können (m. w. N. dazu BUSCH 1997, S. 38 ff.). Gleichermaßen gewährleistet Art. 2 GG den Nichtbetroffenen wie Betroffenen der psychiatrischen Versorgung das Recht auf freie Entfaltung der Persönlichkeit, auf Leben und körperliche Unversehrtheit sowie auf Unverletzlichkeit der Freiheit der Person. Deshalb unterliegen alle Maßnahmen der Psychiatrie den aus dem Rechtsstaatsprinzip abgeleiteten Grundsätzen der Erforderlichkeit und Verhältnismäßigkeit der Mittel. Überdies haben Betroffene einen **Rechtsanspruch auf eine dem psychiatrischen Stand entsprechende Behand-**

lung und Versorgung (ausführlich dazu BOHL 1998). Weder steht dabei die geschlossene Unterbringung an erster Stelle noch entspricht die Verwahrung zeitgemäßer Psychiatrieversorgung. Vielmehr können als Anhaltspunkte gelten die WHO-Leitlinien und die Grundgedanken der Psychiatrieenquete (1975) zur bedarfsgerechten Versorgung und Betreuung psychisch verletzter Menschen einschließlich Krisenintervention sowie mittel- und langfristiger Hilfen für chronisch psychisch erkankte oder geistig behinderte Menschen (vgl. dazu auch ARBEITSKREIS 2000; RINK 1998). Maßstab ist Aufbau und Verankerung einer der Achtung der Menschenwürde und Verwirklichung der Selbstbestimmungsrechte verpflichteten gemeindepsychiatrischen Versorgung (zum Datenschutz vgl. KALLERT u. a. 2000). Auch rechtlich von Bedeutung ist, dass die »Gemeindepsychiatrie« als organisch entwickelnder Prozess zu verstehen ist mit den Prinzipien der Versorgungsverpflichtung, der Angebotsvielfalt und der Offenheit (zur Beteiligung unterschiedlicher Institutionen in kommunaler und freier Trägerschaft einschließlich der Einbeziehung von Angehörigen und den Betroffenen). Einige der vielen Stichworte dazu sind Enthospitalisierung und das Betreute Wohnen. Auch wenn geschlechtergemischte Einrichtungen Regeleinrichtungen sein sollten, ist es rechtlich geboten, dabei die spezifischen Bedürfnisse von Missbrauchs- oder vergewaltigungserfahrenen Menschen nicht zu vernachlässigen (zur Akutpsychiatrie vgl. GEBHARDT / STEINERT 2000).

Das Bundesverfassungsgericht (BVerfG) hat (bereits 1967) im Zusammenhang mit der Sozialhilfe und dem seinerzeit geltenden Jugendwohlfahrtsgesetz (JWG) klargestellt, dass eine **Zwangsunterbringung** nicht lediglich zur Besserung, sondern allein zur Vermeidung konkreter und gegenwärtiger Selbst- oder Fremdgefährdung im Rahmen der Verhältnismäßigkeit (BVerfG 1982) zulässig ist.[9] Bei einer Zwangsunterbringung handelt es sich um einen schwerwiegenden Eingriff in die persönliche Freiheit des Betroffenen. Seine persönliche Anhörung durch das Gericht ist auch bei Vorliegen eines fachärztlichen Gutachtens grundsätzlich unerlässlich (OLG Dresden, Beschl. v. 25. 10. 1999 – 15 W 1620/99). Eine **Freiheitsbeschränkung durch Medikamente** ist ebenso wie die Zwangsunterbringung genehmigungspflichtig und nur zu genehmigen, wenn die begründete Gefahr für eine Selbst- oder Fremdgefährdung besteht. Eine freiheitsbeschrän

9 Zum Schmerzensgeld in Höhe v. DM 500.000 für neun Jahre rechtswidriger Zwangsunterbringung in der Psychiatrie der Fall Peter Löser LG Marburg, Urt. v. 19. 7. 1995 – 5 0 33/90 = NJW-RR 1996, S. 216

kende Medikamentenbehandlung liegt dann vor, wenn diese gezielt eingesetzt wird, um den Betroffenen am Verlassen der Einrichtung oder anderweitiger Fortbewegung zu hindern. Die nicht selten von den Pharmakonzernen auf Beipackzetteln verharmlost dargestellten Nebenwirkungen von Medikamenten dürfen bei der (ärztlichen) Aufklärung der Betroffenen weder einfach übernommen noch wider besseren Wissens weitergegeben werden. Eine psychische Verletzung oder geistige oder seelische Behinderung, die verhindert, die Bedeutung und Tragweite einer Entscheidung zu verstehen und zu bewerten, kann Betroffene aufklärungs- oder einwilligungsunfähig machen.

Die zivilrechtliche Zwangsunterbringung (§ 1906 BGB) ohne richterliche Genehmigung wegen Gefahr des Aufschubs durch einen gesetzlichen Betreuer setzt voraus, dass dieser nicht nur den Aufgabenkreis Aufenthaltsbestimmung, sondern auch den der Sorge für die Gesundheit hat. Die Genehmigung beim Vormundschaftsgericht ist unverzüglich einzuholen. Eine Fixierung auf Grund unzureichender Personalausstattung ist rechtswidrig. Mit der Aufnahme in die Einrichtung besteht die Pflicht, im Rahmen des Erforderlichen und Zumutbaren durch geeignete Überwachungs- und Sicherungsmaßnahmen krankheitsbedingte Gefahren abzuwenden (OLG Oldenburg, Urt. v. 19. 3. 1996 – 5 U 164/95).[10] Bei der Beaufsichtigung der Betroffenen ist deren Würde zu wahren. Dabei ist eine jedes Risiko ausschließende Überwachung nicht möglich (OLG Hamm, Urt. v. 7. 10. 1993 – 6 U 73/93).[11] Freiheitsbeschränkende oder freiheitsentziehende Maßnahmen gegen den Willen der Betroffenen sind nur mit richterlicher Genehmigung zulässig und wenn es keine weniger einschneidenden Maßnahmen gibt (LG Freiburg, Urt. v. 29. 10. 1992 – 2 O 647/89).[12] Stets hat eine mit Zustimmung des Betroffenen begründete zivilrechtliche Unterbringung Vorrang vor der öffentlich-rechtlichen Unterbringung nach dem PsychKG (OLG Hamm, Beschl. v. 23. 9. 1999 – 15 W 275/99).[13] Allerdings setzt die Zwangsunterbringung durch einen Bevollmächtigten voraus, dass die Befugnis zur freiheitsentziehenden Unterbringung ausdrücklich in der Vollmacht genannt ist (LG Düsseldorf, Beschl. v. 13. 3. 2000 – 19 T 145/00).[14]

10 VersR 1997, S. 117
11 NJW-RR 1994, S. 863
12 MedR 1995, S. 411
13 R & P 2000, S. 84
14 MDR 2000, S. 646

Angehörigenrechte

Angehörige erwarten häufig **Aufklärung** vom Krankenhauspersonal über den Gesundheitszustand und auch **Beteiligung** bei Entscheidungen. Ohne Einwilligung bzw. ausdrückliche Vollmacht der Betroffenen ist dies jedoch unzulässig. Dies gilt auch für EhegattInnen, da die (wirtschaftliche) »Schlüsselgewalt« (§ 1357 BGB) nur für Angelegenheiten des täglichen Lebens gilt und daher hier nicht einschlägig ist (vgl. dazu auch Kampmann 1997; Laufs 1999; kritisch Fabricius 1999). Die **Besuchsregelung** in einer psychiatrischen Einrichtung beruht auf der Wahrnehmung des Hausrechts durch den Einrichtungsträger. Dabei ist der Träger an den Grundsatz der Verhältnismäßigkeit sowie an den allgemeinen Gleichheitssatz des Art. 3 Abs. 1 GG gebunden. Auch wird der Gestaltungsspielraum der Einrichtung durch den jeweiligen Lebens- und Sachbereich begrenzt (SchlHOVG, Beschl. v. 16. 3. 2000 – 2 M 1 / 00).

Zivilrechtliche Haftung

In der zivilrechtlichen Haftung geht es um Ansprüche auf **Schadenersatz** und **Schmerzensgeld**, die der / die Geschädigte selbst oder im Todesfall die Erben geltend machen. Ein Schaden ist jeder Nachteil an einem rechtlich geschützten Gut, wie Eigentum, Gesundheit, Freiheit, informationelle Selbstbestimmung und andere Persönlichkeitsrechte (Palandt / Thomas, 59. Aufl. 2000, § 823 BGB Rz 3ff.). Keinesfalls gibt es ein haftungsfreies »therapeutisches Privileg«. Der Einrichtungsträger haftet dafür, wenn das Selbstbestimmungsrecht der Betroffenen unnötig verkürzt wird. **Dokumentationspflicht** gehört zu den traditionellen Berufspflichten (vgl. B § 10 Abs. 1 MBO).[15]

Zu dokumentieren sind neben dem Befund die wichtigsten Maßnahmen und Verlaufsdaten in Stichworten. Details sind geboten, wenn anders keine hinreichende Klarheit für die Fachkräfte möglich ist. Aus der mangelhaften Dokumentation ergeben sich weit reichende Folgen, die in der Praxis viel zu wenig bedacht werden. So können Dokumentationslücken als Behandlungsfehler eine Haftung für die Folgen einer erneuten Diagnostik begründen oder den Beginn der Verjährung von Deliktansprüchen (§ 852 BGB) hinausschieben. Im Zivil

15 Dietze / Brandenburg (1998), S. 113ff.

prozess können Dokumentationsmängel zur Beweiserleichterung bis hin zur Beweislastumkehr führen. Daher können Kranken- und Pflegeunterlagen, die entweder nicht verfügbar sind (BGH, Urt. v. 21. 11. 1995 – VI ZR 341 / 94)[16] oder nicht zeitnah und vollständig geführt werden, sich im Schadensfall zivilrechtlich sehr nachteilig auswirken. Auch die Verletzung anderer Standards kann zu Schadenersatzansprüchen führen. Die **Organisationspflichten und ein mögliches Organisationsverschulden** ergeben sich aus den Aufgaben und Gefahren der Einrichtung. Der Einrichtungsträger haftet gleichermaßen für Fehler aus eigenem Verschulden (etwa bei der Auswahl oder Überwachung seiner MitarbeiterInnen oder der geeigneten Aufbau- und Ablauforganisation) als Organisationsverschulden nach §§ 823, 831 BGB und für fremdes Verschulden seiner MitarbeiterInnen als Erfüllungsgehilfen nach § 278 (i. V. m. § 31) BGB (insgesamt dazu Bergmann 1999; Deutsch 1997, Rz 35, 36 und 235 ff.; Deutsch 2000; Hart in Jura 2000). Die Therapie-, Verlaufs- und Risikoaufklärung ist wie die Personalsteuerung durch das Führungspersonal der Einrichtung durch entsprechende **Dienstanweisungen und Richtlinien** im Rahmen der Organisationsverantwortung sicherzustellen. Geschieht dies nicht, liegt ein **Organisationsfehler** vor und kann zur Haftung führen (Näheres dazu Deutsch 2000; zur Aufklärung über Behandlungsqualität und Versorgungsstrukturen im Krankenhaus vgl. Pflüger 2000). Der Einrichtungsträger hat in ausreichendem Maße fachkundiges Personal bereitzustellen (OLG Stuttgart, Urt. v. 20. 8. 1992 – 14 U 3 / 92).[17]
Die Grund- und Funktionspflege sowie die ergänzende Behandlungspflege stehen regelmäßig nicht unter der ärztlichen, sondern unter Weisungs- und Überwachungsverantwortung allein der Pflegedienstleitung und des Krankenhausträgers. Die für die Pflege Verantwortlichen haben den Arzt / die Ärztin auf spezifische Grenzen und Unvereinbarkeiten zwischen ärztlichem Tun und pflegerischer Notwendigkeit (nachhaltig) hinzuweisen. Den Krankenhausträger trifft regelmäßig eine Verwahrungspflicht für Wertgegenstände seiner PatientInnen (LG Hannover, Urt. v. 15. 2. 1999 – 20 0 2 / 98).[18]
Nichtärztliche MitarbeiterInnen sind bei ernsthaften (medizinischen) Komplikationen grundsätzlich gehalten, einen Arzt / eine Ärztin zu verständigen (OLG

16 MDR 1996, S. 261

17 NJW 1993, S. 2384

18 MedR 2000, S. 88

Oldenburg v. 9. 4. 1996 – 5 U 158 / 95). Ebenso haftungsrelevant ist, dass Veränderungen in der Versorgung, also der Übergang etwa in eine andere Versorgungsform auch medizinisch gerechtfertigt sind und der / die Betroffene regelmäßig gezielt und ausreichend auf die neue Situation vorbereitet wurde. Auch bei der freiwilligen Inanspruchnahme haben die Betroffenen einen Anspruch auf Krisenintervention und Schutz vor Selbstschädigung.[19] Dazu zählt neben einer Grundsicherung (OLG Zweibrücken, Urt. v. 2. 11. 1999 – 5 U 8 / 99)[20] auch, dass nur geeignete Maßnahmen angeordnet werden (OLG Karlsruhe, Urt. v. 18. 8. 1993 – 13 U 291 / 92)[21] und der Einrichtungsträger durch geeignete organisatorische Maßnahmen gewährleistet, dass ausreichend fachliches Personal vorhanden ist (OLG Hamm, Urt. 16. 9. 1992 – 3 U 283 / 91).[22]

Für den Inhalt der **Aufsichtspflicht** zur Vermeidung von Selbst- und Fremdgefährdung macht es keinen Unterschied, ob die Beaufsichtigung privatrechtlich gem. § 832 BGB geschuldet wird oder ob es sich im Einzelfall um eine Amtspflicht gem. § 839 BGB handelt (LG Bremen, Urt. v. 23. 3. 1999 – 1 0 1974 / 98).[23] Befindet sich der / die Betroffene freiwillig oder im Einverständnis des gesetzlichen Vertreters in einer von einer Körperschaft des öffentlichen Rechts getragenen offenen psychiatrischen Einrichtung, richtet sich die Aufsichtspflicht nach § 832 BGB, die keine ausdrückliche Vereinbarung voraussetzt; vielmehr kann sie auch stillschweigend übernommen werden (BGH, Urt. v. 19. 1. 1984 – III ZR 172 / 82).[24]

An Stelle der zivilrechtlichen Haftung kann die Staatshaftung nach Art. 34 GG i. V. m. § 839 BGB treten, wenn der Schaden in öffentlich-rechtlicher Funktionsausübung (etwa bei einer nach dem PsychKG erfolgten, aber unzulässigen Zwangsunterbringung) schuldhaft, also vorsätzlich oder fahrlässig begangen worden ist (vgl. PALANDT / THOMAS, 59. Aufl. 2000, § 839 BGB Rz 52). Die **Haftung des Personals** wegen schuldhafter Vertragsverletzung (§§ 280, 286 BGB

19 Zu den Sorgfaltspflichten gegenüber Suizidgefährdeten BGH, Urt. v. 8. 10. 1985 – VI ZR 114 / 84; BGH, Urt. v. 23. 9. 1993 – III ZR 107 / 92 = R & P 1994, S. 141; vgl. auch GROPP (1994); SCHWABE (1998)

20 MedR 2000, S. 272

21 VersR 1995, S. 217

22 R & P 1993, S. 203

23 NJW-RR 1999, S. 969

24 = MDR 1984, S. 914

analog) ist nach § 14 BAT nicht ausgeschlossen, sodass für die Schadenshaftung der Angestellten die für die BeamtInnen des Arbeitgebers geltenden Haftungsnormen entsprechend Anwendung finden. Das Personal hat daher für schuldhafte Verletzung seiner Dienstpflichten nur dann einzutreten, wenn ihm Vorsatz oder grobe Fahrlässigkeit anzulasten ist. Möglich ist aber auch die berufliche »Dritthaftung«. Danach kann eine **Vertrauenshaftung der Fachkraft** (Expertenhaftung § 826 BGB) gegenüber Dritten, mit denen kein Vertrags- oder Leistungsverhältnis besteht, wegen mangelhafter Beratung, fehlerhafter Auskünfte oder falschen Erklärungen gegeben sein. Dies ist zu berücksichtigen vor allem bei Verträgen entweder zu Gunsten Dritter (§§ 328 ff. BGB) oder mit Schutzwirkung zu Gunsten Dritter.[25]
Unerlässlich ist die unverzügliche Meldung jedes Schadensereignisses an die **Haftpflichtversicherung**, das Haftpflichtansprüche zur Folge haben könnte; anderenfalls ist der Versicherungsschutz gefährdet. In Zivilsachen gilt, dass der Haftpflichtversicherer nach den Allgemeinen Haftpflichtbedingungen (AHB) als Bevollmächtigter (§ 5 Nr. 7 AHB) kraft seiner Regulierungsvollmacht das Verfahren führt. Voraussetzung für das Verfahren vor der Schlichtungsstelle, das mit dem Haftpflichtversicherer abgestimmt werden sollte, ist, dass beide Seiten damit einverstanden sind. Im Gerichtsverfahren, da es in der Regel vor dem Landgericht stattfindet, herrscht Anwaltszwang und der Versicherer hat im Zuge seiner Regulierungsvollmacht ein Benennungsrecht.

Datenschutz

Die **Schweigepflicht** ist nicht nur Bestandteil der ärztlichen Berufsordnung (B § 9 Abs. 1 MBO), sondern auch Gegenstand des Strafgesetzbuches (StGB). Der (strafrechtlichen) Schweigepflicht unterliegen ÄrztInnen, PsychologInnen sowie SozialarbeiterInnen / SozialpädagogInnen mit staatlicher Anerkennung sowie das Hilfspersonal wie Pflegekräfte (zur ärztlichen Schweigepflicht vgl. BRUNS u. a. 1999; JANSEN 1999; WEICHERT 2000). Unter die Schweigepflicht fällt auch die Information, dass sich ein / e Betroffene / r in psychiatrischer Behandlung befindet, da von ihr auch die Anbahnung eines Beratungs- und Be-

25 Näheres dazu ZUGEHÖR (2000); zur Arzthaftung vgl. auch BERGMANN (1999) und BOHL (1998); zur Diskussion um Kostendruck und Arzthaftungsrecht VOSS (1999)

handlungsverhältnisses erfasst wird (BGH, Urt. v. 22. 12. 1999 – 3 StR 401 / 99). Die Schweigepflicht gilt auch gegenüber KollegInnen innerhalb der Einrichtung. Sie ist gleichermaßen in multiprofessional-kooperativen Versorgungsstrukturen (etwa der Nachsorge und Krisendiensten) einzuhalten. Die berufliche Schweigepflicht besteht grundsätzlich auch gegenüber (schweigepflichtigen) KollegInnen, FreundInnen, EhepartnerIn und nächsten Angehörigen des / der Betroffenen. Eine Befragung in Krisensituationen von Angehörigen oder nahe stehenden Personen ist gleichwohl möglich, wenn dies im Interesse des / der Betroffenen nötig ist. Grundsätzlich besteht die Schweigepflicht auch gegenüber Krankenkassen und anderen Leistungsträgern einschließlich Privatversicherern, solange keine Entbindung von der Schweigepflicht gegeben ist. Dies gilt auch gegenüber dem Dienstherrn oder ArbeitgeberIn. Die Schweigepflicht besteht nach dem Tod weiter und auch gegenüber den Angehörigen (Hülsmann / Baldamus 1999). Die berufliche Schweigepflicht (§ 203 StGB) ist personal, richtet sich also an Schweigepflichtige als Person, hingegen das **Sozialgeheimnis** (§ 35 SGB I) funktional sich auf die Erfüllung von Sozialleistungsaufgaben bezieht und vorrangig den Sozialleistungsträger und über § 78 SGB X auch den Einrichtungsträger als Leistungserbringer zum Vertrauensschutz verpflichtet. Neben der Einwilligung des / der Betroffenen gibt es gesetzliche Datenweitergabebefugnisse zur Erfüllung gesetzlicher Pflichten. So durchbricht die durch § 138 StGB bestehende **Anzeigepflicht** sowohl die berufliche Schweigepflicht als auch das Sozialgeheimnis, aber nur für dic dort abschließend (enumerativ) genannten Straftaten, die nur unter der Voraussetzung anzuzeigen sind, dass durch nichts anderes mehr und dadurch die Tat tatsächlich verhindert werden kann (vgl. dazu § 139 StGB). Das OLG Frankfurt / M. hat in einem Beschluss (v. 8. 7. 1999 – 8 U 67 / 99)[26] entschieden, dass ÄrztInnen verpflichtet sein können, eine AIDS-Erkrankung eines / r Patienten / in dem / der jeweiligen SexualpartnerIn mitzuteilen. Die Entscheidung ist aber weder nach § 34 StGB oder aus einer Garantenpflicht noch durch die ärztliche Informationspflicht gerechtfertigt. Vielmehr besteht im Rahmen der ärztlichen Schweigepflicht grundsätzlich nur gegenüber dem / der Patienten / in eine Aufklärungspflicht über die Risiken. Eine Offenbarungspflicht besteht allein in den gesetzlich bestimmten Fällen, wie der Anzeigepflicht (§ 138 StGB) oder den Meldepflichten nach §§ 3 ff.

26 VersR 2000, S. 320 mit Anm. Bender

Bundesseuchengesetz und § 11 Abs. 2, §§ 12, 13 Geschlechtskrankheitengesetz. Aus einer Erklärung zur **Schweigepflichtsentbindung** muss insbesondere der Umfang der Einwilligung in die Datenoffenbarung eindeutig ersichtlich sein. Die Einwilligung kann von dem / der Betroffenen befristet oder jederzeit für die Zukunft widerrufen werden. Eine Behandlung von der Einwilligungserklärung zur Nutzung der Daten für Forschungszwecke abhängig zu machen, ist unzulässig. Der / die Betroffene hat grundsätzlich gegenüber dem Arzt und der psychiatrischen Einrichtung einen Anspruch auf Einsicht in seine / ihre Krankenunterlagen. Das **Recht auf Einsicht** in die psychiatrischen Krankenunterlagen ist Teil des Persönlichkeitsrechts und kann den Betroffenen nur in Ausnahmefällen verweigert werden (BVerwG, Urt. v. 7. 4. 1989 – 3 C 4 / 86).[27]
Grundsätzlich umfasst das Einsichtsrecht alle Aufzeichnungen. Ausnahmsweise können therapeutische Belange dem Einsichtsrecht entgegenstehen. Die berechtigte Vorenthaltung muss begründet werden. Stehen schutzwürdige Interessen nicht entgegen, muss einem / einer Betroffenen volle Einsicht in die psychiatrischen Kranken- und Betreuungsunterlagen gewährt werden. Unberechtigte Verweigerung kann zum Schadenersatz führen. ErbInnen Verstorbener haben nur ein Einsichtsrecht, soweit sie ein vermögensrechtliches Interesse nachweisen können und die Einsichtnahme nicht dem Willen oder berechtigten Interesse des / der Betroffenen an Geheimhaltung der Daten widerspricht (ausführlicher BENDER 1998; HÜLSMANN / BALDAMUS 1999).

Straf(prozessual-)rechtliche Aspekte

Strafrechtlich geht es stets um vorsätzliche oder fahrlässige **Sorgfaltspflichtverletzung** durch Handeln oder Unterlassen. Im psychiatrischen Bereich kann es dabei insbesondere um die Straftatbestände der fahrlässigen Tötung (§ 222 StGB), der Körperverletzung (§§ 223, 223 a, 224 StGB), der unterlassenen Hilfeleistung (§323c StGB), der Freiheitsberaubung (§ 239 StGB) oder Verletzung der Schweigepflicht (§ 203 StGB), aber auch um Verstöße gegen das Betäubungsmittelgesetz (§§ 29, 32 BtMG) und um eine Reihe von Ordnungswidrigkeiten gehen. Wohn-, Geschäfts- und Betriebsräume sind nach Art. 13 GG verfas

27 Zur zulässigen Einschränkung BVerfG Beschl. v. 16. 9. 1998 – 1 BvR 1130 / 98 = RDV 1999, S. 216; LG Düsseldorf, Urt. v. 12. 11. 1998 – 3 O 240 / 98 = RDV 1999, S. 173; ROSSNER (1998), S. 374 ff.

sungsrechtlich geschützt. Nur in den in §§ 102ff. StPO geregelten Fällen sind **Durchsuchungs- und Beschlagnahmemaßnahmen** der Strafverfolgungsbehörden (Polizei, Staatsanwaltschaft) und nach der Abgabenordnung (AO) durch Finanzbehörden zulässig. Sie stehen unter dem Grundsatz der Verhältnismäßigkeit. Im staatsanwaltschaftlichen Ermittlungsverfahren richten sich die Maßnahmen bei Beschuldigten nach § 102 StPO sowie bei Personen als ZeugIn nach § 103 StPO. Im Regelfall ist eine richterliche Anordnung erforderlich. Wird gegen einen selbst ermittelt, steht einem das Recht zu, die Auskunft zu verweigern (§ 55 StPO). Wer seine (verfassungs)rechtlichen Verteidigungsmöglichkeiten nicht beschränken will, sollte ohne rechtlichen Beistand Angaben zur Sache selbst nicht machen. Einer Beschlagnahme von Unterlagen sollte stets förmlich widersprochen und auf der Versiegelung der Unterlagen (§ 110 Abs. 2 StPO) sowie auf die Aushändigung eines Sicherstellungsverzeichnisses bestanden werden. Spätestens nach Ablauf von einem halben Jahr verliert der (richterliche) Durchsuchungsbeschluss seine »rechtfertigende Kraft« (BVerfG, Beschluss v. 27. 5. 1997).[28]

Nicht nur wegen der Beschlagnahme, sondern auch gegen die (richterlich angeordnete) Durchsuchung sollte der Betroffene Beschwerde (§ 304 StPO) erheben und zugleich die Aussetzung (§ 307 StPO) beantragen. Dies ist auch noch nach einer vollzogenen Durchsuchung und Beschlagnahme möglich (BVerfG, Beschl. v. 30. 4. 1997).[29]

In einem Ermittlungsverfahren und vor Gericht haben ÄrztInnen (nicht aber PsychologInnen und SozialarbeiterInnen), wenn sie als ZeugInnen – und nicht selbst als Beschuldigte gelten – nach § 53 Abs. 1 Nr. 3 StPO ein eigenes und – davon abgeleitet – auch das Hilfspersonal nach § 53a StPO umfangreiches **Zeugnisverweigerungsrecht**. Sind ZeugInnen von ihrer Schweigepflicht (§ 203, StGB) befreit, entscheidet allein der / die Betreffende, ob er / sie sich nach Abwägung widerstreitender Interessen zur Aussage entschließt (BGH, Urt. v. 7. 3. 1996 – 4 StR 737 / 95).[30] Allerdings können ZeugInnen vom Gericht nicht die Vorlage der Entbindungserklärung verlangen (SG Frankfurt / M., Beschl. v. 24. 9. 1998 – S-4 / SF 47 / 98).[31] Aussagen ohne wirksame Entbindung von der Schweigepflicht

28 StV 1997, S. 394

29 StV 1997, S. 393

30 MDR 1996, S. 838

31 MedR 1999, S. 577

können zu einer Bestrafung nach § 203 StGB führen (LEITNER 1998; LILIE 1999). (Ärztliche) Krankenunterlagen unterliegen nicht der Beschlagnahme (§ 97 StPO).[32] Jede / r Zeuge / Zeugin kann die Auskunft auf solche Fragen verweigern, deren Beantwortung dazu führen könnte, für ihn / sie oder einen Angehörigen, etwa Verlobte, EhegattIn, in gerader Linie Verwandte (§ 52 Abs. 1 StPO) nach § 152 Abs. 2 StPO einen ausreichenden Anfangsverdacht für eine Straftat oder Ordnungswidrigkeit zu begründen. Nach dem **Ordnungswidrigkeitsgesetz** (OWiG) begeht nach § 130 OWiG regelmäßig eine Ordnungswidrigkeit, wer als Verantwortliche / r vorsätzlich oder leichtfertig seinen gesetzlichen Verpflichtungen nicht oder nicht vollständig oder nicht rechtzeitig nachkommt.[33] Landeskrankenhäuser wie in Niedersachsen haben ihre Bücher nach den Regeln der Krankenhaus-Buchführungsverordnung (KHBV) zu führen. Werden Geschäfte verschleiert, falsche Wertangaben gemacht, Geschäftsbelege nicht ordentlich verwahrt, einzelne Bücher nicht oder für eine gewisse Zeit nicht geführt, so ist dies als unterlassene oder mangelhafte **Buchführung** gem. § 283 Abs. 1 StGB strafbar. Dies gilt ebenso für die Verletzung der Aufbewahrungspflicht und für Verstöße gegen das Prinzip der Bilanzwahrheit oder nach § 82 Abs. 2 Nr. 2 GmbHG bzw. § 400 AktG, wer als GeschäftsführerIn in einer öffentlichen Mitteilung – etwa in einer Presseerklärung – die Vermögenslage unwahr darstellt oder verschleiert. Strafbar ist auch, wenn die Bilanz oder das Inventar nicht bzw. nicht innerhalb der vorgeschriebenen Zeit aufgestellt wird.

Im Kontext unzulässiger Freiheitsbeschränkung, also der **Freiheitsberaubung** (§ 239 StGB) ist zu beachten, dass freiheitsbeschränkende Maßnahmen nur zulässig sind, wenn sie unumgänglich sind, um eine drohende gewichtige Selbst- oder Fremdgefährdung abzuwenden. Eine psychiatrische Krankheit allein ist nicht ausreichend; insoweit ist auch dem psychisch verletzten Menschen dem Grunde nach die »Freiheit zur Krankheit« zu belassen (BVerfG, Beschl. v. 23. 3. 1998 – 2 BvR 2270 / 96)[34] und auch das PsychKG bietet keine Rechtsgrund

32 Offen gelassen BGH, Urt. v. 23. 7. 1997 – 3 StR 71 / 97 = R & P 1998, S. 105

33 Zur strafrechtlichen Organisationsverantwortung des Klinikdirektors bei Krisenintervention im Zuge latenter Suizidalität vgl. OLG Stuttgart, Beschl. v. 3. 2. 1997 – 4 Ws 230 / 96 = MedR 1999, S. 374; zur Amtspflichtverletzung OLG Koblenz, Urt. v. 14. 9. 1999 – 1 U 1551 / 95 = MedR 2000, S. 136

34 R & P 1998, S. 101

lage für eine Zwangsbehandlung (Röttgerts / Lepping 1999, S. 140). Im Weiteren ist gleichermaßen zu beachten, dass mit der Verlegung von der geschlossenen auf eine offene Station die erteilte vormundschaftsgerichtliche Genehmigung zur geschlossenen Unterbringung wirkungslos wird und bei einer Rückverlegung es deshalb einer erneuten Genehmigung bedarf (OLG Hamm, Beschl. v. 18. 8. 1999 – 15 W 233 / 99).[35]

In **Todesfällen**, wo ein Verschulden des Personals nicht sicher ausgeschlossen werden kann, ist unverzüglich die Polizei oder Staatsanwaltschaft zu benachrichtigen. Näheres ist in den Bestattungsgesetzen der Länder geregelt. Fahrlässige Körperverletzung ist nicht anzeigepflichtig. Es handelt sich um ein Antragsdelikt und Ermittlungen werden nur bei besonderen öffentlichem Interesse von der Staatsanwaltschaft von Amts wegen aufgenommen. Wer als Zuständige / r für Beschaffungsentscheidungen einer Einrichtung (unentgeltliche) Zuwendungen einer Lieferfirma – in Form etwa von regelmäßigen Einladungen zu Geschäftsessen, Reisen oder anderen Vergünstigungen – entgegennimmt, kann sich nicht nur wegen Vorteilsnahme (§ 331 StGB), sondern nach der strengeren Vorschrift der **Bestechlichkeit** (§ 332 StGB) schuldig machen (BGH, Urt. v. 19. 10. 1999 – 1 StR 264 / 99).[36] **Sexuelle Beziehungen**, gleichgültig von wem sie ausgehen, innerhalb und außerhalb der Einrichtung, sind zwischen Betroffenen und Personal unzulässig (m. w. N. Deutsch 1997, Rz 471).

Arbeits- und Personalrecht

Wichtige Grundlagen des Arbeits- und Tarifrechts sind neben dem BGB der Bundes-Angestellten-Tarifvertrag (BAT) im öffentlichen Dienst. Zum **Arbeitsschutzrecht** gehören das Mutterschutzgesetz (MuSchG), das Arbeitszeitgesetz (ArbZG), das Gesetz über Betriebsärzte, Sicherheitsingenieure und andere Fachkräfte für Arbeitssicherheit (ASiG) und verschiedenste EG-Richtlinien, aber auch Verordnungen wie die zur Bildschirmarbeit, Gefahrenstoff oder Arbeitsstätten. Die Bestimmungen des ArbZG sind mit bestimmten tariflichen Ausnahmen auch in psychiatrischen Einrichtungen zu beachten. Danach gelten die Arbeitszeitvorschriften gem. § 18 ArbZG für alle Beschäftigten mit Ausnah-

35 NJW-RR 2000, S. 669; R & P 2000, S. 83

36 = MedR (2000), S. 193; dazu auch Lippert (2000)

me der Leitenden Angestellten sowie der ChefärztInnen. Neben **Bereitschaftsdiensten** sind nach BAT pro Monat maximal zwölf **Rufbereitschaften** möglich. Bei gleichzeitiger Anordnung von Bereitschaftsdiensten und Rufbereitschaften zählen zwei Rufbereitschaften als ein Bereitschaftsdienst. Von Gesetzes wegen besteht eine Verpflichtung zur **Arbeitszeitdokumentation** (durch Dienst- und Bereitschaftsdienstpläne) bei werktäglich mehr als acht Stunden Arbeit und für Sonn- und Feiertage, wobei der / die ArbeitgeberIn Daten zu erfassen hat, aus denen jederzeit für die einzelnen MitarbeiterInnen der Stand des Ausgleichs nach § 3 ArbZG ersichtlich ist. Rufbereitschaft im Tarifsinne ist gegeben, wenn MitarbeiterInnen verpflichtet sind, sich auf Anordnung des / der Arbeitgebers / in außerhalb der regelmäßigen Arbeitszeit auf Abruf die Arbeit aufzunehmen (§ 15 Abs. 6 b Unterabs. 1 BAT). Dies gilt auch für die angeordnete Rufbereitschaft per Handy (BAG, Urt. v. 29. 6. 2000 – 6 AZR 300 / 98). Der Ausschluss von (ärztlichen) MitarbeiterInnen von Bereitschaftsdienst und Rufbereitschaft unterliegt der Mitbestimmung der Personalvertretung (BVerwG, Beschl. v. 16. 11. 1999 – 6 P 9.98).[37]

Der / die ArbeitgeberIn hat als Teil seiner / ihrer **Fürsorgepflicht** Sorge zu tragen dafür, dass Leben und Gesundheit der MitarbeiterInnen nicht gefährdet, Arbeitsschutz- sowie Arbeitssicherheitsgesetze und Arbeitsstättenverordnung eingehalten, präventiv Arbeitsplatzanalysen (etwa bei der Bildschirmarbeit) durchgeführt und gemäß dem Beschäftigtenschutzgesetz (BSchuG) das Personal durch geeignete Maßnahmen vor **sexuellen Belästigungen** am Arbeitsplatz geschützt werden. Zur Fürsorgepflicht des / der Arbeitgebers / in gehört es, MitarbeiterInnen gleichermaßen vor **Mobbing** der KollegInnen wie Vorgesetzten zu schützen und notfalls gegenüber den Verantwortlichen mit arbeitsrechtlichen Mitteln (über Personalgespräche, Mediation, Ermahnung, Abmahnung, Versetzung bis hin zur Kündigung) einzuschreiten (ausführlicher dazu MARZODKO / RINNE 2000). Der / die ArbeitgeberIn hat auch dafür Sorge zu tragen, dass unnötiger Stress und vermeidbare Arbeitsbelastungen gemindert werden. Zu beachten sind **Beschäftigungsverbot** und -beschränkung sowohl in § 22 Jugendarbeitsschutzgesetz als auch in § 4 MuSchG. Entgegen der Rechtsprechung des Bundesarbeitsgerichtes (BAG) zu § 611 a BGB ist jedoch unvereinbar mit dem Europäischen Gemeinschaftsrecht die Weigerung, einen unbefristeten Arbeits-

37 ZTR 2000, S. 280

vertrag mit einer Schwangeren abzuschließen und sich dabei auf das Beschäftigungsverbot im MuSchG zu berufen (EuGH, Urt. v. 3. 2. 2000 – C 207 / 97).[38]

Der / die ArbeitgeberIn, der Personalparkplätze auf dem Einrichtungsgelände zur Verfügung stellt, hat für deren **Verkehrssicherheit** zu sorgen; er / sie haftet jedoch nicht für alle erdenklichen Schäden (BAG, Urt. v. 25. 5. 2000 – 8 AZR 518 / 99). Die Kosten von ärztlich verordneten **Bildschirmbrillen** hat nach § 2 Abs. 6 Bildschirmarbeitsverordnung der / die ArbeitgeberIn zu tragen (ArbG Neumünster, Urt. v. 20. 1. 2000 – 4 Ca 1034 b / 99).[39] ArbeitnehmerInnen haben einen Anspruch auf bezahlten **Bildungsurlaub**, der sich nach den Bildungsurlaubsgesetzen der Länder richtet (näheres SCHIEFER 2000). Eine begrenzte Auszeit von beruflicher Verantwortung für Führungskräfte[40] mit Rückkehrgarantie (**Sabbaticals**) kann verknüpft werden mit beruflicher Weiterqualifizierung. Beauftragte des / der Arbeitgebers / in in Angelegenheiten der Schwerbehinderten gem. § 28 SchwbG sind von der Wahl zur **Schwerbehindertenvertretung** ausgeschlossen (so VG Aachen, Beschl. v. 25. 11. 1999 – 16 K 371 / 99. PVL).[41] Auf Antrag beim Arbeitsamt können Personen, die den Grad der Behinderung (GdB) von 50 nicht erreichen, bei denen aber ein GdB von mindestens 30 gegeben ist, gem. § 2 SchwbG gleichgestellt werden. Im Kündigungsfall kann der / die gleichgestellte ArbeitnehmerIn noch binnen eines Monats nach Zugang der Kündigung gegenüber dem / der ArbeitgeberIn erklären, dass er / sie sich auf den Kündigungsschutz für Schwerbehinderte beruft (§ 15 SchwbG). Bei der Zahl der Schwerbehinderten gem. § 24 SchwbG zählen die Gleichgestellten mit.

Die typischen **Entwicklungs- und Anpassungsklauseln** in **ChefärztInnenverträgen** sind wirksam (BAG, Urt. v. 28. 5. 1997 – 5 AZR 125 / 96). Der Begriff des / der »**Leitenden Angestellten**« im Sinne des Kündigungsschutzgesetzes (KSchG) beinhaltet, dass der / die Betreffende (Chefarzt / -ärztin) zur selbstständigen Einstellung und Entlassung von ArbeitnehmerInnen berechtigt ist. Wer arbeitsvertraglich aber nur (verbindliche) Vorschläge zur Einstellung oder Entlassung machen kann, ist nicht »Leitender Angestellter« nach § 14 Abs. 2 KSchG. In solchen Fällen kann ein Auflösungsantrag des / der Arbeitgebers / in nur unter

38 Fachanwalt Arbeitsrecht 2000, S. 84 u. 133

39 NZA-RR 2000, S. 237

40 Zum Arbeitsrecht der Führungskräfte vgl. GAUL / OTTO (2000)

41 Der Personalrat 2000, S. 131

der Voraussetzung des § 9 Abs. 1 Satz 2 KSchG Erfolg haben. Danach müssen Gründe vorliegen, die eine den Betriebszwecken dienliche Zusammenarbeit nicht ermöglicht. Beweispflichtig dafür ist der / die ArbeitgeberIn (BAG, Urt. v. 18. 11. 1999 – 2 AZR 903 / 98). Untersagt nach § 622 Abs. 5 BGB sind vertragliche **Kündigungs**fristen, die kürzer als die gesetzlichen Fristen sind (zum Günstigkeitsvergleich DILLER 2000). Grundsätzlich sind alle Eigentums- oder Vermögensdelikte gegen den / die ArbeitgeberIn geeignet, eine außerordentliche fristlose Kündigung zu rechtfertigen. In der vorzunehmenden Interessenabwägung im Einzelfall muss sich jedoch ergeben, dass eine Weiterbeschäftigung bis zur Beendigung der Kündigungsfrist für den / die ArbeitgeberIn unzumutbar ist. Eine Kündigung – dies gilt auch im öffentlichen Dienst –, die wegen fehlender Vollmachtsurkunde unverzüglich vom Betroffenen zurückgewiesen wird, ist unwirksam (§ 174 Satz 1 BGB). Eine Kündigung, etwa durch nachträgliche Übersendung der Vollmacht, ist nicht möglich. Der Betriebs- bzw. Personalrat muss erneut angehört werden (LOHR 2000). Das arbeitsvertragswidrige und schuldhafte Kopieren von Daten aus dem Bestand des / der Arbeitgebers / in auf private Datenträger kann **Datendiebstahl** und wie das unbefugte Eindringen in Dateien ein Kündigungsgrund sein (Sächs. LAG, Urt. v. 14. 7. 1999 – 2 Sa 34 / 99). Eine als **Aufhebungsvertrag** bezeichnete Vereinbarung, die nicht auf die alsbaldige Beendigung des Arbeitsverhältnisses abzielt, bedarf wie die nachträgliche vertragliche Befristung eines unbefristeten und unter Kündigungsschutz stehenden Arbeitsverhältnisses eines sachlichen Grunds (BAG, Urt. v. 12. 1. 2000 – 7 AZR 48 / 99).[42]

Bei namentlich geführten **Überhangslisten** im Zuge des Personalabbaus handelt es sich nicht um eine reine haushaltswirtschaftliche Maßnahme. Vielmehr hat dies Auswirkungen auf das Rechtsverhältnis zwischen ArbeitgeberIn und ArbeitnehmerIn und daher ist eine Klage auf Feststellung der Rechtswidrigkeit zulässig (ArbG Berlin, Urt. v. 13. 8. 1999 – 96 Ca 13558 / 99).[43] Das **Arbeitsgerichtsbeschleunigungsgesetz** [44] ändert nicht nur verfahrensrechtliche Regelungen des Arbeitsgerichtsgesetzes, sondern bringt auch eine wichtige Neuregelung im materiellen Arbeitsrecht.[45] Künftig ist die Berufung zum Landesar

42 DB 2000, S. 1183

43 Der Personalrat 2000, S. 134

44 v. 30. 3. 2000 = BGBl. I, S. 333, in Kraft seit dem 1. 5. 2000

beitsgericht bei vermögensrechtlichen Streitigkeiten nur möglich, wenn die Beschwerdesumme DM 1.200,– (bisher DM 800,–) übersteigt. Neu ist auch, dass mit Zustimmung der Parteien in einem weiteren Termin die Güteverhandlung fortgesetzt (§ 54 Abs. 2 ArbGG) und auch in Beschlussverfahren ein Gütetermin angesetzt werden kann (§ 80 Abs. 2 ArbGG). Nach § 623 BGB ist für Kündigung einschließlich Änderungskündigung, Auflösungsvertrag und Befristung zu ihrer Wirksamkeit Schriftform erforderlich, die nach § 126 Abs. 1 BGB eigenhändig unterzeichnet oder notariell beurkundet sein muss, sodass ein Telefax nicht (mehr) genügt. Davon unberührt sind Teilkündigung und der Widerruf einzelner Arbeitsbedingungen.

Änderungen der **betrieblichen Altersversorgung** durch Widerruf, Einschränkung oder Neuordnung bedürfen der Zustimmung des Betriebsrates, wobei der Betriebsrat weder die Fortführung (bei neu eintretenden MitarbeiterInnen) noch das Ob, den Umfang und den Durchführungsweg erzwingen kann (zur Kündigung vgl. BAG, Urt. v. 11. 5. 1999 – 3 AZR 21/98).[46] Nach dem Europäischen Gemeinschaftsrecht stellt der Ausschluss von Teilzeitkräften von der betrieblichen Altersvorsorge allerdings eine verbotene Diskriminierung dar, wenn davon ein wesentlich höherer Prozentsatz weiblicher als männlicher Arbeitnehmer betroffen und nicht durch sachliche Gründe gerechtfertigt ist, die nichts mit dem Geschlecht zu tun haben (EuGH, Urt. v. 10. 2. 2000 – Rs C-50/90).[47] **Betriebsvereinbarungen**, auch zur Verschlechterung betrieblicher Altersvorsorge sind bekannt zu machen und sind nach den Grundsätzen des Vertrauensschutzes und der Verhältnismäßigkeit kündbar (BAG, Beschl. v. 17. 8. 1999 – 3 ABR 55/98). Bei unzulässigem Ausschluss von der Altersversorgung hat der/die ArbeitgeberIn bei verschuldetem Rechtsirrtum die durch die Nachversicherung entstehenden Steuern zu tragen (analog BAG, Urt. v. 14. 12. 1999 – 3 AZR 713/96). Andererseits soll, wenn Verhandlungen bekannt sind, eine erst nach Eintritt der Fälligkeit (hier Gratifikation) vereinbarte **Tarifverschlechterung** nicht gegen das verfassungsrechtliche Rückwirkungsverbot verstoßen und damit wirksam sein (BAG, Urt. v. 17. 5. 2000 – 4 AZR 216/99). Nach § 174a SGB III ist der/die

45 Näheres vgl. Dassau (2000); Düwell (2000); Gaul (2000); Hoss (2000); Kleinebrink (2000); Lakies (2000); Preis/Gotthardt (2000); Schaub (2000)

46 NZA 2000, S. 322

47 NZA 2000, S. 313

ArbeitgeberIn grundsätzlich zur **Erstattung des Arbeitslosengeldes** für ArbeitnehmerInnen verpflichtet, die das 56. Lebensjahr vollendet haben. Dies gilt auch für befristete Arbeitsverträge, es sei denn, der / die ArbeitgeberIn legt dar und kann nachweisen, dass er / sie das Arbeitsverhältnis auch durch Kündigung hätte wirksam beenden können (BSG, Urteil v. 15. 12. 1999 – B 11 AL 33 / 99 R).

Dem **Personal- bzw. Betriebsrat** steht bei allen Einstellungen und Entlassungen ein Auskunfts- und Unterrichtungsrecht zu. Die Informationspflicht des / der Arbeitgebers / in setzt keineswegs voraus, dass konkrete Beteiligungsrechte bereits feststehen (BAG, Urt. v. 15. 12. 1998 – 1 ABR 9 / 98). Dies trifft gleichermaßen auch für die Beschäftigung freier MitarbeiterInnen (BAG, Beschl. v. 15. 12. 1998 – 1 ABR 9 / 98)[48] wie dem ehrenamtlichen Einsatz von Angehörigen zu, wenn diese Daueraufgaben übernehmen, die ansonsten von fest angestellten und bezahlten Kräften erledigt werden (müssten). Auch die Einstellung von **ÄrztInnen im Praktikum** unterliegt dem Mitbestimmungsrecht. Der Gruppenausschuss der Vereinigung der kommunalen Arbeitgeberverbände (VKA) für Krankenhäuser und Pflegeeinrichtungen geht davon aus, dass für die Zeit der praktischen Tätigkeit während der **Ausbildung nach dem PsychThG** kein Anspruch auf Zahlung einer Ausbildungsvergütung besteht und nach der Ausbildung bei Ausübung einer entsprechenden Tätigkeit Vergütung nach VergGr. III BAT zutreffend ist. Mit Vollendung des 55. Lebensjahres haben MitarbeiterInnen, wenn sie die tariflichen Voraussetzungen erfüllen, einen Rechtsanspruch auf Abschluss eines Vertrages über **Altersteilzeit,** wenn der / der ArbeitgeberIn keine dringenden betrieblichen oder dienstlichen Erfordernisse entgegenhalten kann. Nach dem 60. Lebensjahr muss im öffentlichen Dienst dem Antrag auf Altersteilzeit stattgegeben werden. Die Geltungsdauer des Altersteilzeitgesetzes ist von bisher 31. 7. 2004 auf den 31. 12. 2009 verlängert worden (näheres MODEREGGER 2000; RITTWEGER 2000; vgl. dazu auch STÜCK 2000).

Personalakten sind sorgfältig und vollständig zu führen. Im öffentlichen Dienst unterliegen sie nach dem jeweiligen Landesbeamtengesetz (z. B. Niedersachsen § 101 a NBG) einem besonderen Vertrauensschutz (Personalaktengeheimnis). Personalakten sind (im öffentlichen Dienst) zahlungsbegründete Unterlagen und sollen ein möglichst vollständiges Bild über den Werdegang der Beschäftigten (für einen sachgemäßen Personaleinsatz) ermöglichen. Dafür ist es jedoch

48 RDV 1999, S. 217

nicht erforderlich, das vollständige Scheidungsurteil in die Personalakte aufzunehmen. MitarbeiterInnen haben das Recht, in der Arbeitszeit ihre Personalakte einzusehen und können auf eigene Kosten Kopien anfertigen (lassen). Gegendarstellungen müssen zur Akte genommen werden. Unterlagen, die für eine zulässige Personalführung überflüssig (geworden) sind, müssen auf Antrag entfernt werden, wobei Lohnunterlagen zehn Jahre aufzubewahren sind. Nach Änderung der §§ 147, 148 Abgabenordnung (AO) soll die Finanzverwaltung bei Außenprüfungen das Komplette DV-System des Einrichtungsträgers nutzen dürfen. Zum Begriff **Verarbeitung von Personaldaten** zählen Speicherung, Übermittlung und Veränderung der Daten, die in jedem Einzelfall gerechtfertigt sein muss (GOLA 1999). Die Rückgabe von Bewerbungsunterlagen auf dem Dienstweg ist nicht erforderlich und ohne wirksame Rechtsgrundlage unzulässig. Daten, die zur Erfüllung des (arbeitsrechtlichen) Vertragszwecks nicht erforderlich sind, deren Speicherung ist weder gesetzlich noch durch Einwilligung zulässig. Zur Wirksamkeit der Einwilligung muss der Text der (meist formularmäßigen) Einwilligung (drucktechnisch) hervorgehoben sein. Gleichermaßen für ArbeitgeberInnen wie für das Personal gilt, dass das heimliche Mithören oder »Mitschneiden« von (dienstlichen) **Telefonaten** strafbar ist (§ 201 StGB) und auch ein Verstoß gegen § 823 BGB mit der möglichen Folge eines Anspruchs auf Schmerzensgeld gem. § 847 BGB (LINNENKOHL / GRESSIERER 1999). Entsprechendes gilt für die elektronische Post (**E-Mails**). Wie andere Post dürfen die persönlich adressierten E-Mails von Dritten unbefugt weder geöffnet noch gelesen werden. Kamera- und Videoüberwachung in der Einrichtung sind nicht nur mitbestimmungspflichtig (TAMMEN 2000), sondern berühren auch das Recht am eigenen Bild (§§ 22, 23 Kunst-Urhebergesetz).

Die Einführung eines irgendwie gearteten **Qualitätsmanagements**, das (auch) der Personalüberwachung dienen kann, ist mitbestimmungspflichtig. Dem Betriebs- bzw. Personalrat stehen Beratungs- und Informationsrechte nicht nur über die geplante Einführung, sondern auch über die Weiterentwicklung zu. Zum Postulat der Qualitätsentwicklung (dazu vgl. KAUDER u. a. 1999; SALIZE u. a. 2000; SOZIALMINISTERIUM 1999) gehört das Recht, sich als MitarbeiterIn für eine Verbesserung des Versorgungssystems nachhaltig und umfassend einzusetzen.

Die Zulässigkeit einer **Arbeitsverweigerung** (aus Gewissensgründen) oder als Beschäftigte sich gegen ungesetzliche oder unlautere Praktiken und Entwicklungen (allgemein zum Umbruch vgl. JUNG 2000) innerhalb der Einrichtung oder Dienststelle zu wenden, richtet sich nach dem Maßregelungsverbot des § 612a BGB (dazu DEISEROTH). Die **Zuweisung der Arbeit** in einer anderen Abteilung, die die Dauer eines Monats übersteigt, stellt eine mitbestimmungspflichtige Versetzung dar (BAG, Beschl. v. 29. 2. 2000 – 1 ABR 5 / 99).

Grundsätzlich hat der Personal- bzw. Betriebsrat bei **Personalbefragung** und deren Auswertungen einen Auskunftsanspruch; nur nicht unbedingt auf abteilungsbezogene Informationen (BAG, Beschl. v. 8. 6. 1999 – 1 ABR 28 / 97). Die **Honorarvereinbarung** zwischen Betriebsrat und einem von ihm beauftragten Rechtsanwalt oder Rechtsanwältin kann regelmäßig nur auf der Grundlage der gesetzlichen Vergütung erfolgen (BAG, Beschl. v. 20. 10. 1999 – 7 ABR 25 / 98).[49]

Literatur

ALPERSTEDT, Ralf (2000): Die Unterbringungsvoraussetzungen und ihre Anwendung in der Praxis, in: Praxis des Betreuungsrechts (BtPrax), S. 95–99.

Arbeitskreis der Chefärzte und Chefärztinnen von Kliniken für Psychiatrie (2000): Perspektiven der Krankenhauspsychiatrie – Positionspapier. Beilage in *Psychiatrische Praxis* (Psychiat Prax); vgl. dazu auch die Stellungnahme von

WEIG, Wolfgang (2000): Vorsitzender der Bundesdirektorenkonferenz psychiatrischer Krankenhäuser, in: Psychiat Prax, S. 206–207.

AUGSTEN, Ursula (2000): Die Neuregelung des Spendenrechts zum 1.1.2000, in: *Deutsches Steuerrecht* (DStR), S. 621–624.

Autorengruppe KRUCKENBERG u. a. (1999): Von institutions- und personenzentrierten Hilfen in der psychiatrischen Versorgung. Band 116 Schriftenreihe des Bundesministeriums für Gesundheit. Baden-Baden.

BENDER, Albrecht W. (1998): Das postmortale Einsichtsrecht in Krankenunterlagen. Ein zivilrechtliches Spannungsverhältnis zwischen ärztlicher Dokumentations- und Schweigepflicht. Berlin.

BERGMANN, Karl-Otto (1999): Die Arzthaftung. Ein Leitfaden für Ärzte und Juristen. Berlin.

BOHL, Winfried (1998): Standards in der Psychiatrie. Eine Untersuchung zur zivilrechtlichen Verantwortlichkeit des Klinikpsychiaters bei der Behandlung psychisch Kranker. Frankfurt / M.

BRILL, Karl-Ernst (1998): Psychisch Kranke im Recht. Ein Wegweiser. Bonn.

BRUNS, W.; ANDREAS, M.; DEBONG, B. (1999): Ärztliche Schweigepflicht im Krankenhaus, in: Arztrecht (ArztR), S. 22–27.

49 MDR 2000, S. 588

Bundesverband der Angehörigen psychisch Kranker e. V. (1999): Angehörige helfen sich selbst. Ratgeber für Familien psychisch Kranker. Bonn.

Busch, Manfred (1997): Der Schutz der Sozialdaten in der Jugendhilfe. Stuttgart.

Dassau, Anette (2000): Arbeitsgerichtsbeschleunigungsgesetz, in: *Zeitschrift für Tarifrecht* (ZTR), S. 289–292.

Deiseroth, Dieter (2000): Whistleblowing – Zivilcourage am Arbeitsplatz, in: Betrifft Justiz, S. 266–272.

Deutsch, Erwin (1997): Medizinrecht. Heidelberg (3. Aufl.).

Deutsch, Erwin (2000): Das Organisationsverschulden des Krankenhausträgers, in: *Neue Juristische Wochenschrift* (NJW), S. 1745–1749.

Dietz, Angelika; Pörksen, Niels; Voelzke, Wolfgang (Hg.) (1998): Behandlungsvereinbarungen. Vertrauensbildende Maßnahmen in der Akutpsychiatrie. Bonn.

Dietze, Eckard; Brandenburg, H.-F. (1998): Recht in der Arztpraxis. Ein Ratgeber für Ärzte. Stuttgart.

Diller, Martin (2000): § 622 BGB und Quartalskündigungsfristen, in: *Neue Zeitschrift für Arbeitsrecht* (NZA), S. 293–298.

Dodegge, Georg (2000): Das neue Gesetz über Hilfen und Schutzmaßnahmen bei psychischen Krankheiten / Nordrhein-Westfalen, in: *Zeitschrift für das gesamte Familienrecht* (FamRZ), S. 527–530.

Düwell, Franz Josef (2000): Arbeitsgerichtsbeschleunigungsgesetz, in: *Fachanwalt Arbeitsrecht* (FA), S. 82–83.

Düwell, Franz Josef (2000): Was ändert sich in den arbeitsgerichtlichen Verfahrensarten? Das Arbeitsgerichtsbeschleunigungsgesetz, in: *Arbeitsrecht im Betrieb* (AiB), S. 243–246.

Eisenbart, Bettina (2000): Patienten-Testament und Stellvertretung in Gesundheitsangelegenheiten. Baden-Baden (2. Aufl. 2000).

Esch, Heike (2000): Der Patientenanwalt. Frankfurt / M.

Fabricius, Dirk (1999): Arztgespräche mit Angehörigen von Patienten und ärztliche Schweigepflicht, in: *Recht & Psychiatrie* (R&P), S. 111–116.

Forster, Rudolf (1997): Psychiatrische Macht und rechtliche Kontrolle. Wien.

Francke, Robert; Hart, Dieter (1999): Charta der Patientenrechte. Baden-Baden.

Gaul, Björn (2000): Das Arbeitsgerichtsbeschleunigungsgesetz: Schriftform für Kündigung und andere Änderungen, in: *Deutsches Steuerrecht* (DStR), S. 691–695.

Gaul, Björn; Otto, Björn (2000): Arbeitsrecht. Leitfaden für Führungskräfte. Planegg.

Gebhardt, R.-P.; Steinert, T. (2000): Einstellungen von Patienten und Personal zu gemischtgeschlechtlichen Stationen in der Akutpsychiatrie, in: *Krankenhauspsychiatrie*, S. 21–24.

Gola, Peter (1999): Arbeitnehmerdatenschutz bei der Speicherung und Nutzung von Abmahnungen, in: *Recht der Datenverarbeitung* (RDV), S. 97–101.

Gropp, Walter (1994): Zur rechtlichen Verantwortlichkeit des Klinikpersonals bei Suizidhandlungen hospitalisierter Psychiatriepatienten, in: *Medizinrecht* (MedR), S. 127–134.

HAKENBERG, Waltraud (2000): Europarechtliche Perspektiven der ärztlichen Berufsausübung, in: *Medizinrecht* (MedR), S. 55–61.

HANIKA, Heinrich (2000): Internetrecht versus Schutz der öffentlichen Gesundheit und Standesrecht, in: *Medizinrecht* (MedR), S. 205–212.

HART, Dieter (2000): Grundlagen des Arzthaftungsrechts: Leistungs- und Haftungsschuldner, in: *Jura*, S. 14–19.

HART, Dieter (2000): Evidenz-basierte Medizin und Gesundheitsrecht. Überlegungen zu rechtlichen Konsequenzen der Verwissenschaftlichung der Medizin, in: *Medizinrecht* (MedR), S. 1–3.

HOSS, Axel (2000): Änderungskündigung – Voraussetzungen und Reaktionsmöglichkeiten des Arbeitnehmers, in: *Monatsschrift Deutsches Recht* (MDR), S. 562–570.

HÜLSMANN, Christoph; BALDAMUS, Ernst-August (1999): Ärztliche Schweigepflicht versus Informationsinteresse der Erben, in: *Zeitschrift für Erb- und Vermögensrecht* (ZEV), S. 91–94.

JANSEN, Christoph (1999): Spezielle Probleme der Schweigepflicht im Krankenhaus aus rechtlicher Sicht, in: *Zeitschrift für ärztliche Fortbildung und Qualitätssicherung* (ZaeFQ), S. 739–745

JUNG, Kalle (2000): Der Umbruch der bundesdeutschen Krankenhauslandschaft, in: *Mabuse* (Nr. 123), S. 24–28

KALLERT, Thomas; BECKER, Thomas; SCHÜTZWOHL, Matthias; KLUGE, Hendrik (2000): Rechtliche Problemstellungen einer Basisdokumentation für komplementäre psychiatrische Versorungseinrichtungen, in: *Recht & Psychiatrie* (R&P), S. 20–28.

KAMPMANN, Andrea (1997): Die lieben Angehörgen – die lästigen Angehörigen – Angehörigenrechte im Krankenhaus, in: *PflegeRecht*, S. 137–140.

KAUDER, Volker; KUNZE, Heinrich; Aktion Psychisch Kranke (Hg.) (1999): Qualität und Steuerung in der regionalen psychiatrischen Versorgung. Tagungsberichte. Band 26. Köln.

KILIAN, Wolfgang (1998): Medizinische Forschung und Datenschutzrecht, in: *Neue Juristische Wochenschrift* (NJW), S. 787–791.

KLEINEBRINK, Wolfgang (2000): Verschärfung gesetzlicher Schriftformerfordernisse bei der Beendigung von Arbeitsverhältnissen, in: *Personal Recht Praxis* (PRP), S. 206–209.

KLIE, Thomas; KRAHMER, Utz (Hg.) (1998): Soziale Pflegeversicherung. Lehr- und Praxiskommentar LPK-SGB XI. Baden-Baden.

KUHLMANN, Jens-M. (2000): Die Wahlarztvereinbarung, in: *Pflege- & Krankenhausrecht*, S. 6–10.

KUTZKI, Juergen (2000): Der Auflösungsvertrag – die »Kür« bei den Beendigungstatbeständen?, in: *Zeitschrift für Tarifrecht* (ZTR), S. 161–164.

LAKIES, Thomas (1999): Neu ab 1. Mai 2000: Verbessertes Arbeitsgerichtsverfahren und Schriftform für die Beendigung von Arbeitsverhältnissen, in: *Betriebs-Berater* (BB), S. 667–670.

LAUFS, Adolf (1999): Ärztliche Schweigepflicht gegenüber Angehörigen, Kollegen und Medien aus juristischer Sicht, in: *Zeitschrift ärztliche Fortbildung und Qualitätssicherung* (ZaeFQ), S. 732–738.

LEGEMAATE, Johan (1998): Die Rechte des Psychiatriepatienten: Zwischen Rechtsverwirklichung und Schutzbedürfnis, in: *Recht & Psychiatrie* (R&P), S. 80–84.

LEITNER, Werner (1998): Beschlagnahme und Herausgabe von Patientenunterlagen, in: *Zeitschrift ärztliche Fortbildung und Qualitätssicherung* (ZaeFQ), S. 592–595

LILIE, Hans (1999): Schweigepflicht und Zeugnisverweigerungsrecht, in: ZaeFQ, S. 766–773

LINNENKOHL, Karl; GRESSIERER, Christine (1999): Das Mithören von Telefonaten im Arbeitsverhältnis, in: *Arbeit und Arbeitsrecht* (AuA), S. 410–413.

LIPPERT, Hans-Dieter (2000): Vorteilsnahme, Bestechlichkeit und die Einwerbung von Drittmitteln bei der Beschaffung von Medizinprodukten, in: *Neue Juristische Wochenschrift* (NJW), S. 1772–1773.

LOHR, Martin (2000): Kündigung des Arbeitsvertrages – Zurückweisung wegen fehlender Vollmachtsurkunde, in: *Monatsschrift Deutsches Recht* (MDR), S. 620–625.

MARZODKE, Christiane; RINNE, Katharina (2000): Sexuelle Belästigung am Arbeitsplatz, in: *Zeitschrift für Tarifrecht* (ZTR), S. 305–309.

MODEREGGER, Christian (2000): Zweites Gesetz zur Fortentwicklung der Altersteilzeit, in: *Der Betrieb* (DB), S. 1225–1227.

MROZYNSKI, Peter (1998): Gemeindepsychiatrischer Verbund – rechtliche Fragen, in: Wirtschaftlichkeit und soziale Verantwortung. Gemeindepsychiatrischer Verbund als Gestaltungsinstrument für die kommunale Psychiatrie. Tagungsbericht 1998. Sozialministerium Baden-Württemberg. Stuttgart, S. 51–61.

MÜLLER, Peter (1999): Neue PsychKGs: Liberale Absicht und reale Nachteile durch weiter eingeschränkte Rechte der betroffenen Patienten, in: *Recht & Psychiatrie* (R&P), S. 107–111.

PFLÜGER, Frank (2000): Patientenaufklärung über Behandlungsqualität und Versorgungsstrukturen – Erweiterte Haftungsrisiken für Arzt und Krankenhaus?, in: *Medizinrecht* (MedR), S. 6–9.

PREIS, Ulrich; GOTTHARDT, Michael (2000): Schriftformerfordernis für Kündigungen, Aufhebungsverträge und Befristungen nach § 623 BGB, in: *Neue Zeitschrift für Arbeitsrecht* (NZA); S. 348–361.

RINK, Jürgen (1998): Economic and Social Council (UN-Garantien für psychisch kranke Personen), in: *bt-info* (Heft 1), S. 19–20.

RIEGER, Hans-Jürgen (1999): Einsichtsrecht des Patienten in Krankenunterlagen, in: *Deutsche medizinische Wochenschrift* (Dtsch. med. Wschr.), S. 130–132.

RITTWEGER, Stephan (2000): Die Novelle des Altersteilzeitgesetzes, in: *Deutsches Steuerrecht* (DStR), S. 161–163.

ROSSNER, Hans-Jürgen (1998): Begrenzung der Aufklärungspflicht des Arztes bei Kollision mit anderen ärztlichen Pflichten. Frankfurt / M.

RÖTTGER, Rüdiger; Lepping, Peter (1999): Zwangsunterbringung und -behandlung psychisch Kranker in Großbritannien und Deutschland, in: *Psychiatrische Praxis* (Psychiat Prax.), S. 139–142.

RUDOLF, Gerhard A. E.; RÖTTGERS, Hanns Rüdiger (1997): Rechtsfragen in der Psychiatrie. Praxisleitfaden Psychiatrie. Wiesbaden.

SALIZE, Hans Joachim; BULLENKAMP, Jens; ALSCHER, Inge; WOLF, Isabella (2000): Qualitätssicherung und Dokumentation im Gemeindepsychiatrischen Verbund (GPV), in: *Psychiatrische Praxis* (Psychiat Prax), S. 92–98.

SCHAUB, Günter (2000): Gesetz zur Vereinfachung und Beschleunigung des arbeitsgerichtlichen Verfahren, in: *Neue Zeitschrift für Arbeitsrecht* (NZA), S. 344–348.

SCHIEFER, Bernd (2000): Bildungsurlaub, in: *Personal Recht Praxis* (PRP), S. 175–179.

SCHWABE, Jürgen (1998): Der Schutz des Menschen vor sich selbst, in: *Juristenzeitung* (JZ), S. 66–75.

SCHWARZER, Wolfang; TROST, Alexander (Hg.) (1999): Psychiatrie und Psychotherapie für psychosoziale und pädagogische Berufe. Dortmund.

SEMSCH-POPPE, B.; WEINAND, B.; ERNST, R.; MITTELSTADT, G. v. (2000): Ein Instrumentarium zur Evaluation der Psychiatrie-Personalverordnung, in: *Gesundheitswesen*, S. 172–175.

Sozialministerum Baden-Württemberg (Hg.) (1999): Qualitätssicherung und Dokumentation im Gemeindepsychiatrischen Verbund. Stuttgart.

STÜCK, Volker (2000): Arbeitgeberkündigung im Altersteilzeitverhältnis, in: *Neue Zeitschrift für Arbeitsrecht* (NZA), S. 749–754.

TAMMEN, Hans (2000): Video- und Kameraüberwachung am Arbeitsplatz: Hinweise für Betriebs- und Personalräte, in: *Recht der Datenverarbeitung* (RDV), S. 15–19.

VOSS, Barbara (1999): Kostendruck und Ressourcenknappheit im Arzthaftungsrecht. Berlin.

WEICHERT, Thilo (1998): Medizinische Forschung und Datenschutz, in: *Niedersächsische Verwaltungsblätter* (NdsVBl.), S. 36–42.

WEICHERT, Thilo (2000): Nutzung von Medizin- und Sozialdaten durch die Polizei, in: *Datenschutz und Datensicherheit* (DuD), S. 213–219.

WINZEN, Rudolf (1999): Zwang. Was tun bei rechtlicher Betreuung und Unterbringung? Wie Vorsorge treffen. München (2. Aufl.).

ZUGEHÖR, Horst (2000): Berufliche »Dritthaftung«, in: *Neue Juristische Wochenschrift* (NJW), S. 1601–1609.

KBL-Beschluss zur Einführung eines Qualitätsmanagement-Systems im WZPP Paderborn*

1. Grundlagen

Die kontinuierliche Weiterentwicklung der Qualität der Leistungen psychiatrischer Krankenhäuser gehört zu den vordringlichen Aufgaben der Mitarbeiter der Kliniken, wobei der Leitung eine besondere Verantwortung zufällt. Gesetzliche Grundlagen stecken dazu an unterschiedlicher Stelle den Rahmen ab, so im KHG NW (§ 7), im SGB V (§ 137) und in der Personalverordnung Psychiatrie. Auch die Betriebssatzung für die Krankenhäuser des LWL regelt in mehreren Bestimmungen die Qualitätssicherung in den psychiatrischen Kliniken (§§ 1 und 6). Ebenfalls sind als maßgebliche Grundlagen zu nennen die Rahmenkonzepte des Trägers zur Qualitätssicherung und -kontrolle vom 28.8.1996 und zum externen Qualitätsmanagement vom 21.8.1997.

Die KBL des WZPP Paderborn beschließt auf dem Hintergrund dieser Bestimmungen, die Einführung eines Qualitätsmanagement-Systems mit dem Ziel der Weiterentwicklung der Qualität der Arbeit in allen Abteilungen und Stationen sowie eine Optimierung der Arbeit in den Dienst- und Stabsstellen (Verwaltung, PSD, Ärztlicher Dienst etc.).

Unter Qualitätsmanagement verstehen wir einen Prozess, der über die Sicherung von Qualität hinausgeht. Wir erwarten von der Einführung eines Qualitätsmanagement-Systems im WZPP Paderborn in erster Linie:

- die Entwicklung und Fortschreibung von Qualitätsstandards bei medizinischer, therapeutischer und pflegerischer Behandlung sowie bei den weiteren Dienstleistungen und Prozessen mit den Mitteln der Qualitätsplanung, -sicherung, -lenkung und -förderung;
- die Förderung ihrer Umsetzung durch aktives Handeln;
- die Überprüfung der Ergebnisse dieser Umsetzung.

* verabschiedet am 20. April 1999

2. Zielsetzung

Wesentlich ist dabei folgende Zielsetzung:

- die Weiterentwicklung der Betreuungs- bzw. Behandlungsqualität in Bezug auf unsere Patientinnen sowie sonstige Hilfeempfänger, z.B. im Förderbereich (Bemerkung: Es wird die weibliche Form genutzt, gemeint sind sowohl Frauen und Männer),
- die Berücksichtigung der Erwartungen und Qualitätsvorstellungen der Patientinnen sowie ihrer Angehörigen und gesetzlichen Betreuer (»Kundenorientierung«),
- die Orientierung an den Versorgungsbedürfnissen der Region,
- die Berücksichtigung des Beziehungsaspektes in der Betreuung bzw. Behandlung,
- das Erkennen von Qualitäts-Ressourcen,
- der Erhalt der Wettbewerbsfähigkeit unter Berücksichtigung der Vorgaben der Bedarfsanpassung und der regionalen Orientierung,
- die Sicherung der Wirtschaftlichkeit und die Weiterentwicklung der Einrichtung.

Qualitätsentwicklung ist ein permanenter Prozess, der den oben angeführten Zielen dienlich sein soll. Der Qualitätsbegriff ist daher im Kontext mit verschiedenen Sachverhalten, Funktionen und Zielen zu bewerten, also im Hinblick auf verabredete Zielvereinbarungen oder als Antwort auf ermittelte »Soll-Ist-Abweichungen«. Eine Zeitplanung für die Einführung des QM-Systems wird zu Beginn der Umsetzung vorgelegt. Eine Bewertung der eingeführten Maßnahmen sowie der Umsetzung erfolgt in einem ersten Zwischenschritt, spätestens nach einem Jahr.

3. Beauftragung

Qualitätsmanagement ist zum einen eine vordringliche Aufgabe der **Leitungsebenen** unserer Einrichtung. Im Rahmen der Leitungsverantwortung beauftragt die KBL die verantwortlichen abteilungsleitenden Ärzte und Pflegekräfte mit der Sicherstellung und Weiterentwicklung der Qualität der Arbeit. Die Gesamtverantwortung über den Prozess liegt bei der KBL.

Auf der anderen Seite ist die Entwicklung von Qualität die Aufgabe einer **jeden Mitarbeiterin.** Von daher ist auf allen Ebenen der Hierarchie eine Entwicklung der eigenen fachlichen Standards voranzutreiben. Dies erfordert umfassende

Prozesse der Beteiligung in der Qualitätsentwicklung, das heißt, eine kontinuierliche Diskussion über Konzepte, Ziele und Ergebnisse unserer Arbeit.

4. Der Weg zur Einführung eines Qualitätsmanagement-Systems

4.1 Ressourcen

Zur Entwicklung der Arbeit ist aufzubauen auf den bereits vorhandenen und erarbeiteten Qualitätselementen in der Einrichtung, Diese sind zu systematisieren und in den verschiedenen Ebenen (klientenbezogen, Station/Abteilung, Gesamteinrichtung) zu überprüfen und weiter zu entwickeln.
Das **Glossar*** zu Kernpunkten des Qualitätsmanagement bildet die gemeinsame begriffliche Grundlage, die ebenfalls kontinuierlich weiter zu entwickeln ist.
Zur Erreichung des Zieles werden Personalkapazitäten mit einer halben Vollkraft, befristet für sechs Jahre, zur Verfügung gestellt, zusätzlich materielle und räumliche Ressourcen (Arbeitsplatz, Büroraum, etc.).

4.2 Struktur

Zur Einführung des Qualitätsmanagement-Systems ist für einen begrenzten Zeitraum eine eigene organisatorische Struktur notwendig. Die KBL beschließt in diesem Zusammenhang:

- Die Besetzung der Stelle eines/einer **Qualitätsbeauftragten** (0,5 VK). Die Stelle hat als Stabs-Stelle der KBL Multiplikatorfunktion im Prozess; sie hat die Aufgabe, in Arbeitsgruppen zu informieren und zu moderieren, Ideen aufzugreifen und weiter zu transportieren, Verbesserungsvorschläge anzuregen und aufzunehmen. Die Mitarbeiterin bereitet inhaltlich die Qualitätssteuerungsgruppe (s.u.) vor, sie hat als weitere Aufgaben die Detailplanung des Einführungsprogrammes, die Beratung der KBL sowie der weiteren Leitungsebenen (Abteilungs-, Stations- und Dienststellenleitungen) in Fragen von Qualitätsmanagement, die Schulung von Moderatoren für Qualitätszirkel, die Entwicklung von Schulungsmaterial, die Vorbereitung und Durchführung von Informationsveranstaltungen.
  Die Finanzierung der Stelle erfolgt mit der Anfang 1999 vorgesehenen Budgetierung per Umlage. Die Besetzung der Stelle wird für den 1. August 1999 vorgesehen.

* Das Glossar kann im WZPP angefordert werden.

Die Qualitäts-Beauftragte wird als Stabs-Stelle der KBL direkt dem Leitenden Arzt zugeordnet.

- **Qualitätssteuerungsgruppe (QSG):**
  Die Aufgabe der Qualitätssteuerungsgruppe ist die Planung, Steuerung sowie die unterstützende, gleichzeitig überwachende Begleitung des Prozesses der Einführung eines Qualitätsmanagement-Systems für das WZPP Paderborn. Über die Aufträge und die Umsetzung der Arbeitsergebnisse der zielgerichteten QM-Arbeit, z.B. auch in Qualitätszirkeln, wird in diesem Rahmen entschieden. Die QSG setzt sich zusammen aus den drei Mitgliedern der KBL, dem/der Qualitätsbeauftragten sowie dem Vorsitzenden der Personalvertretung. Gäste sollen zu einzelnen Fragestellungen hinzugezogen werden. Die Sitzungen finden in regelmäßigem Rhythmus monatlich statt. Beschlüsse, die in den laufenden Betrieb eingreifen, sind der KBL vorbehalten.
- **Qualitätszirkel**
  Die Betriebsleitung begrüßt und unterstützt die Einrichtung von Qualitätszirkeln mit dem Ziel, Mitarbeiterinnen an sachbezogenen Problemlösungen zu beteiligen und damit eine aktive Gestaltung der Arbeitsprozesse zu ermöglichen, an denen sie beteiligt sind. Qualitätszirkel können sich sowohl stations- als auch abteilungsübergreifend bilden. Die multiprofessionelle Zusammensetzung daran ist ausdrücklich gewünscht.
  Es besteht weiterhin die Möglichkeit, bestimmte Zeiten im Rahmen von regelmäßigen Besprechungen (Team-Gespräch, Dienstbesprechung etc.) abzugrenzen und der Qualitäts-Arbeit in engerem Sinne zu widmen. Diese Qualitätszirkel sind dauerhaft, ihre Themen werden selbständig ausgewählt, sie bearbeiten diese Themen jedoch zeitlich befristet. Im Vordergrund stehen hier abteilungs-/ einrichtungsspezifische Fragen (dezentrale Organisation, Aspekte der Behandlungs- und Betreuungsqualität). Den Fragen der Qualitätsentwicklung ist in der normalen Struktur ein besonderer Stellenwert einzuräumen. Dies schließt ein, daß das Thema »Qualität« regelmäßiger Tagesordnungspunkt in den Dienstgesprächen auf allen Ebenen wird. Bei Bedarf kann zu bestimmten Fragen die Qualitätsbeauftragte hinzugezogen werden.

QM-System WZPP Paderborn

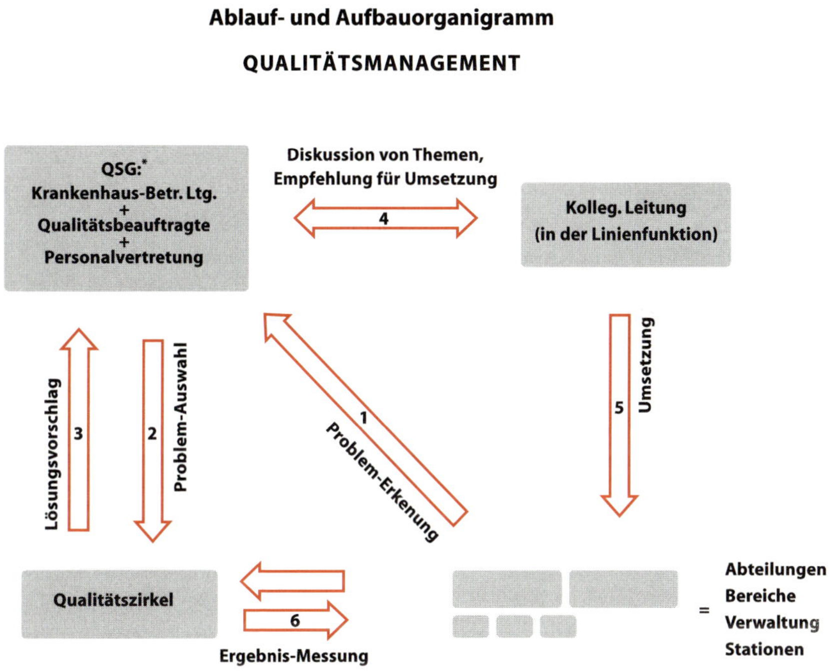

Das Zusammenwirken zwischen Projekt- und Linienorganisation nach Köck (1996, S. 51)

* QSG = Qualitätssteuerungsgruppe

Autorinnen und Autoren

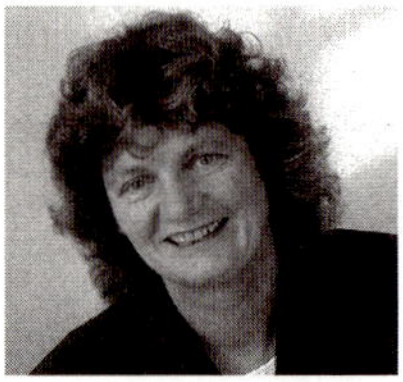

Gabriele Tergeist, Jg. 1950, Dipl. Finanzwirtin, Dipl. Soz. Pädagogin, (Sozialarbeiterin, MSW). Bis 1992 in verschiedenen Arbeitsfeldern der Psychiatrie beschäftigt. Ab 1992 freiberuflich tätig in Fortbildung, Beratung, Training für Soziale Einrichtungen, Wohlfahrtsverbände, Institute. Schwerpunkte: Beratung, Coaching, Fortbildung von Leitungskräften, Seminare, Workshops, Vorträge; Begleitung von Entwicklungsprozessen in Organisationen, Teams und Leitungsgremien. Veröffentlichungen zu den Themen Geschlechtsspezifika und Sexualität in der Psychiatrie, Organisationsentwicklung. **Adresse:** Hellkamp 41, 20255 Hamburg.

Autorinnen und Autoren

Manfred Busch, Jg. 1952, Dipl. Psychologe und Jurist, seit über 20 Jahren in der Jugendhilfe im psychiatrischen Bereich in dem Verbund Sozialtherapeutischer Einrichtungen in Celle und Hannover tätig. **Privatadresse:** Am Brunnen 18, 29229 Celle.

Klaus Dörner, Jg. 1933, Prof. Dr. med., Dr. phil., von 1980–1996 leitender Arzt der Westfälischen Klinik für Psychiatrie in Gütersloh. Lehrtätigkeiten, Autor zahlreicher Bücher. **Adresse:** Nissenstraße 3, 20251 Hamburg.

Günter Ernst-Basten, Jg. 1953, Dipl. Psychologe und psychologischer Psychotherapeut. Geschäftsführer der Arbeitsgemeinschaft Brücke Schleswig-Holstein.
Adresse: Arbeitsgemeinschaft Brücke Schleswig- Holstein, Muhliusstraße 94, 24011 Kiel.

Nadja Hirschenberger, Jg. 1968, Dipl. Psych.; Dipl. Verw. Wirtin (FH), Wissenschaftliche Mitarbeiterin der Abteilung Medizinische Psychologie des Universitätsklinikums Heidelberg. Systemische Therapeutin. **Adresse:** Universität Heidelberg, Abteilung für Medizinische Psychologie, Bergheimer Straße 20, 69115 Heidelberg.

Margit Hullmeine, Jg. 1959, Diakonin, Diplom-Sozialarbeiterin, Supervisorin (EAS), Referentin für Personalentwicklung in der Teilanstalt Bethel. **Adresse:** von Bodelschwinghsche Anstalten, Teilanstalt Bethel, Maraweg 9, 33617 Bielefeld.

Jürgen Lempert, Jg. 1949, Dipl. Soziologe, Supervisor, Leiter der Personalabteilung der Teilanstalt Bethel, ab Herbst 2000 Fachbereichsleiter Psychiatrie der Teilanstalt Bethel.
Adresse: von Bodelschwinghsche Anstalten, Teilanstalt Bethel, Maraweg 9,
33617 Bielefeld.

Armin Maier, Jg. 1959, Dipl. Pädagoge, Schwerpunkt Geistigbehindertenpädagogik, seit Herbst 1994 Pädagogischer Leiter und Qualitätsmanagementbeauftragter der gGmbH Papierservice ›Britanniahütte‹ (PBH) in Bergisch Gladbach. **Adresse:** Papierservice Britanniahütte gGmbH, Britanniahütte 10, 51469 Bergisch Gladbach.

Elisabeth Nicolai, Jg. 1958, Dipl. Psych., Wissenschaftliche Angestellte der Abteilung Medizinische Psychologie des Universitätsklinikums Heidelberg. 8 Jahre Erziehungsleiterin und stellvertretende Heimleiterin einer Jugendhilfeeinrichtung. Systemische Therapeutin. **Adresse:** Universität Heidelberg, Abteilung für Medizinische Psychologie. Bergheimer Straße 20, 69115 Heidelberg.

Ewald Rahn, Jg. 1952, Dr. med., Arzt für Nervenheilkunde und Psychotherapeutische Medizin, Psychotherapeut. Leitender Arzt der Psychiatrie in Warstein seit 1997 und stellvertretender Klinikleiter. **Adresse:** Westfälische Klinik für Psychiatrie und Psychotherapie Warstein, Franz-Hegemann-Straße 23, 59581 Warstein.

Renate Schernus, Jg. 1942, Dipl. Psych. und freiberufliche psychologische Psychotherapeutin. In verschiedenen Leitungsfunktionen tätig, zuletzt vom Frühjahr 1996 bis Herbst 2000 als Fachbereichsleiterin Psychiatrie in der Teilanstalt Bethel (von Bodelschwinghsche Anstalten Bethel). Autorin zahlreicher Veröffentlichungen.
Adresse: von Bodelschwinghsche Anstalten, Teilanstalt Bethel, Fachbereichsleitung, Grete-Reich Weg 11, 33617 Bielefeld.

Jochen Schweitzer, Jg. 1954, PD Dr., Stellvertretender Direktor der Abteilung für Medizinische Psychologie am Universitätsklinikum Heidelberg; Lehrtherapeut der Internationalen Gesellschaft für Systemische Therapie; 1999/2000 Lehrtätigkeit für Sozialmanagement an der Universität Jena. **Adresse:** Universität Heidelberg, Abteilung für Medizinische Psychologie, Bergheimer Straße 20, 69115 Heidelberg.

Bernward Vieten, Jg. 1952, Dr. med., Facharzt für Psychiatrie und Psychotherapie, Kinder- und Jugendpsychiatrie und Psychotherapie; Ärztlicher Leiter des Westfälischen Zentrums für Psychiatrie und Psychotherapie Paderborn seit Herbst 1998. Lehrbeauftragter an der Fakultät für Gesundheitswissenschaften an der Universität Bielefeld.
Adresse: Westfälisches Zentrum für Psychiatrie und Psychotherapie Paderborn, Postfach 2745, 33057 Paderborn.

Gunthard Weber, Jg. 1940, Dr. med., Psychiater, Leiter des Wieslocher Instituts für Systemische Lösungen, Mitbegründer und Lehrtherapeut der Internationalen Gesellschaft für systemische Therapie u. der Arbeitsgemeinschaft für Systemische Lösungen nach Bert Hellinger. Geschäftsführer des Carl-Auer-Systeme Verlags. **Adresse:** Wieslocher Institut für Systemische Lösungen, c/o Akademie im Park, Heidelberger Straße 1 A, 69168 Wiesloch.

Hildegard Weigand, Jg. 1954, Dipl. Pädagogin, Supervisorin. Seit Herbst 1999 als Qualitätsbeauftragte im Westfälischen Zentrum für Psychiatrie in Paderborn tätig.
Adresse: dienstlich: Westfälisches Zentrum für Psychiatrie und Psychotherapie Paderborn, Postfach 2745, 33057 Paderborn, **privat:** Simon-Dach-Straße 4, 33613 Bielefeld.

Günther Wienberg, Jg. 1953, Dr. Dipl. Psychologe. Seit 1996 Geschäftsführer in der Teilanstalt Bethel in den von Bodelschwinghschen Anstalten, seit 2000 Mitglied des Vorstands in den von Bodelschwinghschen Anstalten Bethel. Veröffentlichungen.
Adresse: von Bodelschwinghsche Anstalten, Königsweg 1, 33617 Bielefeld.